# Böttner · Vollwertkost mit Genuß

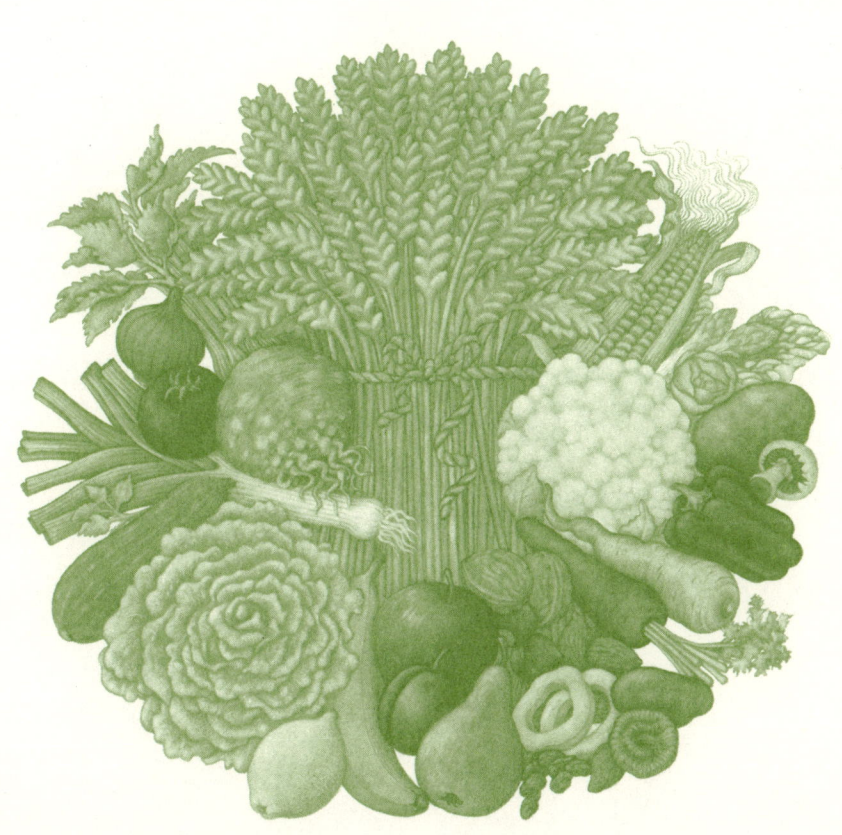

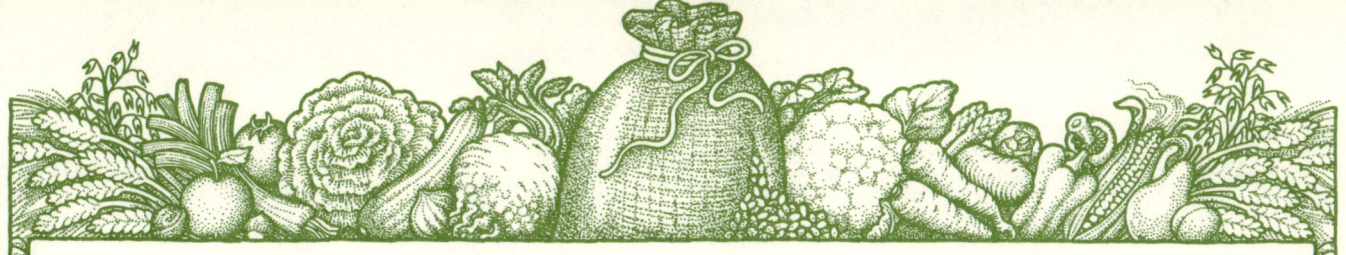

Barbara Böttner

# Vollwertkost mit Genuß

## Vital und gesund durch natürliche Ernährung

Zweite, durchgesehene Auflage

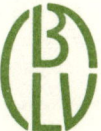

BLV Verlagsgesellschaft
München Wien Zürich

CIP-Kurztitelaufnahme der Deutschen Bibliothek

**Böttner, Barbara:**
Vollwertkost mit Genuß: vital u. gesund
durch natürl. Ernährung / Barbara Böttner.
[Zeichn.: Waltraud Berger]. – 2., durchges. Aufl. –
München; Wien; Zürich:
BLV Verlagsgesellschaft, 1984.
ISBN 3-405-12752-1

© 1983 BLV Verlagsgesellschaft mbH, München 1984

Zeichnungen, Umschlagbild und Layout:
Waltraud Berger

Gesamtherstellung: Ludwig Auer, Donauwörth

Printed in Germany · ISBN 3-405-12752-1

# Inhalt

# Zu diesem Buch

Viel zu viele Menschen glauben heute, daß ein gesundes Essen nicht gut schmecken könnte. Wir haben vielleicht alle ein schlechtes Gewissen, weil wir vermuten, daß mit unserer Ernährung einiges nicht stimmt. Aber wir wollen es nicht ändern, es ist bequem so und es schmeckt uns. Aus Angst, auf unsere gewohnten Genüsse verzichten zu müssen, und aus dem unguten Gefühl, daß wir doch nicht gesund genug essen, versuchen wir, alle »Gesundheits-Gedanken« zu verdrängen, alle guten Ratschläge in dieser Hinsicht als unsinnig oder unnötig abzustempeln.

Ich unterrichte seit Jahren die Kunst, sogenanntes »gesundes« Essen schmackhaft zu kochen, und immer wieder treffe ich auf dieselben Vorurteile bei meinen Kursteilnehmern: Es ist zu teuer, es ist zu umständlich, es kann nicht schmecken!

Die Vorurteile gegen diese Art der Ernährung verschwinden erst dann, wenn wir das erste »Körner-Essen« zusammen probiert haben. Das große Geheimnis meines garantierten Erfolges sind die Getreidekörner: Richtig zubereitet, schmecken sie wundervoll. Und eine solche Mahlzeit, mit einem Schlemmersalat als Vorspeise und einer saftigen Gemüsebeilage zu den Körnern, sättigt auch den gierigsten Kostvertilger. Da die Körner sehr gehaltvoll sind, bleibt man auch lange satt, ohne Bauchweh und Völlegefühl hinterher zu bekommen.

Die Nebeneffekte dieser Kostform sind: Schönere Haare, festere Nägel, straffere Haut, bessere Verdauung, keine Kopfschmerzen mehr, vitaleres Lebensgefühl, steigende Energie, weniger Erkrankungen. Dies sind die äußeren Symptome einer inneren Revolution. Der Körper regeneriert und entschlackt sich, fängt wieder an zu atmen. Dieser Vorgang findet zuerst auf Zellebene statt: Der Zellstoffwechsel wird gefördert, der Oxidationsprozeß beschleunigt sich, der Blutfettspiegel sinkt, der Gallenfluß wird erleichtert und die Blutgefäße können ihre Arbeit besser erledigen.

Die Ideen, die hinter den Rezepten in diesem Kochbuch stehen, sind nicht neu. Schon vor vierzig Jahren hat der Ernährungsforscher WERNER KOLLATH seine Ergebnisse veröffentlicht. Er fand heraus, daß nur Vollkornnahrung und Frischkost uns gesund erhalten können. WESTON PRICE, der amerikanische Zahnarzt, hat seine Forschungsreise in den dreißiger Jahren gemacht und ist zu dem Ergebnis gekommen: Naturvölker, die ihre Naturnahrung aufgegeben haben, verlieren dabei ihre Gesundheit. Auch CHARLES POTTENGER hat zwischen 1930 und 1940 seine Vergleichsversuche gemacht: Katzen, die von Kochkost ernährt wurden, starben nach mehreren Generationen aus, während andere, die ihre Nahrung frisch und größtenteils roh bekamen, über Generationen gesund blieben.

Lange Jahre wurden diese Erkenntnisse nicht beachtet und vernachlässigt. Die Schulmedizin und die analytische Ernährungsforschung haben sich unter ganz anderen Aspekten mit der Nahrung beschäftigt. Ernährungsversuche sind sehr zeitaufwendig und die meisten Wissenschaftler verfügen nicht über die finanziellen Mittel, um solche Versuche durchzuführen, die oft zwanzig Jahre bis zum Ergebnis benötigen.

In den letzten Jahren allerdings fangen die Medizin und die Ernährungswissenschaft an, angetrieben von den wachsenden Kosten der Krankenkassen, sich mit den Entdeckungen von Kollath und Price auseinanderzusetzen. Bekannte Ärzte und Ernährungswissenschaftler haben die Ideen Kollaths angewendet und erforscht und konnten sie bestätigen. Eine wachsende Zahl von aufgeweckten, modernen Bürgern hat diese Ideen in ihrer Küche zur Praxis gemacht und erfreut sich ihrer neuen Vitalität und Kraft. Wie solche Ideen auch zu einer schmackhaften Realität in Ihrer Küche werden können, versucht dieses Buch zu zeigen.

Die Umstellung zum gesünderen Essen erfordert etwas Mühe, die Anfangsschwierigkeiten werden Sie jedoch bald überwinden. Noch erhalten Sie keine Vollwertkost in der Imbißstube oder in der Kantine, auch finden Sie keine vollwertigen Instantmahlzeiten im Supermarkt. Um Ihre Körner zu kaufen, müssen Sie die Bioläden noch suchen. Es sind meist kleinere, versteckte Läden (wegen der Mietpreise), die gemütlich sind und wo Sie nicht nur die Zutaten, sondern auch viel Aufmunterung bekommen können. Sie können kein vollwertiges Gemüse und Obst aus der Dose schütten, sondern müssen sich ihre Bezugsquellen erst erschließen (Reformhaus, Bioladen, Wochenmarkt oder auch ein Bauer, dessen Anbaumethode Sie kennen).

Wenn Sie anfangs noch viel Fleisch essen wollen, wird es auch etwas teurer sein. Aber wenn Sie den Fleischkonsum senken, was bei der Körnerkost durchaus erträglich ist, sinken auch die Kosten. Meine eigenen Essensausgaben sind in den letzten Jahren ständig gesunken und das in einer Zeit, wo doch alles viel teurer geworden ist. Sie werden selbst merken, daß das tierische Eiweiß die teuerste Nahrung ist, die Sie kaufen können. Fleisch, Wurst, Fisch, Käse und Eier bleiben auch bei Massentierhaltung und »chemischen« Mastverfahren teurer als Getreide und Gemüse. Außerdem sind die Eiweißmengen, die wir heute zu uns nehmen, ungesund. Auch wir können heute noch wie unsere Vorfahren leben mit wenig Fleisch, Fett, Zucker und Weißmehl. Dann würden einige der Zivilisationskrankheiten wie Herzinfarkt, Zuckerkrankheit (Diabetes) und Gicht zurückgehen.

## Über die Vollwertküche

Dieses Kochbuch ist etwas anders aufgebaut als die herkömmlichen. Es werden Hauptspeisen, Beilagen, Salate und Soßen zusammen vorgestellt, da man anfangs vielleicht nicht weiß, welche Speisen in einem kompletten Naturkostessen zusammenpassen. Indem ich die Rezepte zusammen angebe, will ich auch die Wichtigkeit der Rohkost unterstreichen. Sie sollten versuchen, bei jeder Mahlzeit die größtmögliche Menge an passenden Salaten auf den Tisch zu bringen. Bieten Sie die Salate als Vorspeise an und wenden Sie bitte genauso viel Phantasie und Sorgfalt auf, wie Sie sie sonst für die gekochten Speisen aufwenden. Sie und ihre Familie werden mit immer größerer Gesundheit und Widerstandsfähigkeit für Ihre Mühe belohnt.

Wenn Sie mit vielen Salaten und Vollkorngerichten Ihre Küche umstellen möchten, benötigen Sie auch einige Geräte. Um die Körner mahlen zu können, werden Sie sich früher oder später eine kleine Haushaltsgetreidemühle kaufen müssen. Es gibt heute gute Maschinen für einige hundert Mark, die die Körner zu feinstem Mehl vermahlen. Es gibt auch für die meisten gängigen Küchenmaschinen eine Zusatzmühle, die um die hundert Mark kostet und tadellos funktioniert. Auf dem Markt sind natürlich auch Supermühlen mit großen Natursteinen, die für viel Geld denselben Dienst leisten. Ich empfehle sie nicht, weil sie mir zu teuer erscheinen und für den Normalhaushalt nicht erforderlich sind. Ein kleines Stahlmahlwerk ist für mich der patenteste und fleißigste Helfer. Für den Anfang können Sie die Körner auch in der Kaffeemühle schroten. Feinmehl erhalten Sie so allerdings nicht.

Ihre Arbeit in der Küche wird auch erleichtert, wenn Sie eine Gemüseraffel als Zusatz zu Ihrer Getreidemühle haben. Sie können mühelos die schönsten Rohkostgerichte zubereiten und sparen viel Zeit. Aber auch hier kommen Sie für den Anfang bestimmt mit einem einfachen Stahlhobel und etwas Energie aus. Es gibt heute schöne, praktische Edelstahlhobel, die so scharf sind, daß sie jedes Gemüse mühelos zerkleinern können.

Ansonsten meine ich, daß Sie für die Vollwertküche nur eine Knoblauchpresse und eventuell einen Schnellhacker brauchen, weil viele Rezepte in diesem Buch »sehr fein gehackte« Zutaten verlangen. Und dies können Sie am einfachsten und billigsten mit dem Blitzhacker erreichen. Luxusgeräte, die noch raffiniertere Rezepte ermöglichen, sind der Zauber- oder Pürierstab und ein Mixer. Hiermit können Sie Soßen und Suppen aus rohem oder leicht gedünstetem Gemüse zubereiten, die einfach phantastisch schmecken.

Einige Zutaten in meinen Rezepten sind vielleicht nicht jeder Hausfrau bekannt. Ich versuche allerdings, so wenige ungewöhnliche Zutaten wie möglich zu verwenden. Am häufigsten habe ich gekörnte Gemüsebrühe empfohlen, die im Reformhaus oder im Bioladen zu erhalten ist. Diese Brühe ist fleischfrei, auf Hefebasis hergestellt und schmeckt salzig-würzig. Sie kann in jedem herkömmlichen Rezept anstelle von Bouillon oder Fleischbrühe eingesetzt werden. Um eine Brühe zu bekommen, gibt man auf $^1/_4$ l Wasser einen gestrichenen Teelöffel gekörntes Konzentrat.

Auch Kräutersalz, das ich oft gebrauche, gibt es in vielen Variationen im Reformhaus und Bioladen. Alle Marken haben ihre eigene Prägung. Sie sollten sich vielleicht mehrere anschaffen, um einen Einheitsgeschmack in der Küche zu vermeiden. Anstatt Essigessenz oder Weinbranntessig nehme ich immer Apfel- oder Obstessig. Diese werden empfohlen, weil sie mineralreich sind und natürlich hergestellt werden. Im übrigen schmecken sie gut. Im Reformhaus gibt es auch einen Apfelessig mit Honigzusatz. Im übrigen soll Apfelessig verträglicher als Zitronensaft sein, von dem manche Menschen Magenbeschwerden bekommen.

Bei den Mengenangaben sind meist die Proportionen wichtiger als exakte Zahlen. 1 Teil Reis auf 1½ Teile Wasser ergibt immer dasselbe Resultat.

## Wie Sie anfangen können

Wenn Sie sich vorgenommen haben, etwas »gesünder« zu essen, müssen Sie sich erst einmal ein paar Gedanken darüber machen, wie Sie anfangen wollen. Meistens kauft man sich ein Kochbuch, setzt sich in die Küche und starrt verzweifelt Seite für Seite auf wildfremde Rezepte mit Zutaten, von denen man nie etwas gehört hat, auf Gerichte, die man sich in keiner Weise vorstellen kann. Und ratlos kocht man irgend etwas daraus. Die Familie starrt entsetzt. »Was ist denn DAS?«, wird gefragt, genossen wird es nicht, und je nachdem, wie hartnäckig Sie sind, geben Sie sofort auf oder erst ein paar Wochen später. Ich habe Hunderte von Hausfrauen in meinen Kochkursen erlebt, die voller Begeisterung nach Hause gegangen sind mit dem festen Entschluß, ihren Familientisch umzustellen. Geknickt kommen sie wieder und erzählen, daß der Mann in die Wirtschaft essen gegangen sei und die Kinder lieber verhungern wollten, als DAS zu essen. Das Familienklima leidet.

Das Problem ist, daß die Hausfrauen selbst überzeugt und begeistert sind, weil sie etwas richtig »Leckeres« zusammen mit mir gegessen haben. Die Familie hat keine Ahnung davon und sieht nicht ein, warum sie ihre Gewohnheiten ändern soll. Es ist nicht der Geschmack allein, der unsere Essensauswahl bestimmt, sondern auch die Gewohnheit. Der Eskimo bleibt bei seinem fermentierten Seehundfett, der Maori trinkt mit Vorliebe frisches Rinderblut, der Chinese schüttelt sich vor Ekel, wenn er hört, daß die Europäer verfaulte Kuhmilch (sprich: »Käse«) essen. Wem Schnitzel mit Pommes frites das höchste kulinarische Gefühl vermitteln, wird sich schwer tun, wenn die Hausfrau erzählt, so etwas komme von nun an nicht mehr auf den Tisch. Aller Anfang ist schwer, aber man kann es mit einer Art »psychologischer Kriegsführung« etwas leichter machen.

**Erstens** Sie sollten nie versuchen, alles auf einmal zu ändern. Beginnen Sie mit etwas Einfachem und Unauffälligem. Bringen Sie ab und zu eine kleine Salatvorspeise auf den Tisch. Wenn Sie selbst öfter (am besten vor jeder Mahlzeit) Salat essen wollen, tun Sie dies auch und zwingen Ihre Familie nicht dazu, mitzumachen. Sie können immer erklären, daß Sie abnehmen wollen. Wenn Sie hartnäckig jeden Tag einen kleinen Salat nach einem Schlemmerrezept zubereiten, wird die Familie doch mitmachen wollen. Und wenn nicht, dann haben Sie zumindest etwas für Ihre Gesundheit getan.

**Zweitens** Ändern Sie zunächst für sich selbst das Frühstück. Wenn Sie sich täglich ein Frischkornmüsli (siehe Seite 18) oder einen Vollkornbrei mit Früchten, Nüssen (siehe Seite 16) oder sogar mit steifgeschla-

gener Sahne zubereiten, werden Ihre Familienmitglieder schon neugierig. Zwingen Sie es niemandem auf, sondern machen Sie es zu Ihrem eigenen, persönlichen Genuß. Mit der Zeit werden Sie auch andere »Kunden« dafür gewinnen.

Wenn Ihre Familie gern zum Frühstück Brötchen ißt, kaufen Sie sich ein Kilogramm frisch gemahlenes Vollkornmehl (in einem Bioladen) und backen Sie Ihre eigenen Brötchen damit. Sie können mit ein bißchen Übung ca. 30 Brötchen in einer Stunde fertig haben, sie werden von jedem gern gegessen. Kaufen Sie frisches Vollkornbrot oder backen Sie es selbst. Es gibt inzwischen in fast jedem Ort ein Verteilernetz für echtes Vollkornbrot. Nicht das schwarze, abgepackte Brot, das man schon kennt, sondern frisch gebackenes Brot, aus fein gemahlenem Vollkornmehl.

**Drittens** Versuchen Sie, einmal in der Woche einen Reistag einzulegen, an dem Sie Naturreis mit einer deftigen Gemüsebeilage servieren. Würzen Sie am Anfang mit viel Käse, damit die Familie zufrieden ist. Wenn der Naturreis anfangs keine Begeisterung hervorruft, mischen Sie ihn mit geschältem Reis und steigern langsam den Anteil an Vollreis. Naturreis muß etwas länger kochen als weißer Reis. Er muß daher 10 Minuten früher aufgesetzt werden (siehe Seite 25). Erst wenn Brötchen und Salat eine Selbstverständlichkeit geworden sind

und die Familie ohne Murren Reis ißt, sollten Sie Grünkern kaufen und an Stelle von Hackfleisch (oder auch mit Hackfleisch gemischt) verwenden. Ich habe Grünkernfrikadellen (siehe Seite 34) oft für meine Gäste zubereitet, die keine Ahnung hatten, daß diese Frikadellen kein Fleisch enthielten. Sie müssen die Frikadellen allerdings gut würzen. Aus abgekühltem, gekochtem Grünkernschrot können Sie jedes Gericht kochen, das man sonst mit Hackfleisch zubereiten würde. Grünkernsuppe (siehe Seite 33, 34) ist ein Standardgericht in Schwaben und wird fast immer, auch vom verwöhntesten Kind, gern gegessen. Ich koche Grünkern mindestens einmal in der Woche, und wenn Sie es ebenso machen, haben Sie schon zwei Vollkorntage gewonnen.

Als nächsten Schritt würde ich Hirse empfehlen, und zwar Käsehirse (siehe Seite 37) oder Hirseflammeri (siehe Seite 40) als süße Abendmahlzeit. Hirseextrakt wird mit gutem Grund als Haarwuchsmittel verkauft. Es hat einen sehr hohen Kieselsäuregehalt, der unser Bindegewebe (Haut, Haare, Nägel, Knorpel) fit hält. Deshalb sollen Käfigvögel Hirse fressen, damit ihre Federn elastisch und glänzend bleiben. Machen Sie es den Vögeln nach: Legen Sie einmal in der Woche einen Hirsetag ein.

Hafer sollte der nächste Schritt sein, weil man ihn so unauffällig in Suppen, Soßen, Kuchen und Pudding geben kann. Hafer schmeckt so mild, daß er bei vielen Menschen gut ankommt. Als Haferbrei (siehe Seite 16) zum Frühstück hat er das ganze nordische Volk über Tausende von Jahren vital gehalten. Er schmeckt als Hafersuppe (siehe Seite 42) köstlich, auch Haferklöße (siehe Seite 44) oder Haferquiche (siehe Seite 44) können Sie immer gut an Ihre Freunde »verkaufen«. Im Bergischen Land haben die Leute früher beinahe ausschließlich von Hafer gelebt. Haferbrei zum Frühstück, Hafersuppe mit Fleisch zum Mittagessen, Haferbrot (mit etwas Roggen) am Abend. Wir brauchen unsere Ernährung heute nicht so eintönig zu gestalten, aber wir können viele dieser alten Ideen übernehmen.

Auch Buchweizen kann man auf so vielfältige Weise zubereiten, wie es Völker auf dieser Erde gibt, die von ihm gelebt haben bzw. leben. Russen, Polen, Araber, Israelis, Japaner und Franzosen lieben ihn, und jedes Land hat seine eigenen Buchweizenspezialitäten entwickelt.

Und schließlich sollten Sie die Gerstenkörner probieren. Kaufen Sie Nacktgerste und nicht die geschälte Spelzengerste, die einen anderen Geschmack hat.

Essen Sie Körner! Aber nicht als Diät mit Unmut und einem Gefühl von Verzicht, sondern als Leckerbissen, was sie – richtig zubereitet – ohne jeden Zweifel sind.

**Abkürzungen**

| | | | |
|---|---|---|---|
| EL | Eßlöffel | l | Liter |
| TL | Teelöffel | g | Gramm |
| Msp | Messerspitze | kg | Kilogramm |

Wenn in einem Rezept die Angaben in Liter stehen, nehmen Sie bitte einen Meßbecher und messen die Zutaten darin ab.

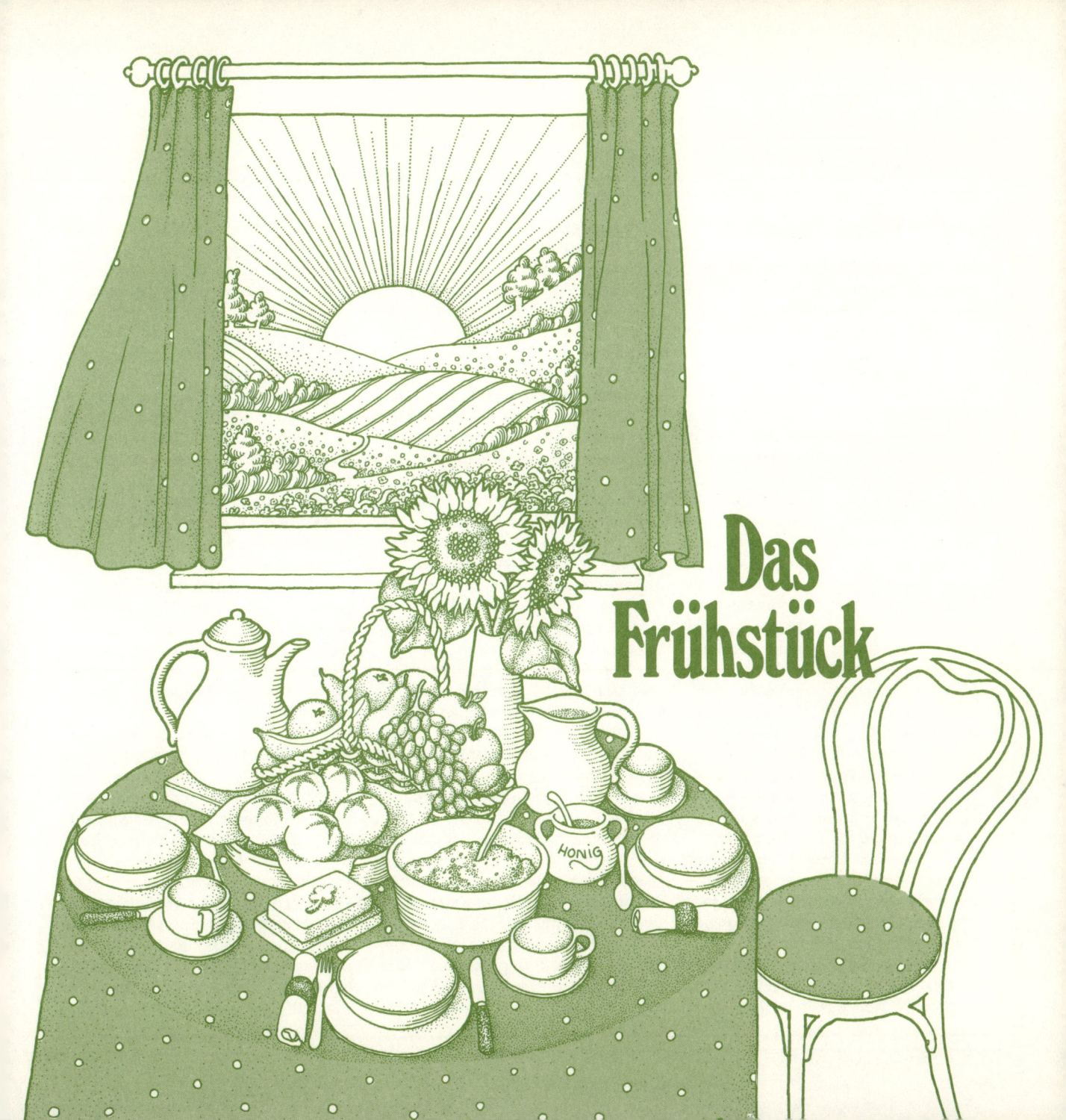

Das
Frühstück

## Werner Kollaths Forschung

Das Wachstum der Lebensmittelindustrie und die Produktion ihrer vielen lager- und transportfähigen Nahrungsmittel waren eine Entwicklung, die von der Mehrzahl der Menschen am Anfang sehr begrüßt wurde. Sie ermöglicht die Konservierung der Nahrung in Zeiten und Orten des Überflusses und deren Transport über immer weitere Entfernungen. So wurden in der westlichen Welt saison- und wetterbedingte Hungersnöte verhindert und ein hygienisches Verteilernetz für Nahrungsmittel, besonders für die Stadtbevölkerung gesichert. Diese Entwicklung diente gleichzeitig den Menschen und der Industrie, weil sie die Mehrzahl der Menschen von der Notwendigkeit, eigene Nahrung zu beschaffen, befreite. Sie konnten in den Fabriken und Büros der Industrie arbeiten und so entwickelten sich unsere Großstädte. Heute werden die meisten Menschen in der industrialisierten Welt von nur wenigen Bauern versorgt, die wiederum ihre harte Arbeit mit den Maschinen der Industrie erleichtern können.

Leider ist diese Entwicklung, die am Anfang den Menschen so viel Gutes beschert hat, heute immer mehr zum Problem geworden. Immer weniger Bauern können auf dem Land überleben, weil die Zwänge der Nahrungsketten immer größere Bauernhöfe verlangen. Der Bauer verliert seine Unabhängigkeit und ist gezwungen, Anbaumethoden und Produkte zu akzeptieren, die er freiwillig nicht wählen würde. Der Konsument, der für seine Gesundheit frische Lebensmittel braucht, findet in den riesigen Kettengeschäften immer weniger frische Produkte, immer mehr künstlich behandelte und chemiebeladene Nahrungsmittel, die zwar ausreichend Energie anbieten, aber kaum mehr die lebenswichtigen Vitalstoffe, die unsere Gesundheit sichern.

Schon in den dreißiger und vierziger Jahren hat der Lebensmittelforscher und Wissenschaftler Professor Dr. Werner Kollath die bedrohlichen Auswirkungen der zunehmenden Industriekost auf unsere Gesundheit erforscht. Seine Schriften, die lange keine gebührende Anerkennung unter den Nahrungswissenschaftlern gefunden hatten, werden heute immer mehr gelesen, akzeptiert und angewendet. Seine These ist einfach und überzeugend: Je natürlicher und unveränderter die Nahrung ist, um so besser kann sie unsere Gesundheit erhalten. Weil die Vitalstoffe (Vitamine, Mineralien, Enzyme, Aroma- und Geschmacksstoffe) von gleicher Bedeutung sind wie die Energiestoffe (Brennwert = Joule oder Kalorien), ist eine Nahrung mit viel Energie und wenig Vitalstoffen genauso eine Mangeldiät wie eine Nahrung mit vielen Vitalstoffen, aber zu wenig Energie (wie es häufig in Zeiten von Hungersnöten der Fall war). Beides, Mangel an Energie oder an Vitalstoffen, führt gleichermaßen zu Krankheit. Die Mangeldiät, bei der zuwenig gegessen wird, ist für uns alle sofort erkennbar, weil wir intensiv Hunger spüren. Die Mangeldiät aber, bei der wir genügend Brennstoffe (Energie), aber nicht genug Vitalstoffe bekommen, wird erst nach Jahren sichtbar, und dann meist in Krankheitserscheinungen, die wir nicht sofort in Zusammenhang mit falscher Ernährung bringen.

Kollath erkannte diese Zusammenhänge. In einer ganzen Reihe von Experimenten und Schriften hat er sie erforscht und erläutert: Nur eine Nahrung, die aus vollständigen und weitgehend unerhitzten Lebensmitteln bestand, konnte die Gesundheit über mehrere Generationen hindurch aufrechterhalten: Tiere und Menschen, die von toten Nahrungsmitteln lebten, erkrankten.

Um die Wertigkeit aller Nahrungs- und Lebensmittel übersichtlich zu machen, stellte Professor Kollath eine »Nährwert-Tabelle« auf, in der er alles, was gegessen wird, klassifizierte und zusammenfaßte als »natürlich – weniger natürlich – künstlich« Seine Tabelle, die hier in etwas veränderter Form steht, zeigt die Wertminderung von frischen, rohen Speisen durch die verschiedenen Behandlungsverfahren wie Mahlen, Hacken und Pressen bis Kochen und Konservieren bis zu vitalstofflosen, »toten« Präparaten und Konzentraten. Diese liefern dem Körper dann nur noch »tote« Energie. Je mehr Sie von den Nahrungsmitteln der linken Hälfte der Tabelle essen, um so mehr Vitalstoffe bekommen Sie, die Sie benötigen. Je mehr Sie von den »toten« Nahrungsmitteln der rechten Seite essen, um so schlechter sind Sie mit den lebensspendenden Vitalstoffen versorgt.

Vielleicht gelingt es Ihnen mit Hilfe dieser Tabelle, eine Nahrung für sich und Ihre Familie zusammenzustellen, die Sie auf den Weg zur Gesundheit zurückführt.

## Bewertung der Lebens- und Nahrungsmittel (nach Kollath)

| Lebensmittel | | | Nahrungsmittel | | |
|---|---|---|---|---|---|
| Unbehandelt | Mechanisch verändert | Fermentiert | Erhitzt | Konserviert | Präpariert |
| Nüsse (Hülsenfrüchte) | Öl, Nußmus | (Soja) Pflanzenmilch, Pflanzenkäse | Gebäck geröstete Nüsse | Nußkonfekt | Kunstfett, Eiweiß Stärke Zucker Chemikalien |
| Getreide | Vollkornmehl | Gärteig | Brot, gekochter Brei | Auszugsmehl, Gebäck | |
| Früchte | Salat, Saft, rohes Mus | Gärsaft, Most | haltbarer Saft, Kompott | Marmelade, Eingemachtes | Fruchtzucker, Vitaminpräparate |
| Gemüse | Salat | Gärgemüse (Sauerkraut usw.) | gekochtes Gemüse | Eingemachtes, Dosengemüse | Aromastoffe, Farbstoffe, Nährsalze |
| Eier | Eischaum | – | gekochtes Ei | Trockenei konservierter »Eiersalat« | Lipoide, Eiweiß |
| Milch | Butter, Sahne | Kefir, Käse, Joghurt, Dickmilch | Käse, pasteurisierte Milch | Milchpulver, H-Milch, Dosenmilch | Milcheiweiß, Milchzucker |
| Fleisch | Hackfleisch | – | gekochtes Fleisch | Fleischkonserven, Dauerwurst | Fleischextrakt Hormone |
| Quellwasser | Leitungswasser | Wein, Bier (nicht erhitzt) | Extrakte: Kaffee, Tee, Brühe | Likör, Süßgetränke | Destillate: Branntwein |
| Empfohlen | | Nur mäßiger Konsum empfohlen | | Nicht empfohlen | |

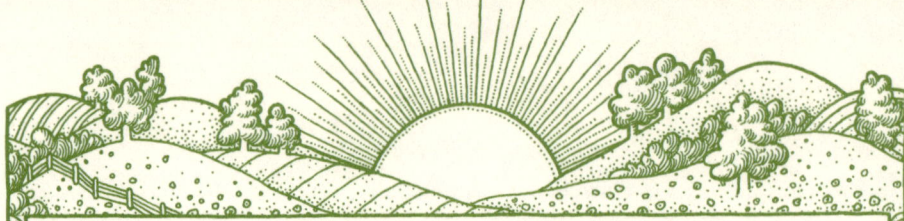

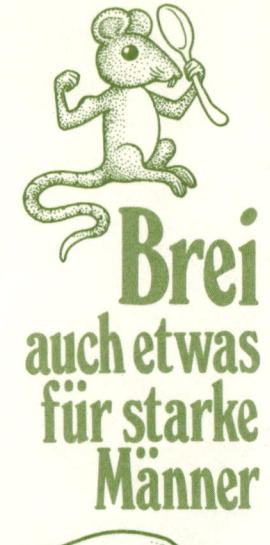

# Brei
## auch etwas für starke Männer

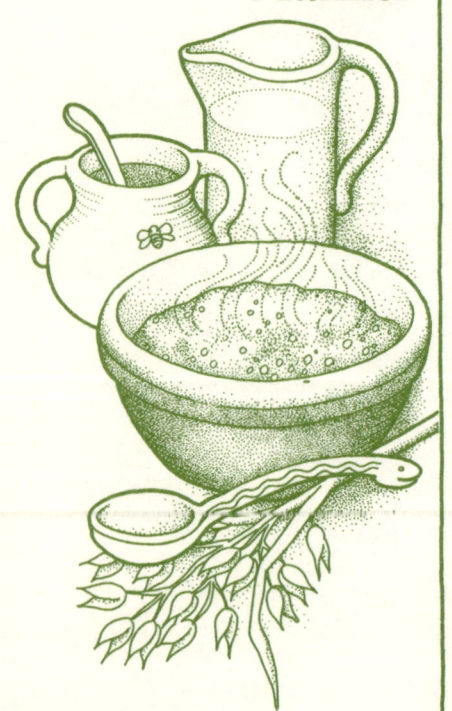

Über Jahrtausende hindurch haben sich die Menschen von Getreidebrei ernährt. Haferbrei, Gerstengrütze, Roggensuppe und Reiscreme waren nicht Frühstücksgerichte, sondern kraftspendende Hauptnahrung.

Heute haben wir anscheinend diesen Brauch vergessen und betrachten Haferbrei oder -suppe als abschreckende Nahrung für Kranke und Grießbrei ausschließlich als Nahrung für Säuglinge und Kleinkinder! Aber dieser fertiggekochte, entwertete Zuckerbrei hat wenig zu tun mit dem lebensspendenden und herzhaften »Habermus« und der Roggensuppe unserer Vorfahren. Kein Wunder, daß allein der Name »Vollkornbrei« bei vielen Menschen heute Kopfschütteln und mitleidiges Lächeln auslöst.

Überwinden Sie Ihre Vorurteile und versuchen Sie, einen echten Vollkornbrei für sich selbst zuzubereiten. Erst wenn Sie gemerkt haben, wie gut z. B. ein richtig zubereitetes »Habermus« schmeckt, können Sie es ohne Zögern anderen Menschen empfehlen – oder es sogar für sie zubereiten.

### Habermus
Haferbrei

Für 2 Portionen
½ l Wasser (nicht mit Milch kochen!)
6 gehäufte EL Nackthaferkörner
(siehe Seite 42)
1 Msp Salz
1 EL Rosinen
Ahornsirup oder Honig
flüssige Sahne

Wasser zum Kochen bringen, inzwischen die Haferkörner nicht zu fein mahlen (Hafer läßt sich sehr gut in einer Kaffeemühle schroten). Salz und Rosinen in das Wasser geben, kurz aufkochen lassen, vom Feuer nehmen und mit einem Schneebesen das Hafermehl langsam einrühren.

Unter ständigem Rühren den Hafer 2 Minuten quellen lassen, bis er eingedickt ist (Sie müssen darauf achten, daß er nicht zu hart wird). Sofort mit Ahornsirup oder Honig süßen und mit flüssiger Sahne servieren.

▷ Diesen Haferbrei können Sie endlos variieren. Sie können frisches Obst der Saison oder frischgepreßten Obstsaft zufügen oder auch eingeweichtes Trockenobst. Haferbrei kann auch in einer pikanten Form serviert werden. Kochen Sie ihn dann mit Gemüsebrühe und servieren Sie ihn mit frischen Kräutern. Oder rösten Sie vor dem Mahlen kurz an (in einer Pfanne ohne Fett). Hierbei entwickeln die Haferkörner ein herrliches Aroma, ähnlich wie Popcorn.

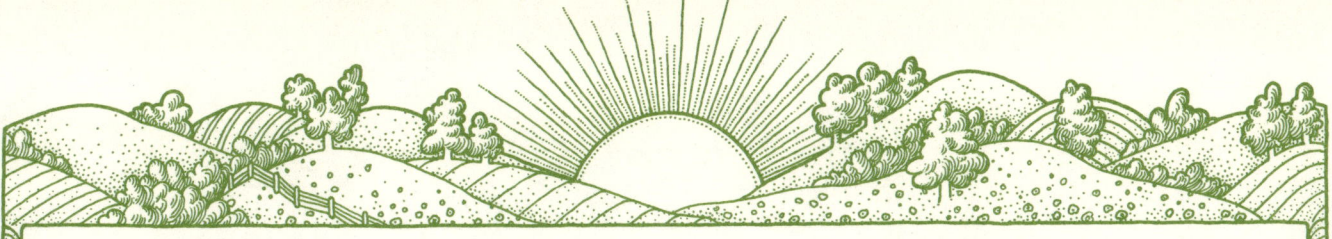

## Weizengrütze mit Apfel

Für 2 Portionen
½ l Wasser
6 EL Weizenkörner
1 Apfel, ungeschält, gewürfelt
oder grob geraffelt
1 Msp Salz
1 Prise Zimt
Honig
Vollmilch oder flüssige Sahne

Wasser zum Kochen bringen, in der Zwischenzeit die Weizenkörner grob schroten und den Apfel zerkleinern. Salz und Weizenschrot mit einem Schneebesen in das kochende Wasser einrühren, vom Feuer nehmen. Die Apfelstückchen dazugeben und mit Zimt abschmecken, alles unter ständigem Rühren 2 Minuten quellen lassen. Mit Honig und Vollmilch oder flüssiger Sahne servieren.
▷ Brei sollten Sie nicht mit Milch kochen. Der Mehlkern des Getreides geht mit dem Milcheiweiß eine schwerverdauliche Bindung ein. Deshalb geben Sie Milch, Joghurt oder Sahne erst nach dem Kochen zum ausgequollenen Brei.

## Reiscreme, exotisch

Für 2 Portionen
2 EL Sesamkörner
¾ l Wasser
6 EL Naturreis
1 TL Salz, am besten Kräutersalz
2 TL Butter
Sojasoße

In einem trockenen Topf (ohne Fett) die Sesamkörner unter ständigem Schütteln anrösten, bis sie leicht braun, jedoch nicht dunkelbraun sind. Vorsicht, sie brennen leicht an! Die Körner in eine Tasse schütten und beiseite stellen. Das Wasser in einem Topf zum Kochen bringen, inzwischen den Reis sehr fein mahlen (hierfür müssen Sie eine Getreidemühle haben). Das Reismehl mit einem Schneebesen langsam in das kochende, gesalzene Wasser einrühren, aufpassen, daß es nicht klumpt! Topf vom Feuer nehmen, unter ständigem Rühren den Brei 5 Minuten quellen lassen. In Portionschalen geben, Butter und geröstete Sesamkörner darauf verteilen. Sofort mit Sojasoße servieren.

## Roggensuppe

Für 2 Portionen
1 Zwiebel, fein gehackt
1 TL Butter
1 l Wasser
4 TL gekörnte Gemüsebrühe
6 EL Roggenkörner
Kümmel
Petersilie, fein gehackt
Dill
Knoblauch
2 EL saure Sahne oder
Crème fraîche

Die Zwiebel in der Butter glasig dünsten. Das Wasser und die gekörnte Gemüsebrühe dazugeben, zum Kochen bringen. Während das Wasser kocht, die Roggenkörner fein schroten (nicht zu Feinmehl). Den Roggenschrot in das kochende Wasser mit einem Schneebesen einrühren, 2 Minuten kochen, bis die Suppe eindickt. Mit Kümmel, Dill, Petersilie und Knoblauch nach Geschmack würzen. In 2 Suppenteller verteilen, mit saurer Sahne oder Crème fraîche verzieren.
▷ Ich mag auch Cayennepfeffer (in großen Mengen) in dieser Suppe!

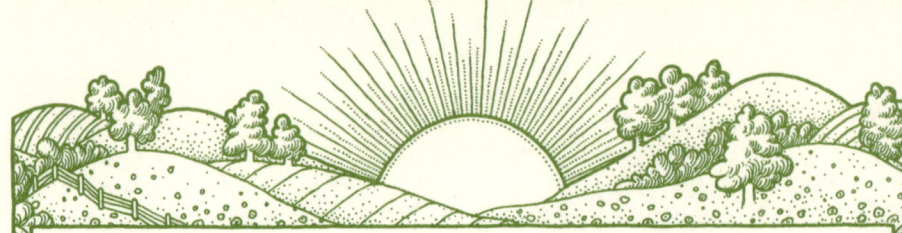

# Müsli
## Energie- und Vitalstoffquelle

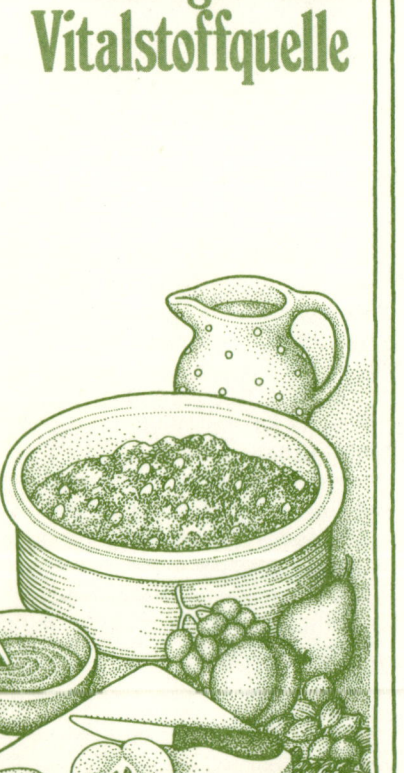

Wenn Sie einmal am Tag Müsli essen, meinen viele Ernährungslehrer, haben Sie eine Garantie dafür, das Beste für Ihren Stoffwechsel getan zu haben! Die volle Kraft des lebendigen Getreidekorns ist darin enthalten. Aber Müsli schmeckt auch frisch und würzig. Wenn Sie es einmal probiert haben, werden Sie es nicht mehr missen wollen. – Ich kenne viele Leute, die so davon überzeugt sind, daß sie eine Mühle in die Ferien mitnehmen, um keinen Tag ohne Müsli leben zu müssen!

Früher habe ich es immer süß angemacht und zum Frühstück gegessen. Heute esse ich es zum Abendbrot, pikant garniert als Getreidesalat.

### Frischkornmüsli
Grundzubereitung

Für 1 Portion
*3 EL Getreidekörner, am besten
Weizenkörner
Wasser nach Bedarf*

Getreidekörner grob schroten und mit Wasser zu einem dicken Brei verrühren. 6–8 Stunden, am besten über Nacht zugedeckt quellen lassen. Die Körner müssen so lange quellen, da unser Körper frischgemahlene, rohe Körner nicht gut verwerten kann.

### Variationen

#### Süßes Frühstück
*Grundmischung (Körner)
3–6 EL Sahne, Vollfettjoghurt
oder Milch
Saft von 1/4 Zitrone
1–2 EL Nüsse, gemahlen oder
gehackt, Mandelsplitter oder
Sonnenblumenkerne*

*rohes Obst, geraffelt oder gehackt,
je nach Jahreszeit
Honig, Ahornsirup oder Malzextrakt
zum Süßen
Gewürze, z. B. Zimt, Nelken
gemahlen, Kardamom gemahlen*

#### Pikanter Getreidesalat
*Grundmischung (Körner)
3–6 EL saure Sahne, Crème fraîche
oder Joghurt
1–2 TL Apfelessig
1–2 EL Nüsse, gehackt, oder Sonnenblumenkerne
rohes Gemüse, geraffelt oder
gehackt, je nach Jahreszeit,
z. B. Radieschen, Zwiebeln, Gurke,
Chicorée, rohe Champignons,
Fenchelknolle
Gewürze, z. B. Kräutersalz, Dill,
Petersilie, Cayennepfeffer, Kümmel,
Knoblauch, je nach Geschmack!*

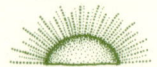

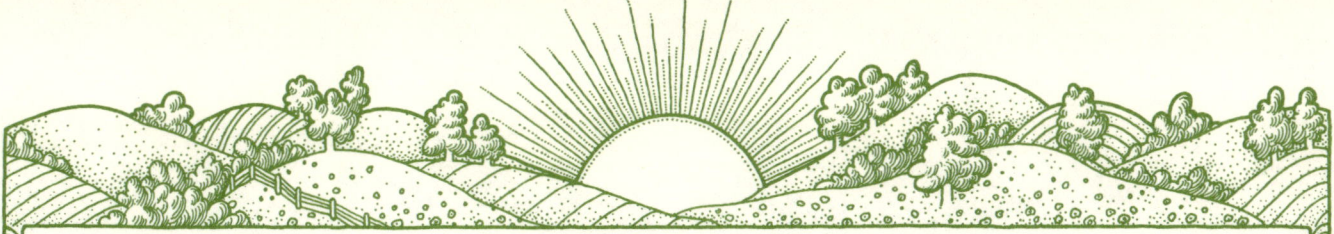

## Roggenmüsli

*12 EL Roggen, grob geschrotet,*
*über Nacht eingeweicht*
*3 EL Korinthen, über Nacht*
*eingeweicht*
*3 EL Sonnenblumenkörner,*
*ohne Fett leicht geröstet*
*4 EL saure Sahne*
*4 EL Preiselbeermarmelade*
*Malzextrakt zum Süßen*

Roggenschrot, Korinthen und Sonnenblumenkörner miteinander vermengen, in Portionsschalen verteilen und saure Sahne sowie Marmelade darübergeben. Mit Malzextrakt nach Geschmack süßen.

## Apfelmüsli
Französisches
Feinschmeckermüsli

*1 Apfel, mit Schale und Kerngehäuse*
*grob geraffelt*
*¹/₈ l Cidre oder Apfelsaft*
*1 EL Zitronensaft*
*12 EL Weizen, geschrotet und über*
*Nacht in wenig Wasser eingeweicht*
*25 g Haselnüsse, trocken geröstet,*
*grob gehackt (nicht gemahlen)*
*3 EL Rosinen, über Nacht eingeweicht*
*1 kräftige Prise Zimt*
*1 Prise Muskatnuß, frisch gerieben*
*1 Prise Koriander*
*4–6 EL Crème fraîche oder ¹/₂ Becher*
*Sahne, steif geschlagen*

Geraffelten Apfel sofort mit Cidre und dem Zitronensaft mischen, damit er nicht braun wird. Mit dem Weizenschrot (Einweichwasser mitverwenden), Haselnüssen und den eingeweichten Rosinen gründlich vermischen. Mit Zimt, Muskatnuß und Koriander abschmecken. Zum Schluß Crème fraîche oder Sahne unterrühren.

## Birnenmüsli mit Mandel-krokant

*4 EL Honig*
*50 g Mandeln, trocken geröstet,*
*grob gehackt*
*Saft von ¹/₂ Zitrone*
*1–2 feste Birnen, grob geraffelt*
*oder gewürfelt*
*12 EL Nacktgerste, grob geschrotet,*
*über Nacht eingeweicht*
*2 Feigen oder 4 EL Rosinen,*
*über Nacht eingeweicht*
*Sahne oder Crème fraîche*

Den Honig über die noch warmen, gehackten Mandeln geben und damit vermischen. Zitronensaft sofort über die geraffelten Birnen geben, damit sie nicht braun werden. Gerstenschrot mit den Rosinen oder den zerkleinerten Feigen vermischen, Birnen unterheben. In Portionschalen füllen, Mandel-Honigmischung darüber verteilen. Mit Sahne oder Crème fraîche servieren.

## Pecannußmüsli

*12 EL Weizen- oder Nacktgerste, grob*
*geschrotet, über Nacht eingeweicht*
*4 EL Sultaninen, über Nacht in wenig*
*Wasser eingeweicht*
*Saft von ¹/₂ Zitrone*
*50 g Pecannüsse*
*12 EL Sahne*
*8 EL Ahornsirup*

Getreideschrot, Sultaninen, Zitronensaft und Nüsse vermischen, in Portionsschalen verteilen, mit Sahne und Ahornsirup bedecken.

## Weizensalat
Müsli unter der Tarnkappe

*100 g sehr frische Champignons,*
*trocken abgewischt, nicht*
*gewaschen, in dünne Scheiben*
*geschnitten*
*Saft von ¹/₂ Zitrone*
*1 Kopfsalat, geputzt*
*12 EL Weizen, grob geschrotet*
*und über Nacht eingeweicht*
*1 kleine Zwiebel, fein gehackt*
*2–3 Radieschen, fein gehackt*
*¹/₂ Gurke oder 1 Kohlrabi,*
*grob geraffelt*
*1–2 TL Kräutersalz*
*1 Bund Dill, fein gehackt*
*2 EL Apfelessig*
*4 EL Crème fraîche oder Joghurt*
*4 EL Mayonnaise*
*schwarzer Pfeffer, frisch gemahlen*

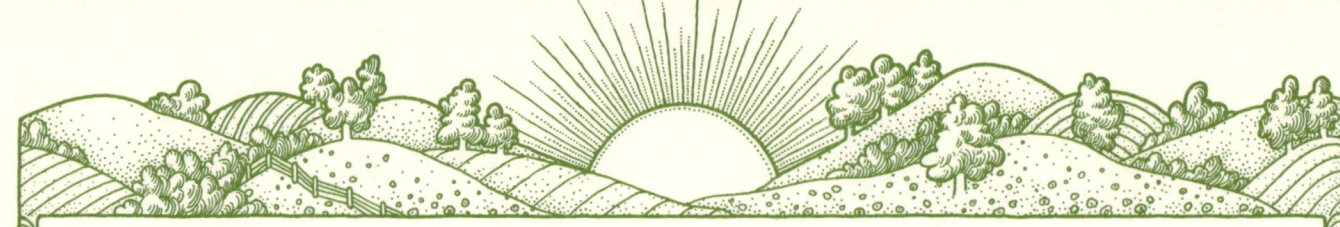

Die Champignons sofort mit dem Zitronensaft beträufeln, damit sie nicht braun werden. Kopfsalat auf 4 Teller verteilen. Eingeweichten Weizenschrot mit gehackter Zwiebel, gehackten Radieschen, geraffelter Gurke oder Kohlrabi gründlich vermengen. Aus Kräutersalz, gehacktem Dill, Apfelessig, Crème fraîche und Mayonnaise eine pikante Soße rühren. Zur Weizen-Gemüsemischung geben und gründlich vermischen. Auf die Salatteller verteilen. Mit den Champignonscheiben verzieren, mit gemahlenem Pfeffer bestreut servieren.

▷ Dies ist eine pikante Abwechslung auf dem Abendbrottisch und eine gesunde Alternative zum herkömmlichen Wurstbrot am Abend.

## Chinesischer Gerstensalat

*12 EL Nacktgerste, sehr grob geschrotet, über Nacht eingeweicht*
*1 mittelgroße Zwiebel, in dünne Ringe geschnitten*
*250 g frische Sojabohnensprossen, ersatzweise 250 g feingeschnittener Weißkohl oder Wirsing*
*1 Bund Petersilie, fein gehackt*
*1 Möhre, grob geraffelt*
*6 EL Sonnenblumenöl*
*3 EL Apfelessig*
*6 EL geröstete Sesamkörner*
*4 EL Sojasoße*
*1 EL Honig*

Alle angegebenen Zutaten gründlich miteinander vermischen.

## Feurige Hafercreme

*12 EL Hafer, grob geschrotet, über Nacht eingeweicht*
*1 roter Paprika, grob gehackt*
*1 TL scharfer Paprika*
*1 TL Kräutersalz*
*1 TL Currypulver*
*2 EL Cashew- oder Haselnüsse, trocken geröstet, grob gehackt*
*1/2 säuerlicher Apfel, grob gehackt*
*schwarzer Pfeffer*
*Cayennepfeffer*
*150 ml saure Sahne*

*Salatblätter*

Alle Zutaten vermischen und auf Salatblättern servieren.

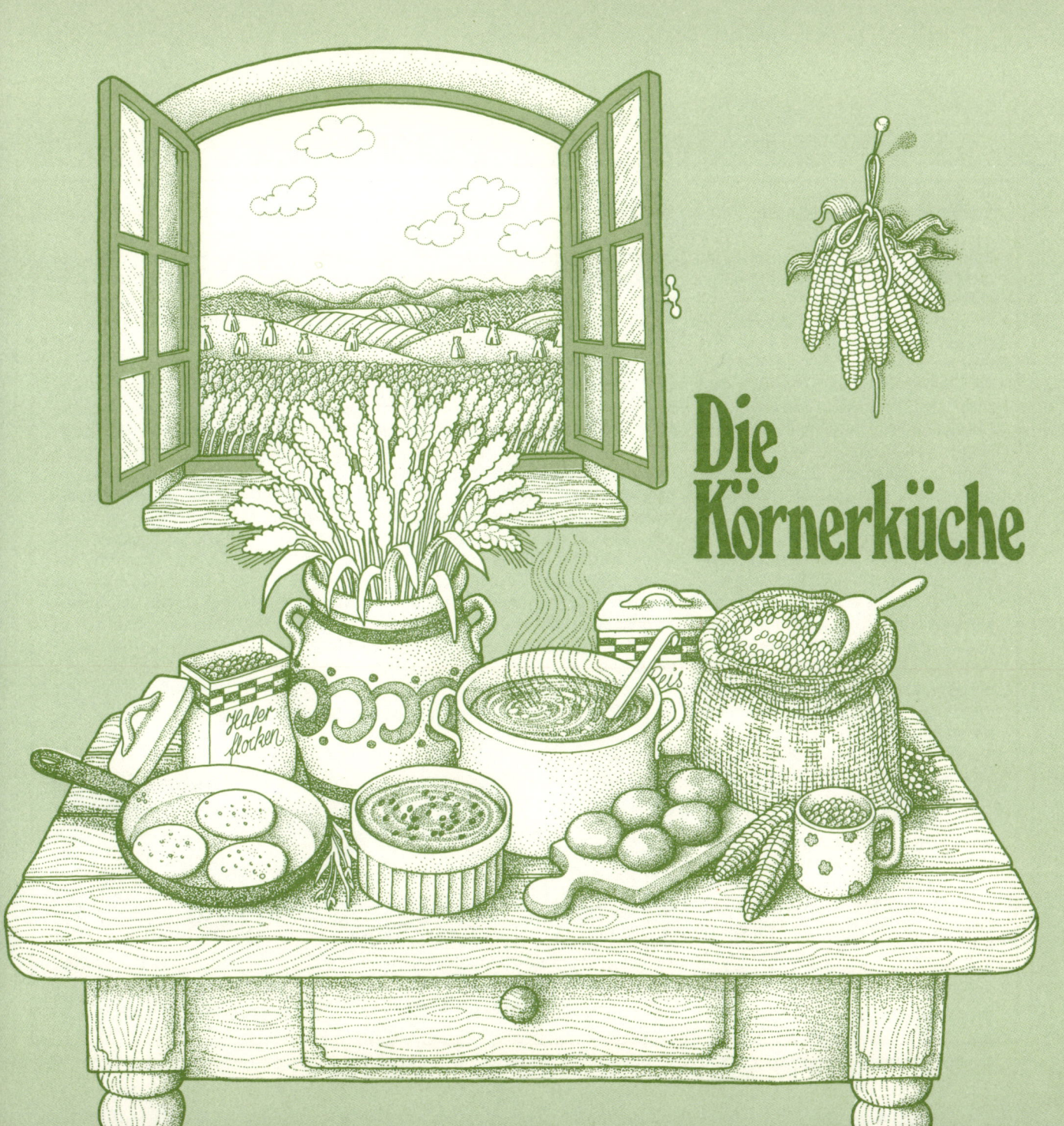

# Die Körnerküche

## Vollkorn und Gesundheit

Von alters her war es das Getreide, das Korn, das als Basis der menschlichen Ernährung diente.

Im fernen Osten war es der Reis, in Afrika Hirse und Gerste, in Asien und Europa Hafer, Buchweizen und Dinkel, und in Amerika der Mais. Später sind dann aus diesen »Körnern« neue Getreidearten entwickelt worden: Roggen, Weizen und viele hundert weniger bekannte Getreideformen gedeihen in den Bergen und Tälern der Erde.

Seitdem der Mensch Götter hatte, hat er zu ihnen um seine tägliche Nahrung gebetet, um sein Brot und seinen Brei. Wenn er genug davon bekam, ging es ihm gesundheitlich gut. Als die Bevölkerung in Europa nach dem 19. Jahrhundert begann, sich explosionsartig zu vermehren, wuchsen die großen Städte heran. Immer mehr Menschen verließen das Land und wanderten in die Industriezentren der Städte ab, ein Prozeß, der bis heute noch anhält. Immer weniger Menschen auf dem Land hatten die Aufgabe, die Menschen in der Stadt zu ernähren. Hier wurde die Getreideversorgung problematisch.

In Europa hatten die Menschen die Gewohnheit, das Getreide hauptsächlich in Form von Brot zu essen. Sie brachten das Getreide zum Müller, um es als Mehl oder als gebackenes Brot wieder zu bekommen. Die Müh-

len waren als Kleinbetriebe überall an den Flüssen entlang zu finden. Mit der längeren Entfernung vom Getreidefeld zur Stadt änderte sich die Versorgungsweise. Durch die Entwicklung der Dampfmaschine und ihre Verwendung in den Zentralmüllereien wurden die kleinen Mühlen unrentabel und konnten nicht mehr existieren. Nun konnte man größere Mengen Mehl in kürzerer Zeit mahlen und in der Stadt verkaufen. Aber auch die Lagerzeiten wurden länger, und so kam es immer häufiger vor, daß das Mehl ranzig wurde und die Menschen von dem daraus gebackenen Brot krank wurden. Es gab zu jener Zeit keine Alternative zu den Dampfmaschinen, die zu teuer waren, um überall gebaut zu werden.

Man hat dann die Ursache des Ranzigwerdens herausgefunden, nämlich den Ölkeim des Korns. Folglich ging man daran, diesen auszusieben, zusammen mit den Randschichten des Korns und den darin enthaltenen Mineralien und Vitaminen. Das Endprodukt war das lagerfähige und haltbare Weißmehl. So wurde das Problem des ranzigen Mehles gelöst.

Nur wußte man damals nicht, wie wichtig eben diese Vitamine und Mineralien für den menschlichen Stoffwechsel waren. Man klassifiziert das Mehl mit Zahlen, je nachdem wie wenig von den ursprünglichen Mineralien noch darin enthalten ist. Vollkorn wird mit Type 2000 bezeichnet und das feinste Mehl, Type 405, mit weniger als 25% der ursprünglichen Vitamine und Mineralien, ist unser Grundnahrungsmittel von heute.

Als junges Mädchen habe ich mich immer über das Gebet um Brot ge-

### Vitamingehalt im ganzen Weizenkorn, im Vollkorn- und im Auszugsmehl (in mg)

| | ganzes Korn | Vollkornmehl (Type 2000) | Auszugsmehl (Type 405) | Verlust in % Weizenkorn-Auszugsmehl |
|---|---|---|---|---|
| Vitamin $B_1$ (Thiamin) | 0,48 | 0,32 | 0,06 | 88 |
| Vitamin $B_2$ (Riboflavin) | 0,14 | 0,17 | 0,03 | 79 |
| Vitamin $B_6$ (Pyridoxin) | 0,44 | 0,46 | 0,18 | 59 |
| Panthothensäure | 1,18 | 1,2 | 0,21 | 82 |
| Biotin | 0,006 | 0,0083 | 0,00018 | 97 |
| Nicotinamid | 5,1 | 5,2 | 0,7 | 86 |
| Folsäure | 0,049 | 0,05 | 0,01 | 79 |
| Vitamin E (Tocopherol) | 3,2 | 4,0 | 2,3 | 28 |

(Nach Souci/Fachmann/Kraut: Nährwerttabellen 1981/82)

wundert, denn ich konnte nicht begreifen, daß Brot etwas so Wichtiges sein könnte. Auch wenn meine Mutter erzählte, daß sie sich als Kind mit ihren Geschwistern um die Brotkruste gestritten hat, konnte ich das nicht verstehen, denn bei uns wurde das pappige, geschmacklose Endstück immer weggeworfen. Erst als ich 30 Jahre später selbst Vollkornbrot aus frisch gemahlenem Mehl gebacken habe, erlebte ich, was für eine Delikatesse die Kruste sein kann!

Immer mehr Menschen bemühen sich heute um Brot aus frischgemahlenem Vollkornmehl und das nicht nur wegen des herzhaften Geschmacks.

Die Ernährungsforschung der letzten 50 Jahre hat ergeben, daß Brot aus vollem Korn die beste Garantie dafür ist, daß wir den sogenannten Zivilisationskrankheiten aus dem Weg gehen können. Man nimmt an, daß der Konsum von Auszugsmehl und weißem Zucker die Hauptursache für viele schreckliche Krankheiten ist wie z. B. Kreislaufkrankheiten (Herzinfarkt, Thrombose, Krampfadern) ebenso die Erkrankungen des Bewegungsapparates (Rheuma und Arthritis) und Diabetes und Fettsucht. Aber auch die Schäden im Kiefer gehören dazu (Paradontose, Karies, Schrumpfkiefer). Man kann sagen, daß die meisten Krankheiten mit unserer Ernährung in Zusammenhang stehen.

Ohne die Mineralien und Vitamine des Getreides, das ja unser Hauptnahrungsmittel ist, kann unser Körper auf die Dauer nicht gesund bleiben. Früher oder später, meistens nach etwa 20jährigem Genuß von Auszugsmehl und Zucker, werden die Menschen krank, und dann gibt es keine wirklich heilenden Pillen mehr, sondern nur noch eine lindernde Symptom-Behandlung.

Da der Grund für so viele Krankheiten in unserer Ernährungsweise liegt, müssen wir diese eintauschen gegen die wirklich schmackhafte »Getreideküche«, sonst können wir nicht erwarten, gesund zu werden oder zu bleiben.

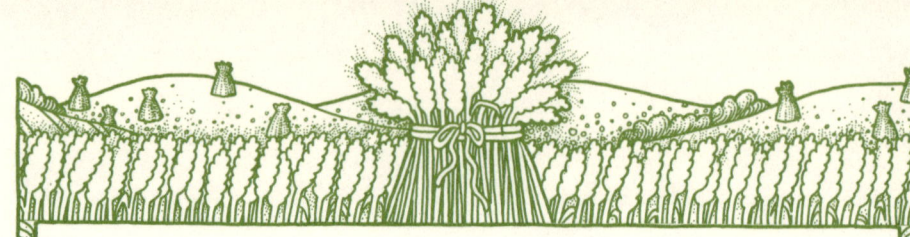

# Reis
## natürlich

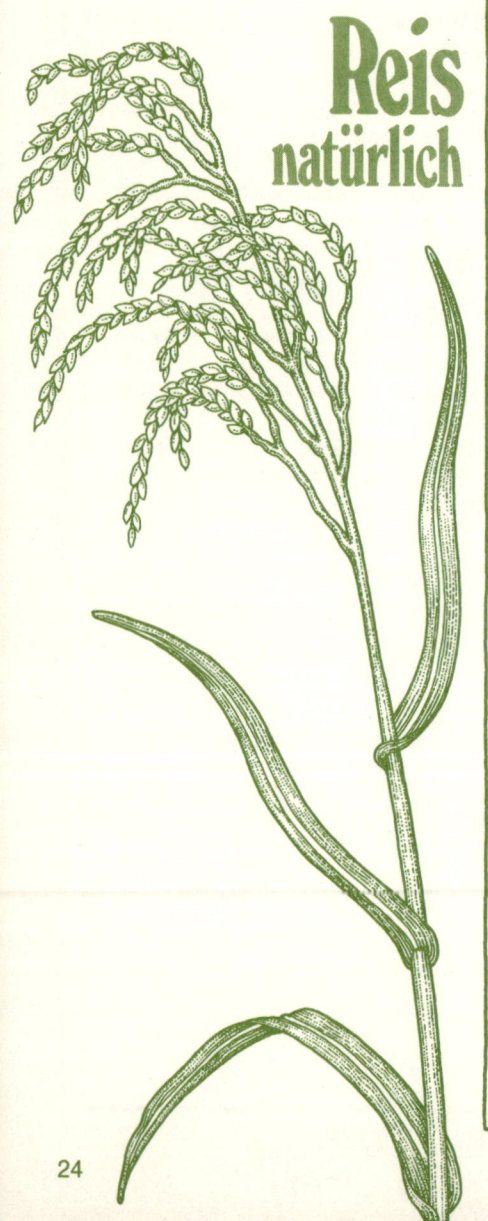

Über die Hälfte der Weltbevölkerung ernährt sich heute, wie vor tausend Jahren, von Reis. Reis ist seit 5000 Jahren in China und seit 3000 Jahren in Indien bekannt, und diese Kulturen erreichten ihr Höhepunkte, als die Bevölkerung in der Hauptsache von den naturbelassenen Körnern lebte. Heute wird jedoch der meiste Reis poliert, um eine schöne, weiße Farbe und eine weiche, flockige Konsistenz zu erreichen. Hierbei gehen aber sehr viele wichtige Vitamine und Mineralien verloren. Mit einem solchen Reis kann man kein Volk der Erde ausreichend ernähren. Naturreis dagegen ist eine der besten Grundlagen für die menschliche Ernährung.

Reis wird nördlich des Mittelmeers nicht angebaut. Er ist daher auch erst seit etwa 200 Jahren bei uns bekannt und kann unsere einheimischen Körner wie Hafer und Roggen nicht ersetzen. Er besitzt jedoch viele Vorteile. Er ist leicht verdaulich, hilft Übergewicht abzubauen, unterstützt Kreislauf, Herz und Nieren – und schmeckt wunderbar!!

Es gibt verschiedene Reissorten, die auch unterschiedliche Kocheigenschaften haben. Man unterscheidet der Form nach Langkorn-, Mittelkorn- (Medium-) und Rundkornreis. Der Langkornreis kocht etwas schneller und flockiger. Der Rundkornreis wird vor allem für Risotto und Süßspeisen verwendet, muß länger gekocht werden und bleibt fester. Mittelkornreis ist seltener und auch nicht so bekannt wie die anderen beiden Sorten. Es gibt jedoch vom Mittelkorn eine süße Variante, die sehr kleberhaltig ist. Diese Reissorte sollten Sie suchen und probieren! Ansonsten sollten Sie immer ungeschälten Reis verwenden, d. h. Reis mit Keimling und Silberhäutchen, denn nur dieser ist vollwertig.

▷ Das Mengenverhältnis Reis:Flüssigkeit sollten Sie im Grundsatz nicht abweichend vom Rezept ändern. Da es jedoch auch innerhalb der Reissorten Unterschiede in den Kocheigenschaften gibt, z. B. abhängig vom Anbaugebiet, kann es manchmal notwendig sein, daß sie eine ½ Tasse kochendheißes Wasser nachfüllen müssen, damit der Reis nicht ansetzt.

Alle Sorten Reis können auch sehr gut im Schnellkochtopf gegart werden. Mit dem Schnellkochtopf sollten Sie immer die gleiche Menge Wasser und Reis nehmen, d. h. 1 Tasse Wasser auf 1 Tasse Reis. Nach 15 Minuten ist er gar.

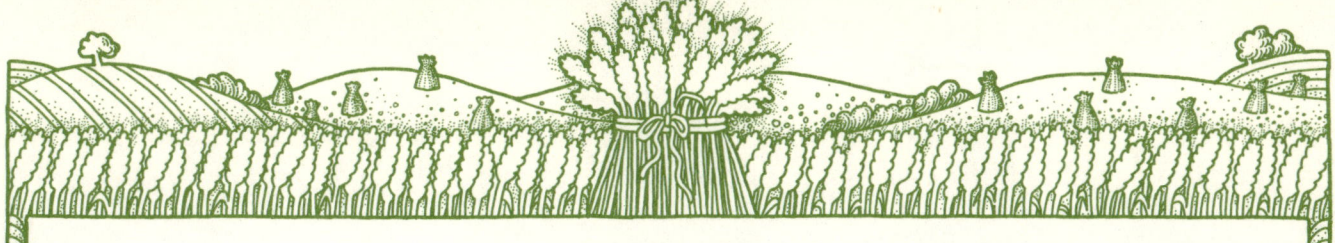

## Reis
Grundzubereitung
(Das perfekte Rezept)

*³/₈ l Wasser*
*Salz*
*¹/₄ l (ca. 200 g) Naturreis*

Wichtig für das Gelingen von Reis ist ein Topf mit festschließendem Deckel, am besten auch mit schwerem Boden, der Wärme speichern kann.

Wasser zum Kochen bringen, leicht salzen, Reis einstreuen, einmal umrühren, Deckel schließen, auf kleinste Hitze schalten und 30 Minuten quellen lassen, ohne den Deckel zwischendurch abzuheben. Die Körner umrühren und probieren. Wenn Sie nach Ihrem Geschmack noch zu fest sind, 3 EL Wasser dazugeben und weitere 10 Minuten garen.

▷ Wenn der Deckel nicht fest genug schließt, verdampft das Wasser zu schnell, und die Körner bleiben hart. Um dieses zu verhinden, sollten Sie ein nasses Handtuch zwischen Topf und Deckel legen. Eine Tasse Reis reicht für etwa 2–3 Personen. Die Menge richtet sich jedoch nach der Beilage, die dazu gereicht wird.

### Variationen durch Würzen

Gut schmeckt der Reis, wenn er mit gehackten Zwiebeln in Öl angeröstet wird, bevor das Wasser dazukommt.

Würziger schmeckt der Reis, wenn Sie, statt Salz in das Kochwasser einzustreuen, gekörnte Gemüsebrühe verwenden.

Ich finde Reis am besten, wenn ich ihn mit Gemüsebrühe, 1 Zimtstange, 3 Nelken und 2 Sternanis koche.

Exotisch schmeckt Reis, wenn er mit Kardamomschoten und einigen Rosinen gekocht wird.

Mit 4–5 ganzen Lorbeerblättern und 1 TL ganzen schwarzen Pfefferkörnern bekommt er einen kräftigen Geschmack, der sehr gut zu Tomatengerichten paßt.

Sie können auch mit anderen Getreidekörnern »würzen«, z. B. mit Grünkern, Hafer oder Weizen. Dabei wird etwa ¹/₃ des Reis durch andere Getreidekörner ersetzt.

Versuchen Sie einmal, Linsenreis zu kochen. Auch hierbei werden ¹/₃ des Reis durch Linsen ersetzt.

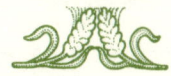

### Zitronenreis

*ca. 400 g Naturreis*
*³/₄ l Salzwasser*
*3–4 Streifen abgeschälte Schale*
*von 1 unbehandelten Zitrone*
*evtl. 50 g Rosinen*
*1 Stange Zimt*
*Saft von 1 Zitrone*
*1 Msp Safran*

Reis in Salzwasser zusammen mit der Zitronenschale und dem Zimt kochen. Evtl. die Rosinen dazugeben. Wenn der Reis fertig ist, Safran in Zitronensaft auflösen und unter den gekochten Reis mischen.

### Porree in Tomatensoße

*1 mittelgroße Zwiebel, gehackt*
*1 Knoblauchzehe, fein gehackt*
*50–100 g Rinderrauchfleisch*
*in feine Streifen geschnitten*
*Butter*
*1 kg Porree (Lauch), geputzt,*
*in 4 cm lange Stücke geschnitten*
*5–6 Tomaten, grob gehackt*
*Salz*
*2 Lorbeerblätter*
*2 EL Rosinen*
*1 TL Thymian*
*2 EL Zitronensaft*

Zwiebel, Knoblauch und Rauchfleisch in Butter schmoren, bis die Zwiebeln weich sind. Porree und restliche Zutaten dazugeben, zugedeckt 15 Minuten köcheln lassen. Mit Zitronenreis und einem cremigen Salat servieren, z. B. Kohlsalat mit Dillsoße.

▷ Ich bringe den Salat immer zuerst auf den Tisch, bevor das warme Essen fertig ist. Alle können sich dann zuerst Salat nehmen. Erst wenn alle Salat gegessen haben, bringe ich das Gekochte auf den Tisch.

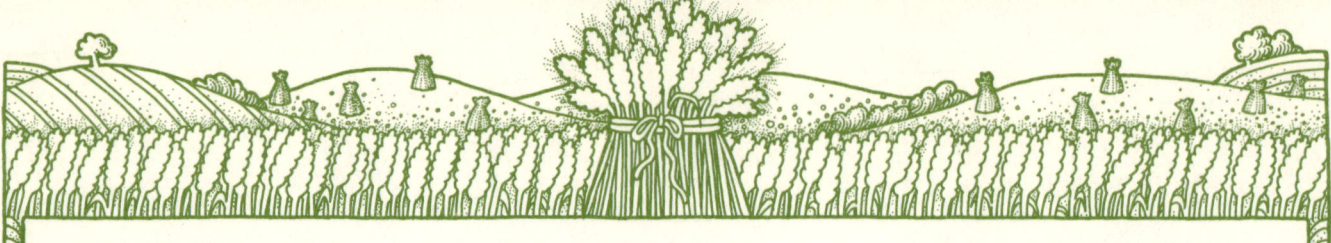

## Kohlsalat mit Dillsoße

1 kleiner Weißkohlkopf, fein gehobelt
1/4 Kopf Rotkohl oder 1 roter Paprika,
fein gehobelt
1 Gemüsezwiebel, fein gehackt
1 Bund Radieschen oder 1 Möhre,
in Scheiben geschnitten

Soße
1 Becher saure Sahne
1 TL süßer Senf (Weißwurstsenf)
1 EL Meerrettich
1 TL Kräutersalz
1 EL Apfelessig
2–3 Bund Dill, fein gehackt

Weißkohl, Rotkohl oder Paprika,
Zwiebel und Radieschen oder Möhre
miteinander vermischen.
Für die Soße alle übrigen Zutaten ver-
mengen, den Salat unterheben, 15–20
Minuten ziehen lassen.

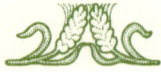

## Reishackbraten und Reisfrikadellen »McReisald«

Aus Reis, Linsen und Nüssen können
Sie einen »falschen Hasen«, Königs-
berger Klopse oder sogar einen
»McReisaldburger« machen. Sie
schmecken besser als jedes Hack-
fleischgericht und sind auch billiger
und gesünder!

250 g Linsen, am besten die
mildschmeckenden, orangen
»Türkenlinsen« oder möglichst
kleine braune Linsen
ca. 400 g Langkorn-Naturreis
(bei Rundkornreis müssen Sie etwas
mehr Kochzeit rechnen!)
1 l Wasser
2 EL gekörnte Gemüsebrühe
5 Lorbeerblätter
10 Pfefferkörner
1/4 l (Meßbecher) Haselnüsse
2 mittelgroße Zwiebeln, klein gehackt
1 Knoblauchzehe, fein gehackt
3 EL Butter
1 TL Öl
3 Eier
4 EL Tomatenmark
je 1 TL Salz, Thymian, Majoran,
Petersilie
3 EL Sojasoße oder
Worcestershiresoße

Linsen und Reis mischen, in Wasser
mit gekörnter Brühe, Lorbeerblättern
und Pfefferkörnern aufkochen, den
Topf schließen, auf kleinste Hitze zurückschalten und 1/2 Stunde ungestört
garen lassen. Jetzt nachschauen, ob
der Reis gar ist. Wenn nicht, 2–3 EL
Wasser dazugeben und weitere 10–15
Minuten dämpfen. Abkühlen lassen,
damit der Teig fester werden kann.
Inzwischen die Haselnüsse in einer
trockenen, ungefetteten Bratpfanne
bei mittlerer Hitze rösten. Die Nüsse
grob zerhacken oder zerbrechen.
Zwiebeln und Knoblauch in Butter

und Öl glasig dünsten. Mit Eiern, Tomatenmark und Kräutern mischen,
unter den gekühlten Reis-Linsen-Teig
geben, gut durchkneten, die Nüsse
dazumischen. Zu einem Laib (für
Hackbraten) oder zu kleinen Frikadellen formen und mit Sojasoße oder
Worcestershiresoße einpinseln. In einer Kasten- oder Auflaufform oder auf
dem Backblech 1 Stunde bei 200°C
backen.
Mit brauner Pilzsauce und einem grünen Salat servieren.

## Braune Pilzsoße

2–3 Zwiebeln, fein gehackt
400 g Champignons, Wildpilze
oder eingeweichte Trockenpilze,
in Scheiben geschnitten
1 Knoblauchzehe, fein gehackt
3 EL Butter
1 Schuß Rot- oder Weißwein
1/4 l Wasser
3–4 gehäufte EL Vollkornmehl,
am besten Grünkern
3 EL Sojasoße
1 Prise Estragon oder Majoran
Pfeffer, frisch gemahlen

Zwiebeln, Pilze und Knoblauch in
Butter weich dünsten. Mit Wein ablöschen, mit Wasser auffüllen. Vollkornmehl unter ständigem Rühren mit einem Schneebesen einrühren, leise
einkochen lassen. Mit Sojasoße und
Kräutern abschmecken, servieren.

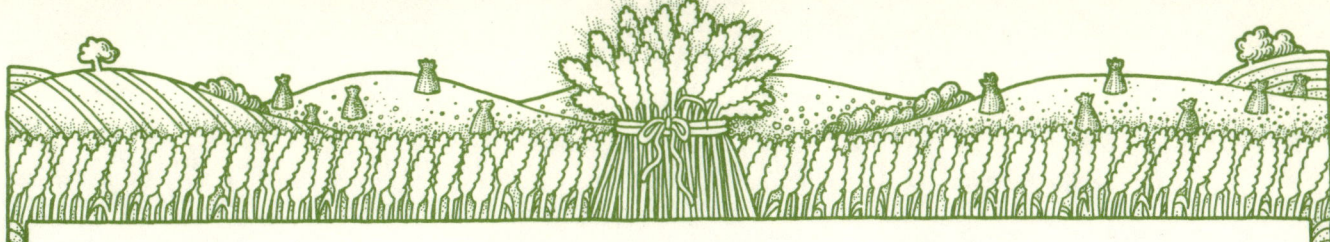

## Frühlingssalat

Grüner Salat (Kopfsalat, Spinat,
Eisbergsalat, Brunnenkresse),
zerpflückt
1 rote Zwiebel, in feine Ringe
geschnitten
1 Bund Frühlingszwiebeln, mit Grün,
in 1 cm lange Stücke geschnitten

Soße
$^1/_2$ l (Meßbecher) Brennesselspitzen
und -triebe, gewaschen, klein gehackt
1 Becher (200 ml) Sahne
3 EL Öl
4 EL Apfelessig
2 TL süßer Senf
je 1 Bund Dill, Petersilie, Schnittlauch
1 Karton Kresse

Zutaten für den Salat vermischen. Für
die Soße alle Zutaten im Mixer oder
mit dem Handrührgerät zu einer dik-
ken Soße pürieren, mit dem Salat vermengen.

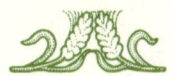

## Reissuppe Aurore
Rosig wie der Sonnenaufgang!

4 EL Butter
2 mittelgroße Zwiebeln, fein gehackt
1$^1/_2$ l Gemüsebrühe
100 g Naturreis, mittelfein geschrotet,
nicht zu feinem Mehl gemahlen

2 Frühlingszwiebeln, fein gehackt,
ersatzweise 1 Bund Schnittlauch
500 g Tomaten, gehäutet, fein
gehackt
4 EL Tomatenmark
1 TL Estragon
$^1/_2$ TL Thymian
1 Lorbeerblatt
Salz
1 Becher (200 ml) Sahne
1 Bund Petersilie, fein gehackt

Butter in einem Suppentopf zerlassen, Zwiebeln darin glasig dünsten,
nicht braun werden lassen. Mit der
Gemüsebrühe auffüllen, Reisschrot
mit einem Schneebesen einrühren,
aufkochen, 5 Minuten leise köcheln
lassen. Frühlingszwiebeln, Tomaten,
Tomatenmark und alle Kräuter außer
der Petersilie dazugeben, 10 Minuten
köcheln lassen. Mit Salz abschmekken, mit Sahne verfeinern und verdünnen. In Portionsschalen anrichten, Petersilie darüber verteilen.

## Winterlicher Feldsalat

250 g Feldsalat, geputzt
3 Chicorée, in feine Ringe
geschnitten
1 Bund Schnittlauch, in kleine
Röllchen geschnitten
1 Bund Petersilie, fein gehackt
2 rote Zwiebeln, in feine Ringe
geschnitten
Dill oder Kresse, nach Geschmack

Soße
3 EL Olivenöl
3 EL Sahne
2 EL Apfelessig
Kräutersalz
Pfeffer, frisch gemahlen

50 g Appenzeller, fein geraffelt

Feldsalat, Chicorée, Schnittlauch, Petersilie, Zwiebeln und Dill oder Kresse
miteinander vermischen.
Für die Soße Öl, Sahne, Apfelessig,
Kräutersalz und Pfeffer vermengen,
unter den Salat heben. Mit Appenzeller bestreuen.

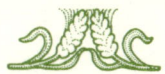

## Indisches Reismahl

600 g Naturreis
1 Zimtstange
3 Sternanis oder 1 TL Aniskörner
5 Kardamomschoten
Salz
Pfeffer, frisch gemahlen
$^3/_4$ l Wasser

Den Reis in einen schweren, fest
schließenden Topf geben, mit Zimt,
Anis, Kardamom, Salz und Pfeffer
würzen, Wasser dazugießen, aufkochen, fest zudecken, auf kleinste
Hitze zurückschalten und $^1/_2$ bis $^3/_4$
Stunde dämpfen lassen.

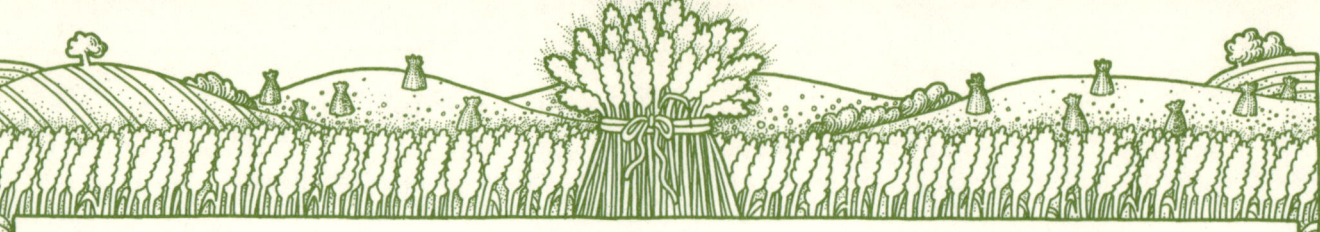

# Dal
## Indische Linsensoße

In Indien gibt es zahllose Sorten Linsen: rote, gelbe, orange, grüne, braune, schwarze. Zu einem sehr scharf gewürzten Mus gekocht, begleiten sie ständig die Reisgerichte und werden als Brotaufstrich oder Tunke gegessen. Auf diese Weise sind sie für die Inder die Haupteiweißquelle und sind auch eines ihrer schmackhaftesten Gerichte.

*¼ l (Meßbecher) Linsen (je kleiner, um so besser!)*
*¾ l Wasser, gesalzen*
*2 mittelgroße Zwiebeln, in Ringe geschnitten*
*Öl, Butter oder Butterschmalz (stilecht!)*
*2 EL Gewürzmischung (evtl. Currypulver)*

Linsen und Wasser in einen Topf geben. Aufkochen, zudecken und bei milder Hitze so lange kochen, bis die Linsen zerfallen. Bei den kleinen, orangen »Türkenlinsen« dauert es etwa 20 Minuten, die größeren Sorten benötigen bis zu 1 Stunde Kochzeit. In der Zwischenzeit die Zwiebeln in Butterschmalz goldgelb braten. Gewürzmischung über die gebratenen Zwiebeln streuen, kurz mitbraten (brennt leicht an!). Die gewürzten Zwiebelscheiben über die Linsen in die Servierschüssel geben.

## Gewürzmischung

*1 TL Fenchelkörner*
*1 TL Korianderkörner*
*1 TL Senfkörner*
*1 TL Kardamomschoten*
*1 TL Aniskörner*
*1 TL Kümmelkörner*
*1 TL Nelken*
*1 TL Zimt*
*1 TL schwarzer Pfeffer*
*1 TL Kumin (Kreuzkümmel)*

Fenchel, Koriander, Senf, Kardamom, Anis, Kümmel, Nelken, Zimt, Pfeffer und Kumin mischen und in der Kaffeemühle möglichst fein mahlen.
▷ Sie können natürlich auch fertiges Currypulver verwenden, aber der Geschmack von frischgemahlenen Gewürzen ist viel intensiver und interessanter.

## Möhren Maharadscha

*500 g Möhren, fein geraspelt*
*2 EL Öl*
*2 EL Apfelessig*
*2 EL Rosinen, eingeweicht*
*1 Becher Joghurt*
*Salz*
*2 EL Sesamkörner*

Möhren mit Öl, Essig, Rosinen, Joghurt und etwas Salz vermischen, Sesamkörner trocken in der Pfanne leicht anrösten. Über die Möhren streuen, servieren.

## Chutney aus Rosinen und Petersilie

Chutneys sind scharfe oder pikante Beilagen. Hier ein frisches Chutney, das Sie nur ein paar Tage im Kühlschrank aufbewahren können:

*½ l (Meßbecher) Rosinen, einige Stunden in ⅛ l Wasser eingeweicht*
*Saft von 1 Zitrone*
*2 TL frische Ingwerwurzel, gehackt, oder ¼ TL Ingwerpulver*
*½ TL Salz*
*Cayennepfeffer nach Geschmack*
*1–2 Bund Petersilie, fein gehackt*

Alles in einem Mixer pürieren oder sehr fein hacken.

## Gebratener Kohl, indisch

*1 kleiner Weißkohl, fein gehobelt*
*1 große Gemüsezwiebel, fein gehackt*
*3 EL Öl*
*3 EL Wasser*
*50 g Kokosraspel*
*2 EL Currypulver*
*⅛ l Sahne*
*Salz*

Kohl und Zwiebel in Öl und Wasser in einer Bratpfanne 5 Minuten unter öfterem Wenden schmoren. Kokosraspel und Currypulver dazugeben, weitere 5 Minuten braten. Mit Sahne ablöschen, salzen, servieren.

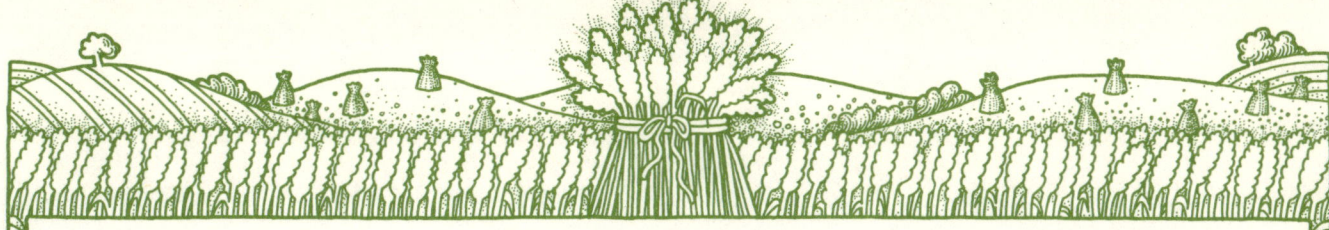

## Gurkensoße

*1 Schlangengurke, der Länge nach*
*geviertelt, entkernt, sehr klein*
*gewürfelt*
*Salz*
*1/2 l Joghurt*
*1 TL Öl*
*1 TL Kümmel, gemahlen*
*1/2 TL Cayennepfeffer*

Die Gurke salzen, in einem Sieb abtropfen lassen. Kurz vor dem Servieren mit Joghurt, Öl, Kümmel und
Cayennepfeffer vermischen und als
Beilage zum Reismahl reichen.

## Grünes Tomatenchutney

Am Ende des Sommers ist mein Garten voll mit smaragdgrünen Tomaten.
Hierfür ein Rezept:

*500 g grüne Tomaten, geviertelt*
*500 g feste, saure Äpfel,*
*geviertelt*
*500 g harte, grüne Birnen,*
*in Stücke geschnitten*
*1 Knoblauchzehe, fein gehackt*
*1 EL Ingwerpulver*
*3 EL Melasse oder Rübenkraut*
*3 EL Obstessig*
*1 EL Senfkörner*
*Salz*
*Cayennepfeffer*
*1 große Gemüsezwiebel, in Stücke*
*geschnitten*

Alle Zutaten vermischen, 1/2 Stunde
einkochen, bis ein dickes Kompott
entsteht. In sterile Schraubgläser einfüllen, kühl aufbewahren. Etwa 1 Jahr
haltbar. Eine pikante Beilage zu Reis.

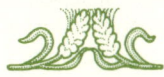

## Chinesischer »Freid Rice«
Gebratener Reis

Dies ist eine Verwendungsmöglich-
keit für kalten Reis, der mit »kurzge-
bratenem« Gemüse als kleine Mahlzeit serviert werden kann.

*2–3 Eier*
*1 EL Sherry*
*1 mittelgroße Zwiebel, fein gehackt*
*4 EL Öl*
*200 g gekochter, kalter Reis*
*1/4 l (Meßbecher) grünes Gemüse,*
*fein geschnitten (z. B. Erbsen,*
*Spinat, Wirsing, Mangold)*
*1 Scheibe gekochter Schinken,*
*in feine Streifen geschnitten*

*Sojasoße*

Eier mit Sherry verschlagen und die
Zwiebel untermischen. Öl in eine
Pfanne geben, bei starker Hitze die
Eiermischung trocken ausbacken, in
Streifen schneiden. Reis, Gemüse
und Schinken zufügen und 4–5 Minu-
ten braten, öfter wenden, bis alles er-
wärmt ist. Dazu Sojasoße reichen.

## Kurzgebratenes Gemüse

Die Chinesen essen wenig rohen Salat, dafür braten sie ihr Gemüse nur
sehr kurz in einer breiten, am Boden
abgerundeten Pfanne, die Wok genannt wird, damit sie wenig Brenn-
stoff verbrauchen. Sie zerstören dadurch auch sehr wenig von den Vitalstoffen des Gemüses.

*6 EL Öl*
*500–750 g gemischtes Gemüse,*
*wenn möglich auch Sojabohnen-*
*sprossen und Chinakohl, alles in*
*feinste Streifen geschnitten*
*(Möhren in hauchdünne Scheiben*
*gehobelt, roter Paprika in feine*
*Streifen geschnitten, Weiß- und*
*Chinakohl fein gehobelt, Spinat in*
*kleine Stückchen geschnitten)*
*1–2 Zwiebeln, in dünne Ringe*
*geschnitten*
*1 Knoblauchzehe, sehr fein gewürfelt*
*1 großes Stück (ca. 3 cm) frische*
*Ingwerwurzel, sehr fein gewürfelt*

*Sojasoße*

In einer großen Bratpfanne das Öl erhitzen. Die Gemüse portionsweise
hineingeben, 1 Minute unter ständigem Wenden schmoren und auf einen
vorgewärmten Servierteller geben,
warm halten, bis alle Gemüse erhitzt,
leicht eingeschrumpft, aber noch
knackig sind. Mit Sojasoße würzen,
zum Reis servieren.

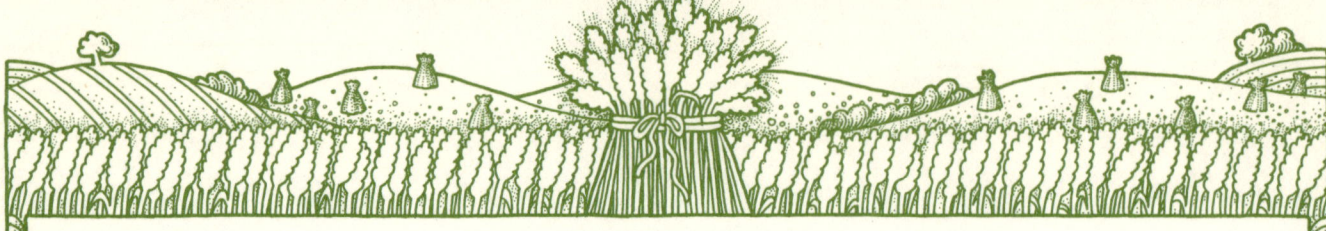

Sie können auch folgende Soße dazu servieren:

*¼ l Gemüsebrühe*
*3 EL Sherry*
*3 EL Sojasoße*
*1 EL Speisestärke*

Alle Zutaten vermischen und kurz erhitzen, bis die Soße eingedickt ist. Die Soße über das Gemüse gießen und servieren.

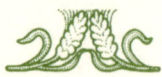

# Was gut zu Reis schmeckt

## Überbackenes Gemüse
Grundrezept

*¼ l Wasser*
*1 TL gekörnte Gemüsebrühe*
*500 g Gemüse, geputzt*
*2–3 EL Vollkornmehl, frisch gemahlen*
*Geschmackszutaten*

Die Gemüsebrühe in Wasser auflösen. Das Gemüse in der Brühe bißfest kochen, es soll knackig bleiben. Mit einem Schaumlöffel aus dem Wasser heben, beiseite legen. Das Vollkornmehl mit einem Schneebesen in das Kochwasser einrühren, sanft kochen, bis eine sämige Soße entsteht. Je

nachdem, welches Gemüse Sie verwenden (Vorschläge siehe unten), die Soße mit Weißwein, Käse, Sahne, Kräutern, Salz und Pfeffer abrunden. Das Gemüse in eine flache Gratin- oder Auflaufform geben und die Soße darübergießen. Im Ofen überbacken, bis sich eine goldbraune Kruste gebildet hat. Mit Reis servieren.

### Variationen

#### Porree (Lauch)

*500 g Porree, in 10 cm lange Stücke geschnitten*
*¼ l Gemüsebrühe*
*2–3 EL Grünkernmehl*
*3–4 EL Crème fraîche*
*1 EL Kümmel*

Die Soße wird mit Grünkernmehl eingedickt und mit Crème fraîche und Kümmel abgerundet.
▷ Sie können auch ganze, frische Tomaten zwischen die Porreestücke legen und mit überbacken.

#### Blumenkohl

*1 kleiner Kopf Blumenkohl, in Röschen zerteilt*
*¼ l Gemüsebrühe*
*2–3 EL Weizenmehl*
*½ TL Oregano*
*3 EL Parmesan*

Die Soße wird mit Weizenmehl eingedickt und mit Oregano und Parmesan gewürzt.

#### Chicorée

*500 g Chicorée, der Länge nach halbiert*
*¼ l Gemüsebrühe*
*2–3 EL Hafermehl*
*100 g Gouda*
*1 Prise Muskatnuß, frisch gerieben*

Die Soße wird mit Hafermehl eingedickt und mit Gouda und Muskatnuß abgerundet.

#### Chinakohl

*1 kleiner Kopf Chinakohl, der Länge nach geviertelt*
*¼ l Gemüsebrühe*
*2–3 EL Weizenmehl*
*150 g Frischkäse mit Kräutern und Knoblauch*

Den Chinakohl nur sehr kurz kochen. Die Soße mit Frischkäse zubereiten.

#### Rosenkohl

*500 g Rosenkohl*
*¼ l Gemüsebrühe*
*2–3 EL Grünkernmehl*
*Thymian*
*3–5 EL Erdnüsse, gehackt*

Die Soße wird mit Grünkernmehl eingedickt und mit Thymian gewürzt. Der Rosenkohl wird mit Soße übergossen und mit Erdnüssen bestreut überbacken.

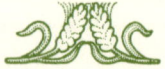

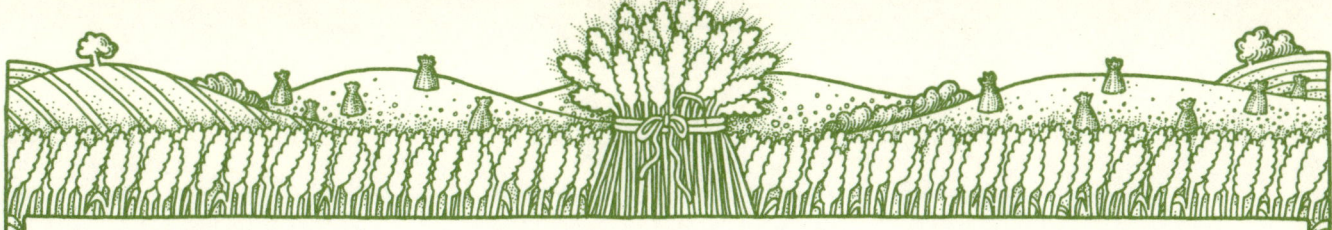

## Auberginen-Delikatesse
Nach Eduard Brecht

2 kleine Auberginen, in 2 cm große
Würfel geschnitten
Salzwasser
400 g Champignons abgewischt
(nicht gewaschen!), sehr grob
gehackt (kleine nur halbiert)
2 mittelgroße Zwiebeln, gehackt
1 Knoblauchzehe, durchgepreßt
3 EL Olivenöl
1 EL Wasser
1–2 TL Vollkornmehl
Salz
Pfeffer, frisch gemahlen
1/2 TL Kumin, gemahlen
1/2 TL Koriander, gemahlen
4 Eier
4 EL Crème fraîche
1 Bund Petersilie, fein gehackt
Paprika

Die Auberginen in stark gesalzenem
Wasser 10 Minuten kochen, in einem
Sieb abtropfen lassen. Champignons
zusammen mit den Zwiebeln, der
Knoblauchzehe, dem Olivenöl und
dem Wasser zugedeckt 5 Minuten
dünsten. Deckel abnehmen und die
Flüssigkeit mit dem Mehl binden. Gewürze und Auberginen zu den Champignons geben, vermischen. Die Eier
mit Crème fraîche und Petersilie verquirlt über das Gemüse gießen, bei
milder Hitze und ohne Rühren stok-
ken lassen. Mit Paprika dicht bestreu-
en. Mit Reis servieren.

## Tomaten-Timbale

1 EL Frühlingszwiebeln, gehackt
1 EL Butter
1/4 l (Meßbecher) Tomaten, gehäutet
gehackt
1/4 l (Meßbecher) Emmentaler,
gerieben
2 EL Parmesan, gerieben
4 Eier, leicht geschlagen
1/4 l Sahne
1/4 TL Salz

Butter für die Form

Eine flache Auflaufform ausbuttern.
Zwiebeln in Butter weich dünsten, mit
Tomaten und Käse vermischen, in die
Form gießen. Eier, Sahne und Salz
miteinander verschlagen und auf die
Tomatenmischung gießen. 30–35 Minuten bei 180°C backen, bis die
Masse gestockt, aber nicht trocken
durchgebacken ist, 5 Minuten ruhen
lassen. Mit einem Löffel große Fladen
abstechen und zu Reis servieren.

## Kreole-Gumbo

Dies ist ein Rezept aus New Orleans.
In dieser Stadt sind spanische, französische und afrikanische Einflüsse
aufeinander getroffen und prägten
die kreolische Kultur. Hauptzutat für
dieses Gericht sind Okra oder
Gumbo, ein Schotengemüse, das man
z. B. in Nahost- oder in griechischen
Läden bekommen kann.

500 g Champignons, ganz,
halbiert oder in dicke Scheiben
geschnitten
1 TL Zitronensaft
2 Zwiebeln, grob gehackt oder
geachtelt
1 Knoblauchzehe, fein gehackt
1 roter Paprika, in Streifen
geschnitten
1 grüner Paprika, in Streifen
geschnitten
4 EL Olivenöl
250 g Tomaten, gehäutet,
gehackt
250 g Okra oder Gumbo,
in Scheiben geschnitten
oder 1 Dose Okra
4 Lorbeerblätter
1 TL Thymian
Salz
1/2 TL Worcestershiresoße
2–5 Tropfen Tabasco
1 Bund Petersilie

Champignons sofort mit Zitronensaft
beträufeln, damit sie nicht braun werden. Champignons, Zwiebeln, Knoblauch und Paprika 10 Minuten in Olivenöl schmoren. Tomaten und Okra
zugeben. Mit allen Gewürzen außer
der Petersilie gut vermischen, zudek-
ken und 20 Minuten leise kochen lassen. Mit gehackter Petersilie vermischen, abschmecken und zu Reis servieren.
▷ Okra aus der Dose erst am Schluß
zugeben und nicht weiter kochen,
da sie schon gekocht sind.

## Fehler in der heutigen Ernährung

Wir haben heute in Deutschland keine Hungersnot und keine Fälle von Mangelernährung im klassischen Sinn. Im Gegenteil, die meisten haben reichlich zu essen, und viele machen sich die Mühe, die Energie (kcal oder kJ) zu zählen, die sie täglich zu sich nehmen, um nicht zu dick zu werden. Die Seuchen- und Infektionskrankheiten, die früher unsere Bevölkerung bedrohten, sind durch die moderne Hygiene und durch die Antibiotika weitgehend verschwunden. Wir sollten also ein gesundes Volk sein. Aber die Zahl der kranken Menschen wächst ständig. Kaum einer, der über 50 Jahre alt ist, wird von unangenehmen Krankheiten verschont. Auffallend ist, daß auch die Jüngeren häufiger und länger krank sind als früher, daß die etwa seit 1965 Geborenen sehr oft wenig widerstandsfähig, nervös und schwach sind. Es ist bekannt, daß die Lehrer über Konzentrationsschwäche und Krankheitsanfälligkeit ihrer Schüler und Schülerinnen klagen. Seit Generationen sind die Zahnärzte damit beschäftigt, kranke Zähne zu plombieren oder zu entfernen. Der Beruf mit Zukunft ist heutzutage die Zahnorthopädie, denn immer mehr Kinder wachsen mit schwachem Gebiß und verformtem Kiefer heran. Natürlich haben sich viele Wissenschaftler mit diesen Tatsachen beschäftigt, und viele von ihnen sind zu der Erkenntnis gekommen, daß unsere Ernährungsweise daran schuld ist. Wir nehmen immer mehr Energie zu uns, aber mit Vitaminen und Mineralstoffen sind die meisten Menschen fast ständig unterversorgt.

Durchschnittlich konsumiert ein deutscher Bürger 13% seiner Gesamtenergie in Form von weißem, isoliertem Zucker, 15% als Auszugsmehl, 40% als Fett ($\frac{1}{2}$ davon aus industriell verarbeiteten Fetten) und 8% aus Alkohol. Das heißt, daß etwa $\frac{3}{4}$ unserer Nahrung aus ballaststoffarmen Brennstoffen besteht, die fast keine Vitamine und Mineralstoffe mehr enthalten.

Im Gegensatz dazu haben sich unsere Vorfahren – etwa bis zur Jahrhundertwende – hauptsächlich von einer ballaststoffreichen, vorwiegend pflanzlichen Kost ernährt, wovon der Hauptanteil das volle Getreide war. Zu dieser Zeit betrug der Fleischkonsum pro Kopf der Bevölkerung ca. 40 kg, heute hingegen 90 kg. Der Getreideverbrauch ist jedoch während dieser Zeit um $\frac{2}{3}$ gesunken!

Die Auswirkungen dieser Veränderungen kann man am besten verstehen, wenn man die Funktionen der Getreidevitamine in unserem Stoffwechsel kennt. Das Getreide ist nämlich der Hauptlieferant der Vitamine des B-Komplexes: Thiamin ($B_1$), Riboflavin ($B_2$) und Pyridoxin ($B_6$). Außerdem liefert es Vitamin E (hauptsächlich im Keimöl).

Die B-Vitamine, vor allem $B_1$, sind in unserem Körper der Katalysator für den Stoffwechsel der Kohlenhydrate. Sie arbeiten in Wechselbeziehung mit dem Insulin, ohne sie ist das Insulin wirkungslos. Ohne Vitamin $B_1$ kann der Körper die Kohlenhydrate weder verarbeiten noch richtig abbauen, d. h. sie können nicht als Energiezufuhr für den Körper, vor allem für das Nervensystem, wirksam werden.

Zur Salzsäurebildung benötigt der Magen Vitamin $B_1$; mangelt es ihm daran, leidet der Mensch an Appetitlosigkeit und Anacidität (schwacher Magenverdauung). Vitamin $B_1$ wird aber auch beim Proteinabbau benötigt, eine Diät mit viel Eiweiß verlangt folglich auch hohe $B_1$-Mengen.

Vitamin $B_1$ ist notwendig für den Wasserhaushalt des Körpers und die richtige Funktion der kleinsten Blutgefäße. Wenn die Menschen nicht genug Vitamin $B_1$ mit ihrer Nahrung aufnehmen können, leiden sie an Müdigkeit, Depressionen, Kopfschmerzen, Angstzuständen, Nervosität, Hautjucken, Ödemen, chronischem Rheumatismus und anderen Erkrankungen.

Die Versorgung der Bevölkerung mit diesen wichtigen Vitaminen, vor allem mit $B_1$, ist nur gesichert, wenn das Vollgetreide als Grundlage der Nahrung eingesetzt wird. Untersuchungen haben gezeigt, daß die meisten Menschen einen ständigen Vitaminmangel haben, und das in einer Zeit des Überflusses!

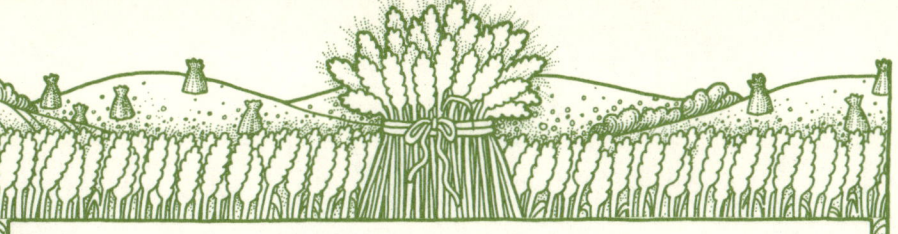

# Grünkern
## oder Dinkel

Bevor der Weizen da war, wurde von den Kelten, danach von den Alemannen, der Dinkel angebaut. Die Dinkelkörner, in der Milchreife geerntet und über Holzfeuer gedörrt, heißen Grünkern wegen ihrer schönen, dunkelgrünen Farbe.

Dinkel läßt sich nicht als Intensivfrucht kultivieren und bringt deshalb nicht so hohe wirtschaftliche Erträge wie Weizen, daher hat er dem Weizen Platz machen müssen. Er wird heute nur dort angebaut, wo der Boden zu karg und steinig, die Lage zu hoch und kalt für den empfindlichen Weizen ist, so z. B. in einigen Gegenden Süddeutschlands, in der Schweiz, in Vorarlberg und in Tirol.

Grünkern enthält viel Eiweiß, Phosphor und Eisen. Er hat auch einen anregenden Effekt auf den Stoffwechsel und ist gut für Magenschwache. Seine beste Eigenschaft ist aber sein Geschmack: nußartig und pikant, mit einem wunderbaren Hauch von Geräuchertem. Ich setze ihn überall ein, wo ich früher viel Hackfleisch oder geräucherten Speck verwendet habe – und kaum einer kommt dahinter, daß es »nur« der Grünkern ist!

## Grünkernsuppe mit rohem Gemüse
### Ein schwäbischer Klassiker

*1 l Gemüsebrühe*
*2 Lorbeerblätter*
*½ TL Kümmel*
*½ TL Thymian*
*100 g Grünkern, in der Kaffeemühle fein geschrotet*
*2 Stangen Porree, geputzt, in feine Ringe geschnitten*
*2 Möhren, in feine Scheiben geschnitten oder fein gehackt*
*1 Zwiebel, fein gehackt*
*1 Bund Petersilie, fein gehackt*
*4 EL saure Sahne*
*Cayennepfeffer*

Gemüsebrühe aufkochen, mit Lorbeerblättern, Kümmel und Thymian würzen, Grünkernschrot einrühren, 20 Minuten zugedeckt leise köcheln lassen. Wenn der Grünkernschrot weich ist, Porreeringe, Möhrenscheiben und feingehackte Zwiebel in die Suppe geben und nochmals aufkochen.

Zum Servieren die Suppe mit feingehackter Petersilie bestreuen, jeden Teller mit 1 Eßlöffel saurer Sahne verzieren und mit einem Hauch Cayennepfeffer bestäuben.

▷ Die Gemüse sollen so fein geschnitten sein, daß sie nur erwärmt, aber nicht durchgekocht werden müssen.

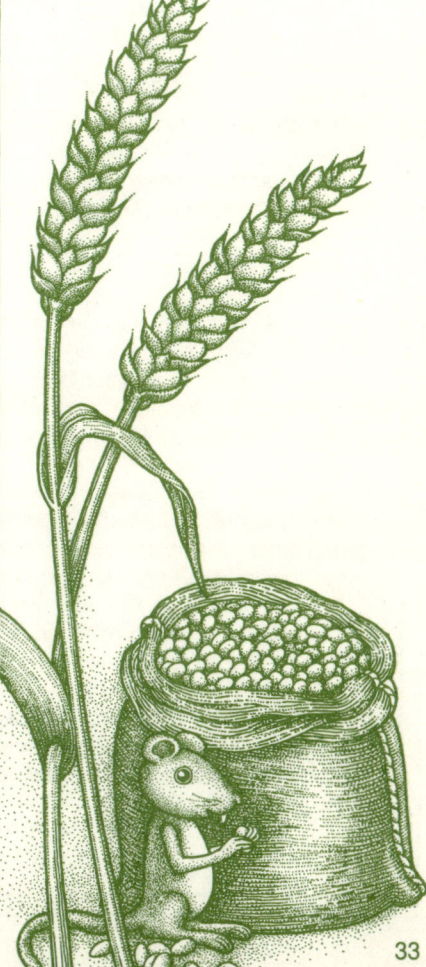

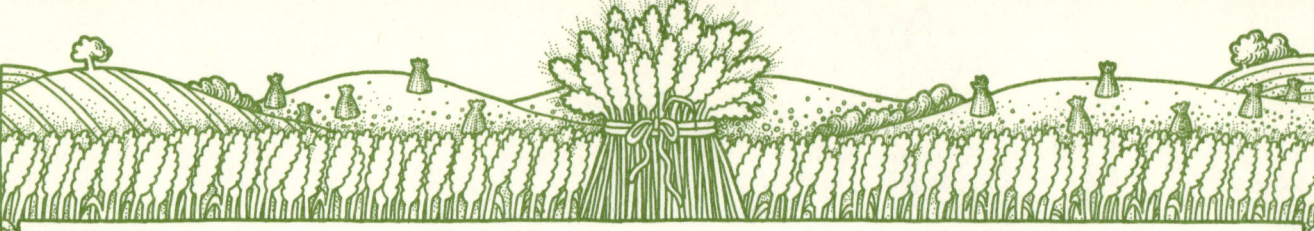

### Grünkernfrikadellen

*250 g Grünkern, grob geschrotet*
*³/₄ l Gemüsebrühe, aus gekörnter*
*Brühe*
*2 Lorbeerblätter*
*1 EL Butter*
*2 Zwiebeln, fein gehackt*
*1 EL Öl oder Butter*
*½ TL Majoran*
*½ TL Salbei*
*½ TL Paprika*
*Salz*
*Pfeffer, frisch gemahlen*
*1 Ei und 50 g Haferflocken oder*
*2–3 EL Sojamehl*
*Butter zum Braten*

Grünkernschrot mit Gemüsebrühe, Lorbeerblättern und Butter aufkochen, zudecken, vom Feuer nehmen, mindestens 40 Minuten, am besten mehrere Stunden quellen und abkühlen lassen.
Die Zwiebeln in Öl glasig dünsten. Majoran, Salbei und Paprika über die gedünsteten Zwiebeln geben, vom Feuer nehmen. Die fertig gekochte Grünkernmasse jetzt mit den Zwiebeln und den Kräutern mischen. Mit Salz und Pfeffer abschmecken und mit Ei und Haferflocken oder Sojamehl binden. Die Masse zu Frikadellen formen. In wenig Butter in einer Bratpfanne ausbacken oder auf einem gefetteten Blech im Ofen ½ Stunde bei 200°C backen. Mit Tomatencremesoße servieren.

### Tomatencremesoße

*2–3 Fleischtomaten, im Mixer püriert*
*oder sehr klein gehackt, ersatzweise*
*Tomatenmark oder Tomatenketchup*
*(Zuckergehalt beachten!)*
*200 g Crème fraîche oder eine*
*Mischung aus Frischkäse und saurer*
*Sahne*
*je 1 Bund Dill, Schnittlauch, Petersilie*
*oder andere Kräuter*
*Saft von 1 Zitrone*
*Salz*
*Cayennepfeffer*
*schwarzer Pfeffer, frisch gemahlen*
*Zwiebeln, fein gehackt*

Zerkleinerte Tomaten und Crème fraîche (oder die Mischung aus Frischkäse und saurer Sahne) gründlich verrühren. Die Kräuter (sie können nicht zu viel nehmen!) dazugeben. Mit Zitronensaft, Cayennepfeffer und Pfeffer abschmecken. Feingehackte Zwiebeln darüberstreuen.
▷ Sie können diese Soße durch die Zugabe verschiedener Kräuter geschmacklich immer wieder variieren. Probieren Sie es auch einmal mit Basilikum, Estragon, Kerbel, Oregano, Pimpernell, Rosmarin, Thymian oder Zitronenmelisse.

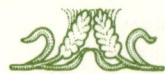

### Grünkernsuppe mit Sauerkraut, schwäbisch

*100 g Grünkern, geschrotet*
*1½ l Gemüsebrühe*
*2 Lorbeerblätter*
*6 schwarze Pfefferkörner, ganz*
*3 Nelken, ganz oder*
*10 Wacholderbeeren*
*¼ l Sauerkraut, mit Flüssigkeit*
*3 Fleischtomaten, abgebrüht,*
*gehäutet, geviertelt*
*½ TL Kümmel*
*⅛ l Schmand, Crème fraîche*
*(gerinnt nicht!) oder saure Sahne*
*1 Prise Thymian*
*1 Prise Muskatnuß,*
*frisch gerieben*
*1 Prise Cayennepfeffer*
*1 TL Paprika, edelsüß*
*Kräutersalz (Vorsicht, Menge*
*richtet sich danach, wie salzig*
*das Sauerkraut war!)*

Grünkernschrot in Gemüsebrühe mit Lorbeerblättern, Pfeffer und Nelken ½ Stunde leise kochen, bis der Schrot weich ist. Jetzt Sauerkraut, Tomaten und Kümmel zufügen. Das Sauerkraut und die Tomaten werden etwa 5 Minuten sanft gekocht, bis sie ein bißchen weich sind, aber nicht zerkocht. Die Suppe mit Schmand, Crème fraîche oder saurer Sahne, Thymian, Muskatnuß, Cayennepfeffer und Paprika abschmecken. Die Suppe jetzt nicht mehr kochen, sondern sofort servieren.

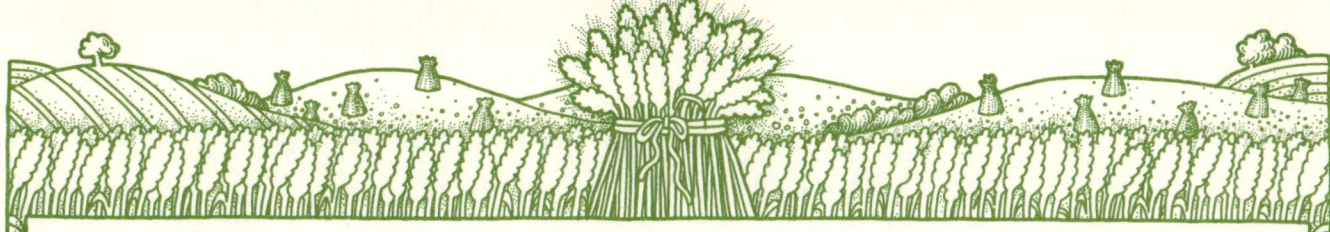

## Verzweifelter Gemüsesalat
Aus der Tiefkühltruhe

Ich verwende am liebsten frisches Gemüse, besonders für Salate. Aber oft gibt es im Geschäft nur ein ganz erbärmliches Angebot, und dann sind Sie mit Tiefkühlgemüse manchmal besser bedient! Beim Tiefkühlen bleiben Vitamine und Geschmackstoffe weitgehend erhalten, das notwendige Blanchieren des Gemüses zerstört nur einen Teil der lebendigen Frische. Allerdings kaufen Sie dann kein biologisches Gemüse – und Sie werden leicht dazu verführt, alles »durch die Jahreszeiten« zu essen, anstatt die Gemüse zu »ihrer Zeit« zu genießen. Doch sollten Sie getrost zugreifen, wenn Sie mal verzweifelt sind!

*1 Paket (ca. 300 g) tiefgefrorenes, junges Gartengemüse, ergänzt mit roher, geraffelter Möhre, rote Bete, Zwiebeln*

*Marinade*
*2 EL Olivenöl*
*1 EL Zitronensaft*
*1 TL scharfer Senf*
*1 kleines Glas Kapern, abgetropft*
*Schnittlauch, fein gehackt*
*Petersilie, fein gehackt*
*1 Knoblauchzehe, durchgepreßt*
*Salz*
*Pfeffer, frisch gemahlen*

Das Gemüse auftauen lassen (nicht kochen!). Die Zutaten für die Marinade miteinander verrühren und das Gemüse hineingeben.
▷ Am besten lassen Sie das Gemüse in der Marinade auftauen!

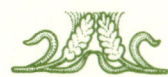

## Rote Paprika mit Grünkernfüllung

*100 g Grünkern, geschrotet*
*½ l Gemüsebrühe*
*50 g Haselnüsse*
*2 mittelgroße Zwiebeln, gewürfelt*
*2 EL Butter*
*2 Scheiben trockenes Vollkornbrot, zerbröselt*
*½ TL Majoran*
*½ TL Thymian*
*wenig Salbei (sehr streng!)*
*Salz*
*Kräutersalz*
*Pfeffer, frisch gemahlen*
*1 Ei*
*6 rote Paprika, von oben nach unten halbiert*
*12 EL saure Sahne*
*½ l Gemüsebrühe*

Den Grünkernschrot in der Gemüsebrühe ½ Stunde weich kochen. Die Haselnüsse trocken in der Bratpfanne oder auf dem Backblech anrösten, bis sie einen schönen Duft entwickeln.

Grob zerbrechen (in einer Plastiktüte mit einem Hammer zerschlagen!), nicht mahlen. Zwiebeln in der Butter glasig dünsten. Nüsse, Brot und Zwiebeln mit dem weichgekochten Grünkern mischen. Mit Majoran, Thymian, Salbei, Salz, Kräutersalz und Pfeffer würzen und mit dem Ei binden.
Die ausgehöhlten Paprika mit der Grünkernmasse füllen und saure Sahne daraufgeben. In eine Auflaufform setzen und mit Gemüsebrühe sorgfältig auffüllen. 30–40 Minuten bei 200°C zugedeckt backen.

## Amerikanischer Kohlsalat
Pervers

*2 Möhren, fein gehobelt*
*1 kleiner Kohlkopf, fein gehobelt*
*1 Apfel, klein gehackt*
*2 EL Erdnüsse, möglichst ungesalzen*
*2 EL Sonnenblumenkerne*
*2 EL Rosinen*

*Soße*
*1 Banane, zerdrückt*
*⅛ l Buttermilch*
*⅛ l Apfelsaft*
*wenig Salz*

Möhren, Kohl, Apfel, Erdnüsse, Sonnenblumenkerne und Rosinen miteinander vermischen.
Die Zutaten für die Soße am besten im Mixer pürieren, zum Salat geben, ½ Stunde ziehen lassen.

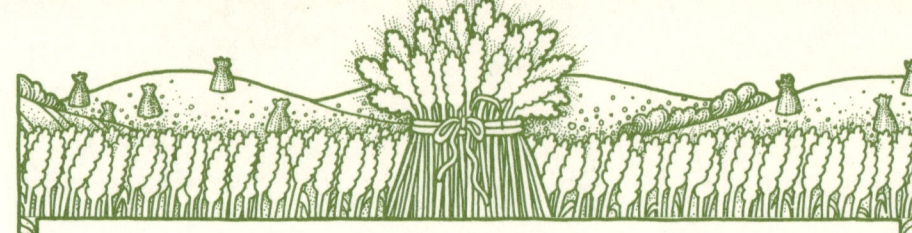

# Hirse
## wie aus dem Märchen

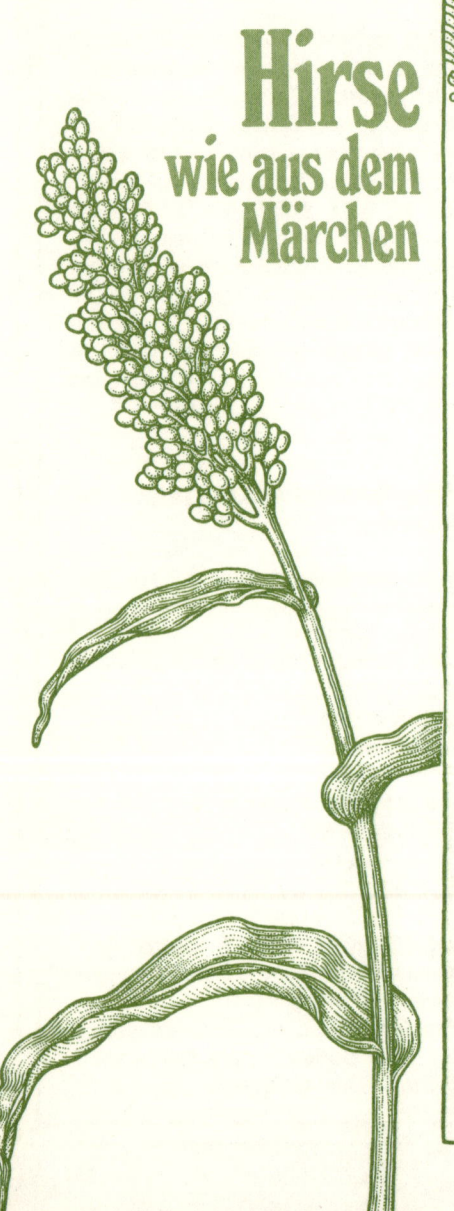

Hirse spielte für unsere Vorfahren eine sehr wichtige Rolle in der Ernährung. Sie war vermutlich das erste Korn, das überhaupt von den Menschen angebaut wurde und war Jahrhunderte hindurch der Hauptbestandteil der Nahrung des einfachen Volkes – in Europa wie auch in Afrika. Der überquellende Hirsebrei im Märchen war ein Symbol für die tägliche Nahrung schlechthin.

Vielleicht beruhte auch die Vitalität des Volkes auf eben dieser Nahrung, die außerordentlich reich ist an Mineralien, vor allem Kieselsäuren. Diese Kieselsäuren sind nötig, um unser Bindegewebe gesund und elastisch zu halten, sie sind wichtig für kräftiges Haar, starke Fingernägel, glatte Haut und halten auch die Stimmbänder schmiegsam.

## Hirse: Körnig oder weich

Hirse ist sehr leicht verdaulich und hat einen milden Geschmack. Sie kann ebenso gut süß wie pikant zubereitet werden und hat die wunderbare Eigenschaft, daß sie unendlich viel Wasser aufnehmen kann – sie quillt ruhig weiter, wird nur immer weicher. Mit 200 g Hirsekörner ($^1/_4$ l = 200 g) auf $^1/_2$ l Wasser, bekommen Sie ein körniges Gericht. Mit 200 g Hirse auf $^3/_4$ l Wasser wird ein Brei entstehen, etwa wie Kartoffelbrei. Und mit 200 g Hirse auf 1 l Wasser bekommen Sie eine Suppe – die allerdings am nächsten Tag wieder fest geworden ist! Wenn Ihre Kinder noch nie Hirse probiert haben, fangen Sie mit Käsehirse oder mit Hirsepudding an. Und wenn Sie zu viel gemacht haben, probieren Sie die Hirseklöße als Resteverwertung!

## Hirse-Couscous

Überall in Nordafrika bekommt man Couscous, ein Gulasch aus Gemüse, Kichererbsen und Lammfleisch, scharf gewürzt und mit Hirse oder Weizenschrot serviert. Hier eine Version ohne Fleisch:

*150 g getrocknete Kicherbsen*

*Hirse*
*200 g Hirse*
*$^1/_2$ l Gemüsebrühe*
*Butter*
*2–3 Lorbeerblätter*
*5–6 Pfefferkörner, ganz*

*Gemüse*
*1 Aubergine, unter heißem Wasser gründlich gewaschen, ungeschält, quer in 2 cm dicke Scheiben geschnitten*

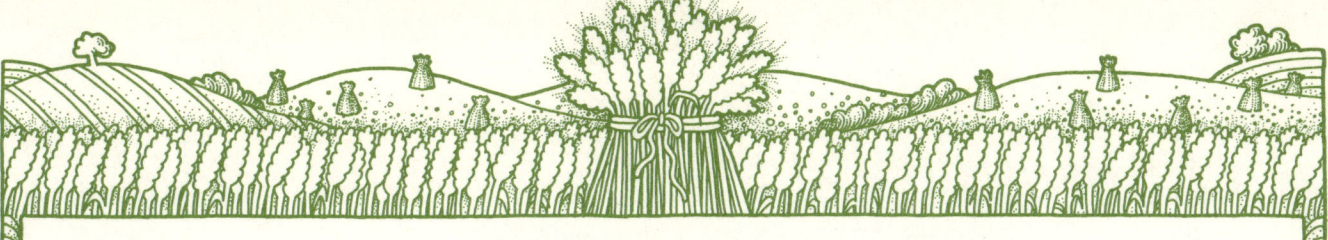

*Salzwasser*
*2–3 Zwiebeln, in Scheiben*
*geschnitten*
*1 roter Paprika, in Ringe geschnitten*
*1 Zucchini, in Scheiben geschnitten*
*1 Möhre, auf der Küchenreibe in*
*hauchdünne Scheiben geschnitten*
*(kocht schneller!)*
*2 EL Olivenöl*
*⅛ l Wasser*
*4 Fleischtomaten, klein gehackt*

Gewürze
*1 Knoblauchzehe, fein gehackt*
*2 TL Kumin (Kreuz- oder*
*Türkenkümmel, Sie können auch*
*Kümmel nehmen)*
*1 TL Koriander, gemahlen*
*1 Msp Cayennepfeffer*
*1 Bund Petersilie, fein gehackt*
*Salz*
*Pfeffer, frisch gemahlen*

Am Tag vorher oder (bei Garen im Schnellkochtopf) einige Stunden im voraus eingeweichte Kichererbsen mindestens 1 Stunde kochen, bis sie weich sind.
Oder: 1 Dose Kichererbsen in einem Balkangeschäft kaufen. Andere feste Bohnen sind natürlich auch gut, nur nicht so typisch!
Hirse mit Gemüsebrühe aufkochen. Ein Stückchen Butter, Lorbeerblätter und Pfeffer dazugeben. Fest zudecken und auf kleinster Hitze ½ Stunde garen, ohne den Deckel hochzuheben.

Die Auberginenscheiben in Salzwasser 10 Minuten weich kochen, Kochwasser weggießen, in einem Sieb abtropfen lassen. Das übrige Gemüse, außer den Tomaten, mit Öl und Wasser etwa 10 Minuten weich dünsten. Das gedünstete Gemüse dann mit den Auberginenscheiben mischen. Die Tomaten und die Kichererbsen zufügen, erhitzen und ziehen lassen. Die Gewürze mischen und den Couscous damit abschmecken.
Hirse auf einem großen Teller häufen, die Gemüse darüber geben. Mit einem knackigen Salat servieren, z. B. mit Nordafrikanischem Kohlsalat.

## Nordafrikanischer Kohlsalat

*1 kleiner Kohlkopf, sehr fein gehobelt,*
*gewaschen, in einem Küchentuch*
*ausgewrungen*
*Salz*
*Pfeffer, frisch gemahlen*
*1 Knoblauchzehe, durchgedrückt*
*1 TL Kumin (Kreuz- oder*
*Türkenkümmel)*
*4 EL Olivenöl*
*1 Becher Joghurt*
*¼ TL Cayennepfeffer*

Den Kohl mit Salz, Pfeffer, Knoblauch und Kumin würzen und mit dem Öl vermengen. In der Servierschüssel mit Joghurt übergießen, nicht mischen, mit Cayennepfeffer bestreuen. Erst am Tisch mischen.

## Käsehirse

*200 g Hirse*
*¾ l Wasser*
*Butter*
*100 g frischer Gouda, gerieben*
*2 Eier, geschlagen*
*Salz*
*Muskatnuß, frisch gerieben*

Hirse mit Wasser und einem Stückchen Butter aufkochen, zudecken und auf kleinster Hitze 30 Minuten garen lassen. Gouda und Eier in die Hirse rühren und würzen. In eine gebutterte Auflaufform füllen, mit etwas Käse bestreuen und ein paar Butterflöckchen daraufsetzen. Im Ofen bei 200°C 20 Minuten backen, bis sich eine goldgelbe Kruste gebildet hat. Abkühlen lassen. Mit einem grünen Salat servieren.

## Kohlrabi mit Petersiliensoße

*2 Kohlrabiknollen, grob geraffelt,*
*die kleinen Blätter fein gehackt*

Soße
*2 Bund Petersilie, fein gehackt*
*3 EL Crème fraîche oder Sahne*
*1 EL Zitronensaft*
*2 EL Weißwein*
*2 EL Worcestershiresoße (wichtig!)*
*Kräutersalz*
*schwarzer Pfeffer, frisch gemahlen*
*reichlich Muskatnuß, frisch gerieben*

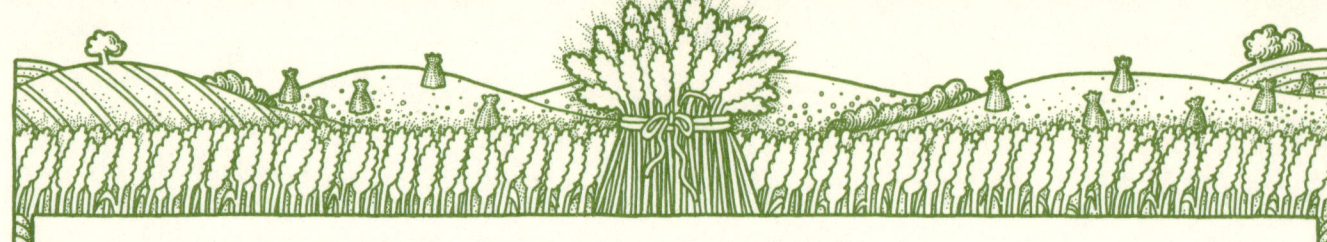

Petersilie, Crème fraîche oder Sahne, Zitronensaft, Weißwein und Worcestershiresoße miteinander vermischen und mit Kräutersalz, Pfeffer und Muskatnuß abschmecken. Die Soße unter den Kohlrabi heben, mit den feingehackten Kohlrabiblättern bestreuen, sofort servieren.
▷ Diese Soße schmeckt auch zu Weißkohl!

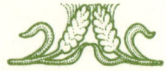

## Hirsebrätlinge

Wenn Sie einmal für eine Mahlzeit zuviel Hirse gekocht haben und Hirse übriggeblieben ist, sollten Sie dieses Rezept ausprobieren.

*1 Zwiebel, fein gehackt*
*½ Stange Porree (Lauch),*
*fein gehackt*
*1 Knoblauchzehe, fein gehackt*
*2 TL Butter*
*2 EL Wasser*
*½ TL Majoran*
*½ TL Thymian*
*½ TL Salz*
*¹⁄₈–³⁄₄ l (Meßbecher) weichgekochte, abgekühlte Hirse, mit einer Gabel etwas aufgelockert*
*1–2 Eier, ersatzweise Soja- oder Hafermehl*
*Butter oder Kokosfett*
*Schnittlauch, fein gehackt*
*Petersilie, fein gehackt*

Zwiebel, Porree und Knoblauch in Butter und Wasser weich dünsten. Gewürze dazugeben und unter die Hirse rühren. Eier dazumischen (ersatzweise Hafer- oder Sojamehl), um einen Teig zu bekommen, der sich gut zu kleinen Frikadellen formen läßt. Mit nassen Händen den Teig etwas zusammendrücken, damit die Brätlinge hinterher nicht auseinanderfallen, was leichter passiert, wenn die Hirse sehr körnig ist. Die kleinen Brätlinge auf beiden Seiten in Butter oder Kokosfett goldgelb und knusprig ausbacken. Mit Petersilie und Schnittlauch bestreuen und mit roher Tomatensoße oder Ketchup servieren.
▷ Sie können aus dieser Masse auch kleine Klöße ausstechen und diese in einer Gemüsesuppe garen.

## Rohe Tomatensoße

*1 TL Öl*
*2 Zwiebeln, in dünne Scheiben geschnitten*
*1 Knoblauchzehe, fein gehackt*
*Oregano*
*Pfeffer, frisch gemahlen*
*Salz*
*½ TL Zimt*
*3 reife Fleischtomaten oder mehrere kleine Tomaten, im Mixer püriert oder auf einer Reibe sehr fein gerieben*
*1 roter Paprika, im Mixer püriert oder auf einer Reibe sehr fein gerieben*
*Kräutersalz*

Öl in eine Pfanne geben, Zwiebeln und Knoblauch darin glasig und weich dünsten und würzen. Die rohe Tomaten-Paprika-Masse über die Zwiebeln gießen, umrühren und mit Kräutersalz abschmecken. Nicht mehr kochen, nur leicht erwärmen!

## Tomatensuppe mit Hirseklößchen

Suppe
*3 Zwiebeln, gewürfelt*
*2 EL Olivenöl oder Butter*
*4–5 Tomaten, klein gewürfelt*
*¼ (etwa 150 g) Sellerieknolle, fein geraspelt*
*⅛ l Weißwein*
*½ l Gemüsebrühe*
*1 Prise Thymian*
*1 Prise Muskatnuß, frisch gerieben*
*1 Prise Salz*
*1 Prise Pfeffer, frisch gemahlen*
*1 Prise Cayennepfeffer*
*1 Beutelchen (40 g) Parmesan*

Klößchen
*½ l (Meßbecher) gekochte Hirse, abgekühlt*
*1 Ei*
*Petersilie, fein gehackt*
*3 EL Parmesan*

Zwiebeln in Olivenöl oder Butter glasig dünsten. Tomaten darübergeben und 10 Minuten einkochen lassen. Sellerie, Wein, Gemüsebrühe, Gewür-

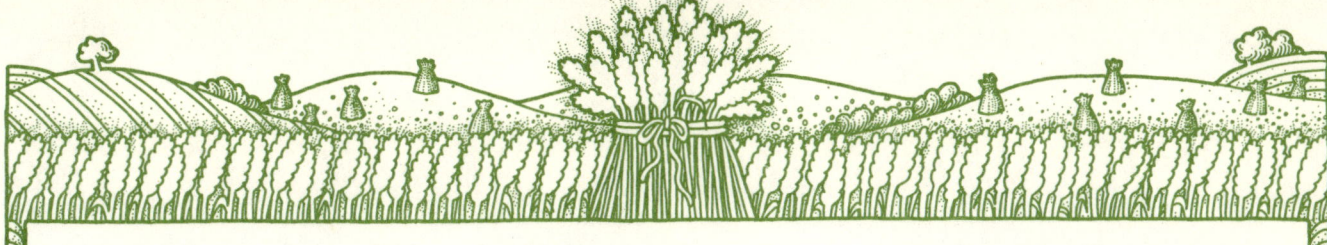

ze und Parmesan zu den Tomaten geben. Die Suppe zugedeckt ziehen lassen, während Sie die Klöße zubereiten.

Hirsemasse (Sie können auch Reste verwenden!) mit Ei binden, mit Petersilie und Parmesan würzen, kleine Klöße mit einem Teelöffel ausstechen und 10 Minuten in der Suppe ziehen lassen.

## Wintersalat

*2 Chicorée, gewaschen, geputzt, in Streifen geschnitten*
*1 Kopf Radicchio, gewaschen, geputzt, in Streifen geschnitten*
*50 g Walnußkerne, grob gehackt*
*1 Apfel, in feine Scheiben geschnitten*
*1 rote Zwiebel, in dünne Ringe geschnitten*

*Soße*
*2 EL scharfer Senf*
*2 EL Crème fraîche oder saure Sahne*
*2 EL Apfelessig*
*2 EL Distelöl oder anderes kaltgepreßtes Öl*
*½ TL Honig*
*Pfeffer, frisch gemahlen*
*Salz oder Kräutersalz*

Alle Zutaten für den Salat vorsichtig vermischen. Die Soße zubereiten und über den Salat geben.
▷ Statt Chicorée und Radicchio können Sie auch Endivien verwenden.

## Hirsetorte mit Porree

*½ l (Meßbecher) gekochte Hirse, abgekühlt*
*Weizenvollkornmehl oder Ei*
*Butter zum Fetten der Form*

*Füllung*
*1 kg Porree (Lauch), in 2 cm lange Stücke geschnitten*
*⅛ l Wasser oder Gemüsebrühe, aus gekörnter Brühe*
*2 EL Weizenvollkornmehl*
*Sahne*
*1 Paket (62,5 g) Frischkäse mit Kräutern*
*1 Ei*
*½ TL Kümmel*
*Pfeffer, frisch gemahlen*
*Salz*
*50 g Käse, gerieben*

Die Hirse mit Vollkornmehl oder Ei vermischen, um einen Teig zu bekommen, den Sie in einer gefetteten Springform wie einen Tortenboden 2 cm dick ausdrücken können. Ob Sie Ei oder Mehl nehmen müssen, hängt von der Feuchtigkeit der Hirse ab (ist sie mit viel oder mit wenig Wasser gekocht worden?). In der Form einen Rand hochziehen.
Für die Füllung den Porree 10 Minuten in Wasser oder Gemüsebrühe halbgar kochen. Das Porreekochwasser abgießen, Vollkornmehl in das Kochwasser einrühren und etwas einkochen lassen. Die Soße abmessen

und mit Sahne auf ⅛ l auffüllen. Frischkäse und Ei in die Soße rühren. Porree dazugeben, alles vermischen und würzen. Die Masse auf den Hirseboden streichen und mit geriebenem Käse bestreuen. 20 Minuten bei 200° C backen. Abkühlen lassen, den Ring abnehmen und wie eine Torte in Stücke schneiden.

## Fenchel-Apfelsinensalat

*3 Fenchelknollen, geputzt*
*(ca. 750 g), vom Stielende bis zur Wurzel in feine Scheiben geschnitten*
*2 Apfelsinen, geschält, in Spalten geschnitten*
*Saft von 1 Apfelsine*
*Saft von 1 Zitrone*
*3 EL Crème fraîche*
*1 TL süßer Senf (Weißwurstsenf)*
*Salz und Pfeffer nach Geschmack*
*100 g Paranüsse (ersatzweise Haselnüsse), in einer trockenen Pfanne geröstet, grob gehackt (nicht gemahlen, sonst wird der Salat »sandig«)*

Fenchel- und Apfelsinenscheiben mit Apfelsinen- und Zitronensaft, Crème fraîche, Senf und Gewürzen mischen. Abschmecken. Mit Nüssen bestreuen, servieren.

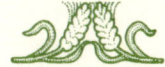

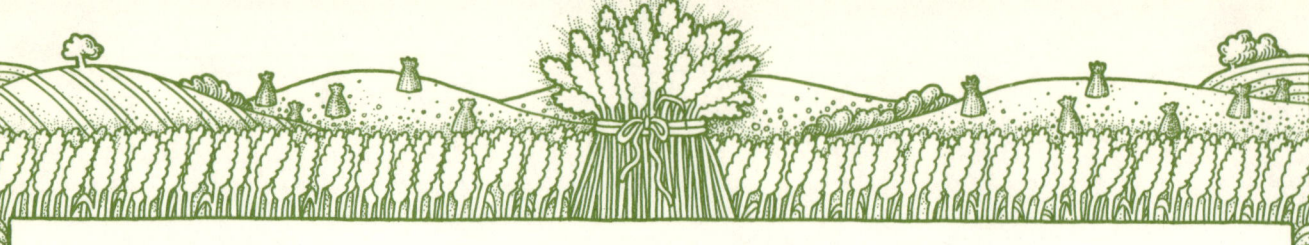

### Hirse-Zwiebelauflauf

*200 g Hirse*
*¹/₂ l Wasser*
*1 Gemüsezwiebel oder 4 mittelgroße*
*Zwiebeln, in kleine Würfel*
*geschnitten*
*1 roter Paprika, in kleine Würfel*
*geschnitten*
*3 EL Butter*
*2–3 Frühlingszwiebeln mit Grün,*
*in 2 cm lange Stücke geschnitten*
*1 kleine Dose Süßmais, in einem*
*Sieb abgetropft*
*¹/₂ TL Thymian*
*Salz*
*Pfeffer, frisch gemahlen*
*100 g Käse, gerieben*
*1 Bund Petersilie,*
*fein gehackt*

Die Hirse mit Wasser aufkochen, zudecken, auf kleinste Hitze schalten
und ¹/₂ Stunde quellen lassen.
Zwiebel und Paprika in Butter weich
dünsten. Frühlingszwiebeln dazugeben und alles erwärmen. Mais untermischen und die Gemüse zusammen
in die fertiggekochte Hirse geben. Mit
Thymian, Salz und Pfeffer würzen, in
eine flache Form geben, mit Käse bestreuen und kurz überbacken, bis der
Käse zerläuft. Mit gehackter Petersilie
bestreut servieren.

### Chinakohl mit Kapuzinerkresse

*1 sehr kleiner Chinakohl, gewaschen,*
*geputzt, in feine Streifen geschnitten*
*20–30 junge Kapuzinerkresse-Blätter,*
*gewaschen, fein geschnitten*
*(pro Person müssen Sie etwa*
*5–6 Blätter sammeln)*
*1 großer, säuerlicher Apfel,*
*klein gehackt*

*Soße*
*5 EL saure Sahne*
*1 TL scharfer Senf*
*1 TL Honig*
*3 EL Öl*
*Saft von 1 Zitrone*
*Kräutersalz*
*Pfeffer, frisch gemahlen*

Chinakohl, Kapuzinerkresse und Apfel mischen. Die Soße aus den angegebenen Zutaten bereiten. Unter den
Salat heben.

▷ Sie können den Salat mit einigen
schönen Blüten der Kapuzinerkresse verzieren, sie schmecken
auch sehr gut!
Kapuzinerkresse ist ein natürliches Antibiotikum und hilft bei
Halsweh und Ohrenschmerzen.
Sie regt den Appetit an, kräftigt
den Magen und wirkt heilend bei
Magenschleimhautentzündungen.

### Hirseflammeri

Dieser Flammeri ist ein guter Anfang,
wenn Sie Kinder an Hirse gewöhnen
wollen! Er ist sehr gehaltvoll, deshalb
kleine Portionen servieren.

*200 g Hirse, fein gemahlen*
*³/₄ l Wasser, 1 Prise Salz*
*¹/₄ l Milch*
*Rosinen, Honig oder Ahornsirup*
*Zimt, abgeriebene Schale von*
*1 unbehandelten Zitrone oder Vanille*
*Nüsse, gehackt oder Mandelsplitter*
*Sahne, steif geschlagen*

Einige Stunden vor der Mahlzeit das
Wasser aufkochen, die gemahlene
Hirse mit einem Schneebesen langsam einrühren, auf kleinste Hitze
schalten und ¹/₂ Stunde zugedeckt
quellen lassen. Die Milch zu der ge-
garten Hirsemasse geben und nochmals ¹/₂ Stunde quellen lassen. Mit Rosinen, Honig oder Ahornsirup süßen,
mit Zimt, abgeriebener Zitronenschale oder Vanille würzen, kalt stellen.
Mit geschlagener Sahne auflockern,
mit Nüssen oder Mandelsplitter garnieren.

▷ Sie können auch 2 Eigelb mit der
Milch in den Flammeri geben und
hinterher das steifgeschlagene Eiweiß unterheben.

## Zuviel Eiweiß?

Professor WENDT von der medizinischen Fakultät der Universität Frankfurt hat für die Entstehung vieler Zivilisationskrankheiten von heute eine sehr einfache Erklärung: Wir bekommen zuviel tierisches Eiweiß. Wenn man bedenkt, daß wir heute etwa dreimal so viel Fleisch essen wie unsere Vorfahren, muß man sich fragen, ob dies keine negativen Folgen hat.

Jahrzehntelang, so Professor Wendt, habe man den Konsum von tierischem Eiweiß befürwortet, weil keine nachhaltigen Folgen bekannt waren, d. h., weil keine Ablagerungen oder Anhäufungen von diesem Eiweiß im Körper zu finden waren. Man glaubte daher, daß alles Eiweiß restlos vom Körper verarbeitet werden könne, während man beispielsweise wußte, daß bei einem überhöhten Kohlenhydratkonsum der Überschuß als Fett im Körper abgelagert wird.

Professor Wendt ist jedoch zu einem anderen Ergebnis gekommen. Er hat festgestellt, daß bei Überernährung das überschüssige Eiweiß im Körper gelagert wird, und zwar an den Wänden der Blutgefäße, von den kleinsten Kapillaren bis zu den großen Arterien und schließlich den Herzkranzgefäßen. Er behauptet, daß die tierischen Eiweißmoleküle, die durch unsere Nahrung in die Blutbahn gelangen und nicht für Energiegewinnung benötigt werden, an der Basalmembran (den inneren Blutgefäßwänden) abgelagert werden, bis sie durch Enzyme abgebaut werden. Wenn dieses Enzymsystem in Ordnung ist und wenn keine allgemeine Überernährung vorhanden ist, können auch größere Mengen an Eiweißmolekülen verarbeitet werden. Wenn es aber langsamer funktioniert, wenn der Körper mit zuviel Energieträgern versorgt wird oder wenn noch zusätzliche Belastungen, wie Rauchen oder starker Medikamentenverbrauch, dazukommen, wird das Eiweiß nicht mehr schnell genug abgebaut. Es wird immer stärker an der Basalmembran abgelagert, wo es zu Verstopfungen führt, die den Austausch zwischen Blut und Geweben behindern. Die Folgen sind erhöhter Blutdruck und höhere Blutfettwerte. Die Kreislaufbeschwerden nehmen zu und führen oft zum Herzinfarkt oder zur Thrombose. Der Gedankengang, der dieser Theorie zugrundeliegt, bringt uns hoffentlich wieder näher an eine menschengerechte Nahrung, die der unserer Vorfahren wieder ähnlicher wird.

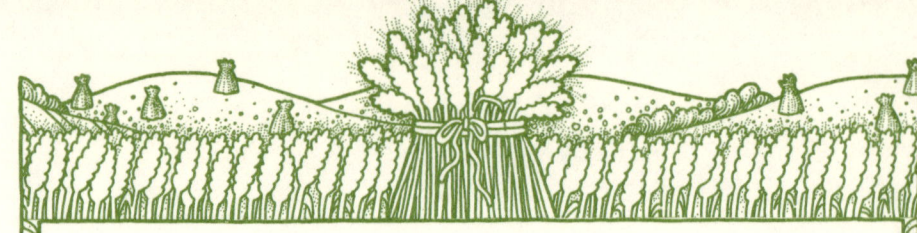

# Hafer
## nicht nur für Pferde

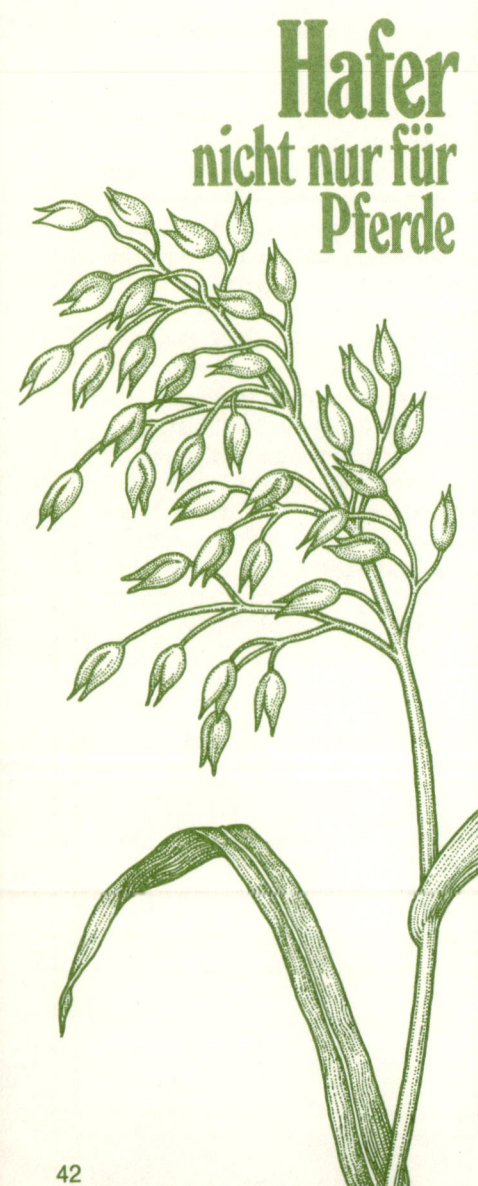

Die griechischen Götter haben von Nektar und Ambrosia gelebt – die deutschen Götter dagegen von Hafer und Hering! Hafer war seit jeher die Kraftquelle und einheitliche Nahrung der Germanen, ob Fürsten oder Sklaven, und es hat ihnen auch die gewaltigen Kräfte gegeben, mit denen die Römer zu kämpfen hatten. Die Römer nannten den Hafer »Barbarenfraß« und haben seinen Anbau in Rom sogar unter Strafe gestellt, aber nördlich der Alpen blieb er bis in unser Jahrhundert Grundnahrungsmittel der Nordvölker. Erst in den letzten Jahren ist der englische »Porridge« von den englischen Tischen verdrängt worden und durch Maisflocken mit Zucker ersetzt worden. Wir werden sehen, ob die Kraft bleibt!

Früher hatte der Hafer festhaftende Spelzen, die in den Mühlen abgeschliffen werden mußten. Dabei ging aber die Keimfähigkeit der Körner verloren. Heute baut man immer mehr den spelzenlosen Nackthafer an, der, wie Weizen und Roggen, einfach gedroschen werden muß.

Es kommt allerdings oft vor, daß Spelzenhafer und spelzenfreier Hafer zusammen in einem Feld wachsen. Wenn Sie solchen Hafer bekommen, werden Sie ein Gericht voller Spelzen haben! Daher sollten Sie immer garantiert spelzenfreie Haferkörner verwenden.

Da der Hafer viele Mineralien und Kieselsäuren besitzt, ist er ein herrliches Grundnahrungsmittel. »Der Hafer sticht« uns, gibt uns übersprudelnde Energie und gute Stimmung. Göttlich!

## Hafersuppe mit Äpfeln, indisch

Diese Suppe kann man relativ dick kochen, als kräftige Kaltwetter-Suppe heiß oder als Vorspeise, mit Sahne oder Buttermilch verdünnt, kalt servieren.

*100 g Butter*
*1 große Gemüsezwiebel, fein gehackt*
*2 säuerliche Äpfel, ungeschält, fein gehackt*

*2 EL Currypulver oder Garam Masala*
*1½ l Gemüsebrühe, aus gekörnter Brühe*
*ca. 125 g Hafermehl*
*Salz*
*Cayennepfeffer*
*1 Becher (200 ml) Sahne oder die gleiche Menge Buttermilch*

In einem Suppentopf die Butter zerlassen und Zwiebel und Äpfel bei milder Hitze weich schmoren, nicht

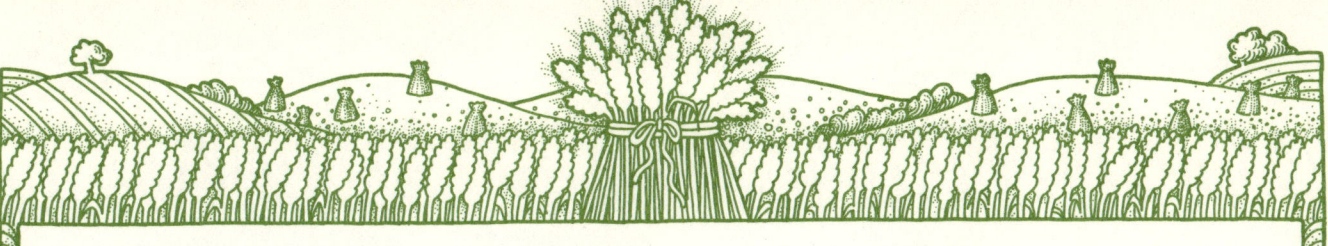

braun werden lassen! Currypulver oder Garam Masala über das weiche Mus streuen, mehrmals umrühren, mit Gemüsebrühe auffüllen, aufkochen. Mit einem Schneebesen das Hafermehl unter langsamem, ständigem Rühren einstreuen. Quellen lassen, mit Salz und Cayennepfeffer abschmecken. Mit Sahne oder Buttermilch zur gewünschten Konsistenz verdünnen.

## Möhrensalat mit Ingwercreme

*500 g Möhren, mit der Gemüseraffel fein gehobelt*
*1 säuerlicher Apfel, grob gehobelt*

*Soße*
*6 EL Crème fraîche*
*2–3 Stücke kandierte Ingwerwurzel, fein gehackt*
*wenig Salz*
*2 EL Apfelessig*

Möhren und Apfel gut miteinander vermischen. Crème fraîche mit der gehackten Ingwerwurzel vermischen. Mit wenig Salz und dem Apfelessig zu einer Soße verrühren und mit dem Möhren-Apfelgemisch vermengen. Sofort servieren.
▷ Schmeckt gut zu Currygerichten.

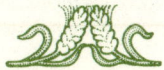

## Haselnußhafer

*500 g Nackthaferkörner*
*3/4 l Wasser*
*4 TL Gemüsebrühe, gekörnt*
*5 Lorbeerblätter*
*2 EL Butter*
*150 g Haselnüsse*

Haferkörner, Wasser, Gemüsebrühe, Lorbeerblätter und Butter in einem Schnellkochtopf 30 Minuten garen. Haselnüsse in einer trockenen Pfanne rösten, abkühlen lassen, grob zerhakken. Mit dem gekochten Hafer vermischen.
▷ Haferkörner sind zäh. Wenn Sie keinen Schnellkochtopf haben, müssen Sie mit einer Kochzeit von 45 Minuten rechnen, wenn Sie den Hafer wie Reis kochen.

## Grüne Bohnen mit Champignoncreme

*1 kg Bohnen, geputzt und gebrochen*
*1 Bund Bohnenkraut*
*1/4 l Wasser*
*2 TL Kräutersalz*
*2 EL Hafermehl*
*400 g Champignons, am besten die französischen Rosé-Champignons, feucht abgewischt, nicht gewaschen, nicht gehäutet!, Wurzeln abgeschnitten, in dünne Scheiben geschnitten*

*2 EL Butter*
*1/8 l Weißwein*
*1/8 l Sahne*
*50 g Gouda, gerieben*
*1/2 Knoblauchzehe*

Bohnen und Bohnenkraut 20 Minuten in Wasser mit Kräutersalz kochen. Bohnen mit der Schöpfkelle herausheben, warm stellen. Gemüsesud mit dem Hafermehl unter ständigem Rühren eindicken. Die Champignonscheiben in der Butter weich dünsten, zusammen mit Weißwein, Sahne und Käse in die Hafersoße einrühren. Knoblauchzehe dazupressen, umrühren, über die gekochten Bohnen gießen. Die Bohnen können auch überbacken werden.
▷ Schmeckt auch gut mit Broccoli.

## Blumenkohlsalat mit Curry

*2 EL Sesamkörner*
*2 TL scharfes Currypulver –*
*wenn es nicht sehr scharf ist*
*1/4 TL Cayennepfeffer dazugeben*
*1 Becher saure Sahne*
*1 EL Honig*
*Saft von 1/2 Zitrone*
*Salz*
*1 Blumenkohlkopf, auf einem Hobel in feine Scheiben geschnitten*

Die Sesamkörner in einer kleinen Pfanne ohne Fett leicht anrösten (sie dürfen nicht dunkelbraun werden!),

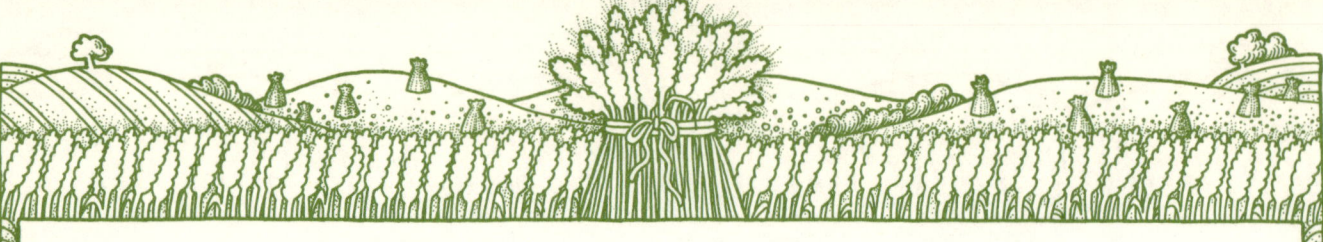

vom Feuer nehmen, Currypulver dazugeben und in der warmen Pfanne mehrmals umrühren, damit sich der Geschmack entwickeln kann. Saure Sahne, Honig, Zitronensaft und Salz verrühren, mit den Körnern vermischen, über den Blumenkohl gießen. Den Salat mindestens ½ Stunde ziehen lassen.

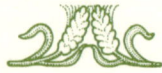

## Haferklöße
Nach Eduard Brecht

*ca. 150 g Hafermehl, fein gemahlen*
*¼ l Milch oder Wasser*
*2 Eier*
*125 g Magerquark*
*Muskatnuß, frisch gerieben*
*Dill*
*Salz*
*Pfeffer, frisch gemahlen*
*150 g tiefgefrorener Rahmspinat,*
*aufgetaut (aber nicht gekocht!)*
*oder gleiche Menge püriertes*
*Gemüse, je nach Geschmack*

*Butter, flüssig*
*150 g Gouda, gerieben*

Alle Zutaten zu einem festen Teig verkneten. Mindestens 15 Minuten quellen lassen. Je nach Beschaffenheit des Gemüses nehmen Sie etwas mehr oder etwas weniger Mehl. Gut würzen. Mit einem Eßlöffel Klöße abste-

chen und in schwach kochendes Wasser geben. Die Klöße, nachdem sie hochgestiegen sind, noch etwa 5 Minuten ziehen lassen. Mit einer Schaumkelle herausnehmen, auf einer Platte warmhalten, bis alle Klöße fertig sind. Mit flüssiger Butter begießen und mit geriebenem Gouda bestreuen. Mit einem bunten Salat servieren, z. B. Radieschensalat.

## Radieschensalat

*1–2 Bund frische Radieschen*

*Soße*
*1 Becher Joghurt*
*½ roter Paprika, auf feinster*
*Reibe zu Püree*
*gerieben, ersatzweise*
*2 EL Paprikamark*
*1 Knoblauchzehe, durchgepreßt*
*2 EL Apfelessig*
*½ TL Paprika, scharf oder*
*Rosenpaprika*
*1 TL Honig*
*Salz*
*Pfeffer, frisch gemahlen*
*1–2 Frühlingszwiebeln,*
*fein gehackt*
*1 TL Kümmel oder Dillsamen*

Radieschen in nicht zu feine Scheiben schneiden, aus Joghurt, Paprika, Knoblauch, Essig und Gewürzen eine Soße anrühren, alles vermischen und kurz ziehen lassen.

## Haferquiche
Deutsch-französische-Hochzeit

Dies ist ein Rezept, wenn Sie Gäste haben, und vielleicht dient es der Völkerverständigung.

*Für 10 Portionen*
*500 g Zwiebeln, gewürfelt*
*2 Stangen Porree (Lauch),*
*in 5 cm lange Stücke geschnitten*
*2 TL Butter oder Öl*
*150 g Hafer, leicht geröstet*
*und geschrotet*
*½ l kaltes Wasser*
*3 Eier*
*300 g Gouda, gerieben*
*Salz*
*Pfeffer, frisch gemahlen*
*Thymian*
*Majoran*
*Butter für die Form*

Zwiebeln und Porree in Butter glasig, aber nicht weich dünsten. Hafer und Wasser verrühren und zu der Porree-Zwiebelmischung geben und etwa 5 Minuten kochen. Eier und Gouda gut verschlagen. Hafermasse vom Feuer nehmen, mit der Eier-Käsemischung verrühren. Kräftig abschmecken. In eine flache, gefettete Auflaufform geben, die Masse darf nicht höher als 6 cm in der Form stehen. 1 Stunde bei 180° C backen, bis sie braun ist. Mit einer pikanten Gemüsebeilage, z. B. Broccoli mit Zitronen-Kapernsoße, servieren.

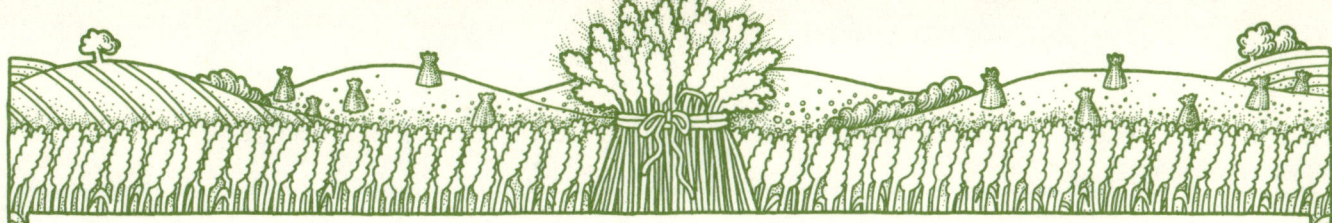

## Broccoli mit Zitronen-Kapernsoße

*1 kg Broccoli, geputzt*
*¼ l Weißwein*
*¼ l Wasser*

*Soße*
*2 EL Zitronensaft*
*4 EL Butter*
*2 EL Kapern*
*1 Knoblauchzehe, durchgepreßt*
*1 TL Paprika*
*1 TL Salz*
*1 TL Pfeffer, frisch gemahlen*
*2 EL Hafermehl*

*2 EL Parmesan oder ein anderer pikanter Käse, gerieben*

Vom Broccoli die Stengel abschneiden, die Stengel häuten und in Stücke schneiden, Blume in Röschen teilen. Wein und Wasser vermischen. Die Stengelstücke hineingeben, 5 Minuten kochen, die Röschen dazugeben. Weitere 5 Minuten im geschlossenen Topf garen. Broccoli herausheben. Zitronensaft, Butter, Kapern und Knoblauch in das Gemüsewasser geben. Mit Paprika, Salz und Pfeffer würzen. Die Soße mit Mehl andicken, über den Broccoli gießen und mit Parmesan bestreuen. Zu einem milden Getreidegericht servieren.

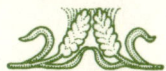

## Tian
Portugiesische Hafermehleierkuchen

*1500 g grünes Gemüse, geputzt, in etwa olivengroße Stücke geschnitten*
*6 EL Olivenöl*
*6 EL Wasser*
*ca. 40 g Hafermehl*
*4 Eier*
*Salz*
*Pfeffer, frisch gemahlen*
*60 g Parmesan, gerieben*
*4 EL Crème fraîche*
*1 Bund Schnittlauch, fein gehackt*
*1 TL Oregano*

Das Gemüse in einem geschlossenen Topf in Öl und Wasser 20 Minuten dünsten. Das Gemüsewasser abgießen. Hafermehl, Eier, Salz, Pfeffer, Parmesan, Crème fraîche, Schnittlauch und Oregano verrühren. Das Gemüse in einer ofenfesten, flachen Pfanne oder einer Ringform verteilen, die Eiermischung darübergießen, mehrmals mit einem Löffel in die Masse stechen, aber nicht verrühren. 20 Minuten im Ofen bei 220°C backen. Mit Kartoffeln und Kräutertomaten oder einem Paprika- oder Tomatensalat servieren.
▷ Im Winter können Sie z. B. je 250 g Porree, Broccoli, Spinat, grüne Bohnen und 2–3 Zucchini für diese Eierkuchen verwenden. Im Sommer verwenden Sie Kohlrabi, Erbsen und Frühlingszwiebeln.

## Kräutertomaten

*1 mittelgroße Zwiebel, fein gehackt*
*1 Knoblauchzehe, zerdrückt*
*etwa 8 EL Olivenöl*
*3 EL Zitronensaft*
*½ TL Salz*
*1 TL Paprika*
*1 Bund Petersilie, fein gehackt*
*1 Bund Dill, fein gehackt*
*1 EL Pfefferminze, getrocknet oder frisch, fein gehackt*
*3 große Fleischtomaten, gehäutet, in Scheiben geschnitten*

Alle Zutaten außer den Tomaten vermischen und 30 Minuten ziehen lassen. Über die Tomaten geben, sofort servieren.

## Mittelmeer-Paprikasalat

*2 rote Paprika, in Streifen geschnitten*
*12 schwarze Oliven, entkernt*
*1 Knoblauchzehe, durchgepreßt*
*1 TL Rosinen, eingeweicht*
*8 Sardellenfilets, abgetropft*
*6 EL Olivenöl*
*1 TL Oregano*
*1 TL Rosmarin*
*1 TL Kräutersalz*
*Pfeffer*

Alle Zutaten vermischen und gut durchziehen lassen.

## Wieviel Eiweiß Sie brauchen

Viele Menschen lehnen Naturkost ab, weil sie Angst haben, dabei auf Fleisch verzichten zu müssen. Fleisch bedeutet für sie den Inbegriff von kraftvollem und würzigem Essen. Kein Wunder, daß die Vollwerternährung als geschmack- und kraftlos abgelehnt wird, jedoch nur von denen, die sie noch nicht probiert haben. Man stellt sich darunter meist etwas wie Krankenkost vor: ungewürzte, breiähnliche, wäßrige Gemüsegerichte. Leider findet man so langweilige Kost tatsächlich auf dem Mittagstisch einiger »vegetarischer« Menschen. Professor KOLLATH hat sie die »Pudding-Vegetarier« genannt.

Dies hat aber nichts mit guter Naturkost zu tun. Hier werden Sie nichts an Geschmack und Kraft vermissen, und Sie werden kaum bemerken, daß das Fleisch nicht mehr an erster Stelle im Hauptgericht steht. Sie sollen bei dieser Naturkost gar nicht auf das Fleisch verzichten, sondern Ihr Geschmack wird sich langsam so ändern, daß Sie gar kein Verlangen mehr nach Fleisch haben. Viele Menschen haben auch die Befürchtung, daß sie ohne Fleisch nicht genügend Eiweiß bekommen würden. Diese Angst ist durch jahrzehntelange Fehlinformation entstanden. Nach mißverstandenen Frühversuchen der Ernährungswissenschaft hat man angenommen, daß nur das tierische Eiweiß »hochwertig«, d. h., komplett sei, während das pflanzliche Eiweiß eine mindere Qualität aufweise, also inkomplett sei. Spätere Untersuchungen haben dann bewiesen, daß pflanzliches Eiweiß, richtig kombiniert, genauso vollwertig ist wie tierisches.

Auch heute noch glauben viele Mediziner, daß ein Mensch, der kein Fleisch zu sich nimmt, nicht gesund sein kann. Ein vor kurzem in einer Ärztezeitschrift erschienener Artikel trug sogar den Titel »Vegetarier: Müssen die krank werden?«.

Eine vegetarische Kost mit Milch oder Ei (Ovo-lacto-vegetabile Kost) kann den Eiweißbedarf völlig decken. Es ist z. B. bekannt, daß die Muttermilch des Menschen, die in der ersten Zeit als alleinige Eiweißquelle völlig ausreichend ist, nur ca. 1,2% Eiweiß enthält. In dieser Zeit wächst das Kind um die Hälfte seiner endgültigen Größe. Als Erwachsener, nach Abschluß des Wachstums, braucht der Mensch dann weniger Eiweiß.

Naturvölker mit einer ausreichenden Nahrung – mit Ausnahme einiger weniger Gruppen, wie z. B. die Eskimos – haben immer nur kleine Mengen tierisches Eiweiß bekommen und sind bei bester Gesundheit geblieben. Allerdings war dieses Eiweiß immer frisch und meistens roh. Wie die Muttermilch, die frisch, unerhitzt und lebendig genossen wird. Wir mögen heute nicht gern unser Fleisch roh essen. Aber Gemüse, Getreide und Hülsenfrüchte, ergänzt mit roher Milch oder gesäuerten Milchprodukten, hielten unsere Vorfahren über Jahrhunderte kräftig.

Wenn wir dies nachmachen, brauchen wir keine Angst vor Eiweißmangel zu haben.

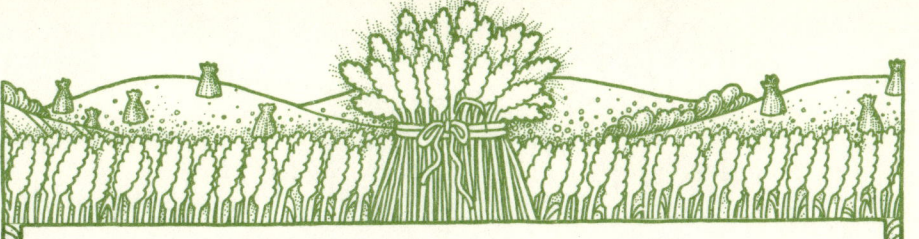

# Buchweizen
## oder Heidekorn

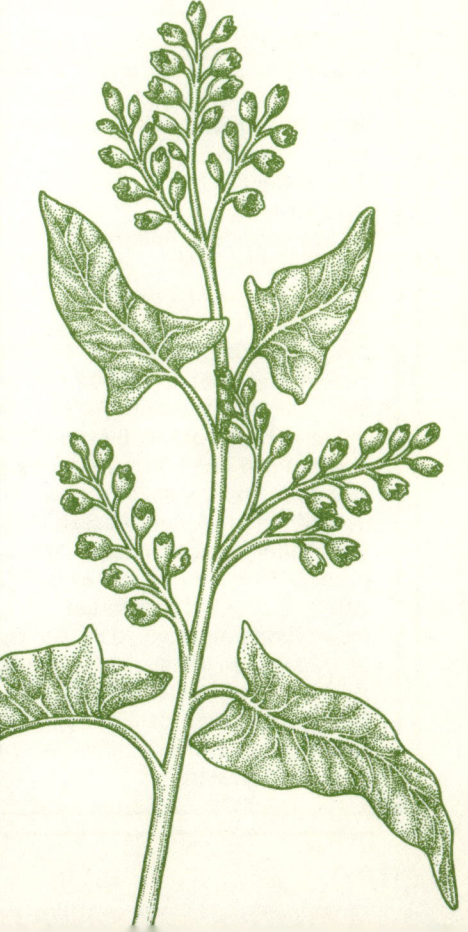

Buchweizen hat seinen Namen von den Bucheckern, weil auch seine Früchte dreieckige Nüßchen sind, und vom Weizen, den man vor ihm in Europa kannte. Aber er ist kein Getreide, sondern ein Knöterichgewächs und mit Sauerampfer und Rhabarber verwandt.

Buchweizen gedeiht auf armen, sandigen Böden, z. B. in den Heidegebieten Norddeutschlands und Hollands. Auf diese Tatsache ist sein anderer Name Heidekorn zurückzuführen. Buchweizen wird heute vor allem in Rußland, in Südtirol, auf dem Balkan, in Japan und in Nordamerika angebaut, wo er Bestandteil einiger typischer Gerichte ist.

Er kam vor etwa 500 Jahren zu uns, aus Mittelasien von Dschingis Khan, von Tamerlan, von den Türken und den Ungarn mitgebracht, weshalb er auch Heiden- oder Tartarenkorn genannt wird. In Frankreich und in Japan, wo er viel angebaut wird, heißt er Sarrasin nach den Arabern, die ihn auf ihren Eroberungszügen mitbrachten. Manche behaupten, Buchweizen hätte für Kraft und Ausdauer der arabischen Heere gesorgt; und das arabische Weltreich sei wieder geschrumpft, als das Volk aufhörte, sich von diesen Körnern zu ernähren.

Buchweizen, das sind Körner, die unsere Leistungsfähigkeit steigern, unseren Knochenbau stärken. Blutarmut und Nervosität günstig beeinflussen. Er ist im kalten Klima ein bekannter Wärmespender, der uns im Winter besonders gut »anheizt«. Der japanische Ernährungslehrer OHSAWA behauptete, Buchweizen sei das beste Mittel überhaupt für geschwächte Kranke. Er regt unseren Stoffwechsel an, kräftigt unsere Durchblutung. Allerdings ist er nicht immer leicht verdaulich.

Buchweizen hat einen spezifischen, leicht bitteren Geschmack. Daher mag ich ihn am liebsten und er wird auch von meiner Familie am liebsten gegessen, wenn er »aufgehellt« wird durch pikante Obst- oder Gemüsebeilagen, wenn er »scharf und sauer« angerichtet wird, wie man ihn in China oder in Norddeutschland gut kennt.

Buchweizen wird sehr leicht pappig, wenn er zu lange oder mit zu viel Wasser gekocht wird. In diesem Zustand will ihn keiner essen. Achten Sie bitte immer darauf, daß er nicht länger als $1/2$ Stunde kocht, und messen Sie immer genau $1/2$ l kochendes Wasser auf $1/4$ l (Meßbecher) rohe Körner. Kochen Sie ihn schnell genug, damit alles Wasser in $1/2$ Stunde verkocht ist. Auf diese Weise wird er Ihnen immer gelingen.

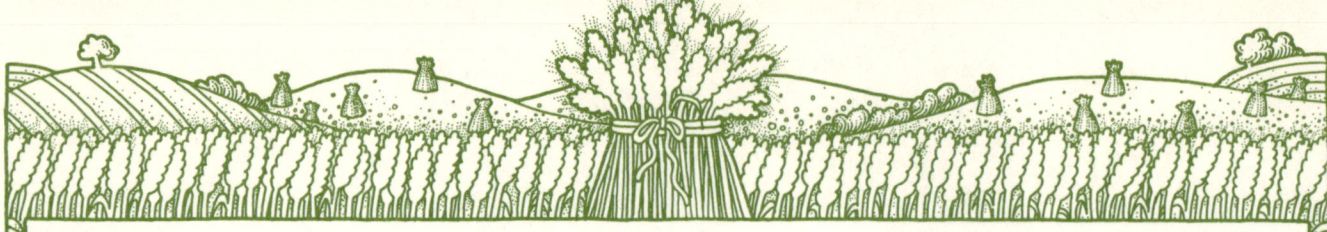

### Kascha
Gerösteter Buchweizen

*¹/₄ l (Meßbecher) Buchweizenkörner,*
*gewaschen, abgetropft*
*1 Ei*
*¹/₂ l kochendes Wasser, gesalzen, oder*
*Gemüsebrühe, aus gekörnter Brühe*
*2 EL Butter*
*schwarzer Pfeffer, frisch gemahlen*

*Gemüse*
*2 Zwiebeln, gewürfelt, oder 1 Stange*
*Porree, in feine Ringe geschnitten*
*200 g Pilze, grob gehackt, oder in*
*feine Scheiben geschnitten*
*3 EL Butter*
*¹/₂ TL Thymian*
*1 TL Dill oder ¹/₂ TL Dillsamen*
*Salz*
*Pfeffer, frisch gemahlen*

Die Buchweizenkörner mit geschlagenem Ei in einen trockenen Topf geben. Unter ständigem Rühren bei mittlerer Hitze backen, bis die Körner sich trennen und trocken sind. Belag auf dem Topfboden abkratzen, mit den Körnern mischen. Wasser, Butter und Pfeffer dazugeben, zudecken, auf kleinste Hitze zurückschalten und genau ¹/₂ Stunde köcheln lassen. Inzwischen Zwiebeln und Pilze in Butter 10 Minuten dünsten. Mit Thymian, Dill, Salz und Pfeffer kräftig würzen. Buchweizen und Gemüse mischen, servieren. Gut dazu schmecken gebackene Tomaten!

### Gebackene Tomaten, gefüllt

*Pro Person*
*1 große Tomate*

*Außerdem*
*1 Knoblauchzehe, fein gehackt*
*1 Zwiebel, gewürfelt*
*2 EL Öl oder Butter*
*1 Beutelchen (40 g) Parmesan*
*2 Bund Petersilie, fein gehackt*
*100 g Vollkornbrösel*
*(etwa 3 Scheiben Brot)*
*¹/₂ TL Oregano*
*¹/₂ TL Thymian*
*Kräutersalz*
*Pfeffer, frisch gemahlen*
*3 EL Olivenöl*

Die Tomaten halbieren, mit der Schnittfläche nach oben in eine flache, feuerfeste Form eng nebeneinander legen, ohne Zwischenraum. Knoblauch und Zwiebel im Öl glasig dünsten. Mit allen anderen Zutaten außer Olivenöl mischen, über die Tomaten streuen, mit den Händen etwas andrücken und mit Öl beträufeln. Im Ofen 20 Minuten bei 200°C backen.
▷ Schmeckt sehr gut mit Buchweizen und auch gut mit Kartoffeln oder Reis. Kräftig würzen!

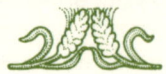

### Buchweizen-Paprikapfanne

Früher habe ich die Paprika mit Buchweizenkascha gefüllt und danach gebacken. Als ich einmal in Eile war, habe ich dann für eine Party dieses Gericht entwickelt, das noch besser schmeckt und viel schneller fertig ist!

*500 g Buchweizenkörner*
*1¹/₂ l Wasser*
*1 TL Salz*
*3 Lorbeerblätter*
*3–4 rote Paprika, entkernt,*
*in große Stücke geteilt*
*5–6 Zwiebeln, mittelgroß,*
*geschält, geachtelt*
*Kokosfett oder Öl*
*1 TL Thymian*

Buchweizenkörner mit kochendem Wasser übergießen (wenn Sie kaltes Wasser nehmen, kleben die Körner zusammen). Salz und Lorbeerblätter dazugeben, aufkochen, fest zudecken und genau ¹/₂ Stunde bei kleinster Hitze quellen lassen. Inzwischen Paprika und Zwiebeln in Kokosfett oder Öl scharf anbraten und 10 Minuten zugedeckt bei kleinster Hitze schmoren lassen. Thymian dazugeben. Fertiggekochten Buchweizen mit dem Gemüse vermischen, locker auf eine Servierplatte häufen und mit einer Tomaten- oder Pilzsoße (siehe Seite 40) servieren.
▷ Diese Pfanne ist ideal für die Verwertung von Buchweizenresten.

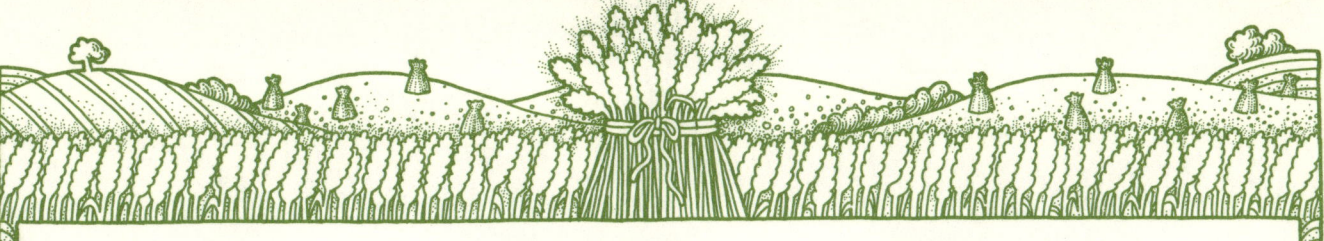

## Tomaten-Weinsoße
Pikant

*1 große Gemüsezwiebel oder*
*3 kleine Zwiebeln, in feine Ringe*
*geschnitten*
*3 EL Öl oder Butter*
*3 EL Wasser*
*¼ l trockener Rotwein*
*500 g frische Tomaten, grob gehackt,*
*oder 1 Dose (400 g) gekochte*
*Tomaten*
*je 1 TL Thymian, Basilikum, Paprika*
*1 Bund Petersilie, fein gehackt*
*je 1 Prise Cayennepfeffer, Nelken,*
*Zimt, Muskatnuß*
*Salz*
*schwarzer Pfeffer nach*
*Geschmack*

Zwiebel in Öl oder Butter und Wasser glasig dünsten, mit Wein aufgießen und 5 Minuten einkochen lassen. Tomaten, Thymian, Basilikum, Paprika, Petersilie, Cayennepfeffer, Nelken, Zimt und Muskatnuß dazugeben, gut umrühren, aufkochen und vom Feuer nehmen. Mit Salz und Pfeffer abschmecken, servieren.
▷ Sie können auch frische Pilze mit den Zwiebeln dünsten – nehmen Sie dann 2 EL Butter mehr. Sie können auch etwas Knoblauch dazugeben!

## Buchweizensuppe, scharf und sauer
Nach einem chinesischen Rezept

*1 kleines Stück Sellerie, sehr*
*fein gewürfelt*
*2 mittelgroße Zwiebeln,*
*in feine Ringe geschnitten*
*2 Möhren, in sehr dünne*
*Scheiben gehobelt*
*4 EL Öl (z. B. Distelöl)*
*4 EL Wasser*
*2 Tomaten, gehackt*
*1 l Gemüsebrühe*
*3 EL Speisestärke*
*3 EL Wasser*
*2 EL Sojasoße*
*2 EL Apfelessig*
*2 EL trockener Weißwein*
*1 Msp Cayennepfeffer*
*¼–½ l (Meßbecher) fertiggekochten*
*Buchweizen (Reste!)*
*1 Ei*

Sellerie, Zwiebeln und Möhren in Öl und Wasser in einem Suppentopf 5 Minuten leicht dünsten. Tomaten und Gemüsebrühe zugeben, aufkochen. Die Speisestärke in Wasser und Sojasoße auflösen und zusammen mit den restlichen Zutaten, ohne das Ei, unter ständigem Rühren zufügen! Kurz kochen, bis das Ganze leicht eingedickt ist. Buchweizen klümpchenfrei in die Suppe einrühren. Geschlagenes Ei in der Suppe verrühren, sofort vom Feuer nehmen. Scharf und sauer abschmecken.

## Blattspinatsalat mit Senfsoße

*2 l Wasser*
*1 kg Spinatblätter, gewaschen,*
*mit Stielen*

*Soße*
*2 EL Senfpulver*
*½ TL Apfelessig*
*1 TL Salz*
*6 EL Öl, geschmacksneutral*

*1 EL Sesamöl, wenn erhältlich*
*(China-Spezialität) oder*
*2 EL Sesamkörner*

Spinatblätter in kochendes Wasser geben, 1 Minute ziehen lassen und, bevor das Wasser erneut zum Kochen kommt, herausnehmen und in einem Durchschlag gut abtropfen lassen. Das Senfpulver mit Apfelessig, Salz und Öl gründlich verrühren, zu den Spinatblättern geben und gut vermischen; abkühlen lassen. Kurz vor dem Servieren mit Sesamöl beträufeln oder die Sesamkörner trocken in einer Pfanne leicht anrösten und über den Salat streuen.
▷ Wenn Sie kein Senfpulver bekommen, ersetzen Sie die Senf-Essigmischung mit 1–2 EL scharfem Senf, den Sie gut mit dem Öl vermischen.

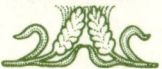

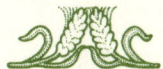

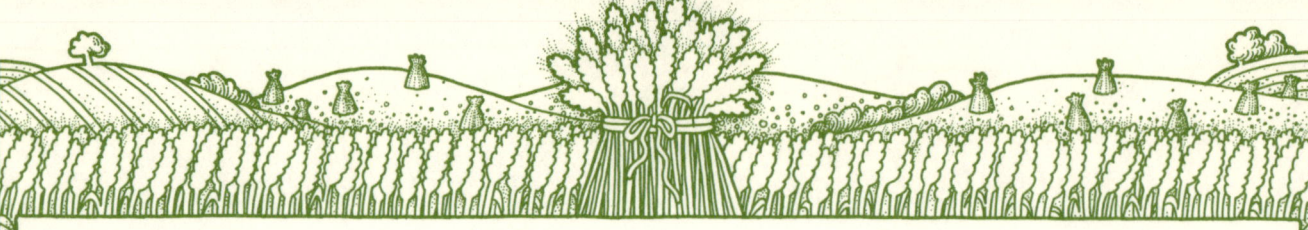

## Buchweizenblinis
Russische Hefepfannkuchen

*250 g Buchweizen, fein gemahlen*
*¹/₂ l warmes Wasser*
*¹/₂ Würfel Hefe oder 1 Päckchen*
*Trockenhefe*
*¹/₄ TL Honig*
*1 TL Kräutersalz*

*Fett zum Ausbacken*

Mehl in eine Schüssel geben, in die Mitte eine Mulde machen. Wasser, Hefe und Honig mischen, in die Mulde gießen und 15 Minuten warm gestellt gehen lassen. Wenn sich Bläschen bilden und die Mischung quillt, nach und nach das restliche Mehl dazumischen, bis der Teig die Konsistenz einer dicken Suppe hat, evtl. etwas mehr Mehl oder Wasser zufügen. Mit Kräutersalz würzen. Mindestens 1 Stunde gehen lassen. Dünne Pfannkuchen in wenig Fett ausbacken. Etwas Füllung auf die Pfannkuchen geben, zusammenfalten, servieren.

### Füllungen

#### Spinatfüllung

*1 kleines Paket (150 g) tiefgefrorener*
*Spinat*
*50 g Doppelrahmfrischkäse*
*Muskatnuß, frisch gerieben*

Den Spinat mit dem Frischkäse mischen und mit Muskatnuß würzen.

### Pilzfüllung

*250 g Pilze, in Scheiben geschnitten*
*1–2 mittelgroße Zwiebeln, gewürfelt*
*100 g Emmentaler, gerieben*
*¹/₂ TL Thymian*
*¹/₂ TL Majoran*

Pilze und Zwiebeln dünsten, Reibkäse zugeben und würzen.

### Quarkfüllung

*100 g Magerquark*
*1 Ei*
*1 Beutelchen (40 g) Parmesan*
*Dill, gehackt*
*Petersilie, gehackt*

Quark mit dem Ei verrühren und mit Parmesan, Dill und Petersilie würzen.

## Rote Bete-Salat
Vitaminbombe

*1 unbehandelte Zitrone*
*1 unbehandelte Apfelsine*
*2 kleine oder 1 große Rote Bete,*
*geschält, grob geraffelt*
*1 großer, säuerlicher Apfel, geviertelt,*
*entkernt, grob geraffelt*
*1 mittelgroße Zwiebel, fein gehackt*

*Soße*
*1 TL Honig*
*3 EL Öl*
*¹/₂ TL Koriander, gemahlen*
*Salz*
*schwarzer Pfeffer, frisch gemahlen*

Zitrone und Apfelsine waschen, die Schalen dünn abreiben, die abgeriebene Schale in eine Salatschüssel geben, den Saft aus beiden Früchten pressen und mit in die Schüssel geben. Rote Bete und Apfel sofort nach dem Raffeln mit dem Obstsaft vermischen. Die Zwiebel zufügen. Aus den übrigen Zutaten eine Soße rühren und unter den Salat mischen.

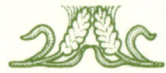

## Buchweizenplinsen

*100 g Buchweizenkörner*
*200 ml kochendes Wasser*
*40 g Buchweizenmehl*
*3–4 Eier*
*1 Bund Schnittlauch, fein geschnitten*
*Kräutersalz*
*Pfeffer, frisch gemahlen*

*Fett für die Pfanne*

Buchweizenkörner mit kochendem Wasser ¹/₂ Stunde zugedeckt quellen lassen. Buchweizenmehl unter die ausgequollenen Körner mischen. Die Eier schlagen und zum Buchweizen geben. Nach Geschmack würzen. Diese Masse zu flachen, kleinen Plinsen formen und in einer gefetteten Pfanne auf beiden Seiten bräunen. Mit Preiselbeeren, herbem Kompott oder Vogelbeermarmelade servieren.

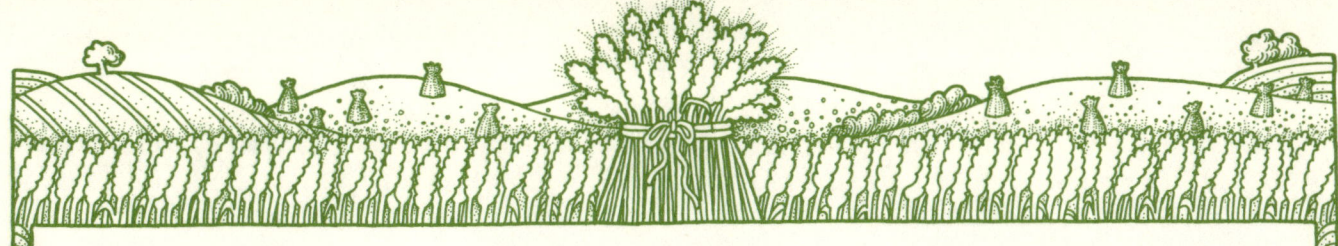

## Vogelbeermarmelade

*1 kg Vogelbeeren (nach dem ersten
Frost gesammelt), gewaschen,
entstielt, im Mixer püriert oder
durch den Fleischwolf gedreht
¼ l Wasser
2 TL Agar-Agar*

Die Vogelbeeren in Wasser 10 Minuten kochen. Agar-Agar mit einem Teil
des heißen Beerenmus mischen, in
das restliche Mus einrühren. In sterile
Schraubgläser füllen, zudrehen, in
absoluter Ruhe gelieren lassen.
▷ Vor dem Servieren mit Honig,
  Cointreau, Cayennepfeffer, Ingwer
  o. ä. abschmecken.

## Süß-saurer Frühlingssalat

*2 Bund Radieschen, ganz, geputzt
½ TL Salz
1 Bund Frühlingszwiebeln,
in 1 cm Ringe geschnitten
1 Handvoll frischer Spinat, geputzt,
klein gehackt*

*Soße
1 EL Honig
2 EL Apfelessig
½ TL Nußlikör (wenn vorhanden)*

Die Radieschen mit einer Flasche
oder dem Teigroller leicht quetschen,
damit sie etwas platzen. Mit Salz bestreuen und in einem Sieb 15 Minuten

abtropfen lassen. Danach zu den
Zwiebeln und dem Spinat geben. Honig, Apfelessig und Nußlikör vermischen und den Salat mit der Soße
übergießen. 5 Minuten oder länger
ziehen lassen (schmeckt immer besser, aber wird immer welker). Zu einem leichten Gericht servieren.

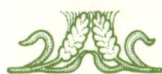

## Galettes
Französische
Buchweizenpfannkuchen

*Für 10–12 Pfannkuchen
250 g Buchweizenmehl
2 Eier
¾ l Wasser oder Cidre (französischer
Apfelwein)
¼ TL Salz*

*Butter zum Ausbacken*

Alle Zutaten mischen und mindestens
60 Minuten, am besten über Nacht,
quellen lassen. Mit einem Schneebesen tüchtig schlagen, um einen locke-
ren Teig zu bekommen. Kleine, dünne
Pfannkuchen ausbacken.

### Dazu
*3 säuerliche Äpfel, ungeschält,
in Ringe geschnitten
3 EL Butter
Crème fraîche oder Schmand
schwarzer Pfeffer, frisch gemahlen*

Apfelringe in Butter weich braten, mit
Crème fraîche oder Schmand und
reichlich schwarzem Pfeffer zu den
Galettes servieren.

## Waldorfsalat

Dieser Salat ist nach New Yorks ehe-
maligem Schlemmerhotel Waldorf-
Astoria benannt.

*1 Knolle Sellerie, sehr fein
geraspelt
1 (oder mehr) Becher Joghurt
die gleiche Menge säuerliche
Äpfel, in feine Scheiben
geschnitten
etwa 100 g Walnüsse,
ersatzweise Haselnüsse,
sehr grob gehackt,
nicht gemahlen*

*Pro Becher Joghurt
1 TL Honig
1 Prise Senf, Senfkörner oder
Koriander, gemahlen
Salz
weißer Pfeffer, frisch gemahlen*

Sellerie sofort mit Joghurt vermen-
gen, damit er nicht braun wird. Die
Äpfel und Walnüsse ebenfalls mit dem
Joghurt vermischen. Mit Honig, Senf,
Salz und Pfeffer abschmecken.

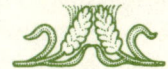

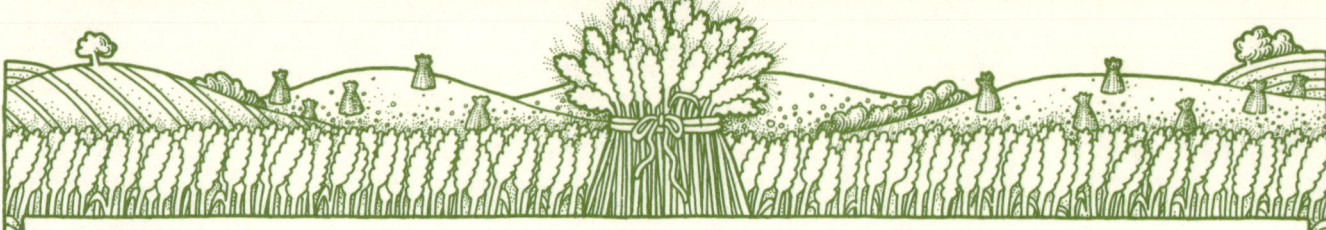

## Kohlrouladen mit Buchweizenfüllung, süß-sauer

*Salzwasser*
*1 Kohlkopf*
*Buchweizenkascha*
*(siehe Seite 48)*
*Zwiebeln*
*Salz*
*Pfeffer, frisch gemahlen*
*Zimt*
*Zitronensaft*
*Nüsse, gehackt*
*1 Handvoll Rosinen*

Soße
*6–8 Tomaten, gehäutet, gehackt*
*oder 1 Dose (400 g) Tomaten*
*6 EL Apfelessig*
*1 Handvoll Rosinen*
*1/2 TL Kardamom, gemahlen*
*1/2 TL Zimt, gemahlen*
*2 mittelgroße Zwiebeln,*
*fein gehackt*

Genügend Salzwasser zum Kochen bringen, damit der ganze Kohlkopf bedeckt ist. Strunk vom Kohlkopf keilförmig herausschneiden, Kopf in das kochende Wasser geben. Topf zudecken, Hitze abstellen. Nach 1 Stunde ist der Kohl weich genug, um die Blätter abzuziehen. Buchweizenkascha mit reichlich Zwiebeln, Salz, Pfeffer, Zimt, Zitronensaft, Nüssen und Rosinen mischen. Kohlblätter damit füllen, vom Strunkende her zusammenrollen, in eine flache Form legen.

Tomaten mit Apfelessig, Rosinen, Kardamom, Zimt und Zwiebeln 10 Minuten kochen. Die Soße über die Rouladen gießen, 1/2 Stunde zugedeckt im Ofen bei 200°C garen oder auf dem Herd 1/2 Stunde leise köcheln lassen.

## Endiviensalat mit Champignons

*1 Endivie, gründlich gewaschen,*
*abgetropft, in feine Streifen*
*geschnitten*
*200 g Champignons, mit einem*
*feuchten Tuch abgewischt, nicht*
*gewaschen, nicht gehäutet, von oben*
*nach unten in feine Scheiben*
*geschnitten*

Soße
*4 Sardellenfilets, mit einer Gabel*
*zerdrückt, oder 4 cm Sardellenpaste*
*1/2 Becher (100 ml) Sahne*
*3 EL Weinessig oder Obstessig*
*50 g Haselnüsse, gemahlen*
*3 EL kaltgepreßtes Öl, am besten*
*Olivenöl*
*Pfeffer, frisch gemahlen*
*Salz (Vorsicht, auch die Sardellen*
*sind salzig!)*

Endivienstreifen und Champignonscheiben mischen. Für die Soße Sardellenfilets, Sahne, Essig, Haselnüsse, Öl, Pfeffer und Salz verrühren. Soße über den Salat geben, abschmecken, servieren.

## Rheinische Buchweizenpfannkuchen
Schwarz und deftig!

*250 g Buchweizenmehl*
*5 Eier*
*1 TL Salz*
*1/4 l starker Kaffee, kalt*
*100 g Speck, gewürfelt*
*500 g Zwiebeln, in Ringe geschnitten*
*Butter oder Öl*

Buchweizenmehl, Eier, Salz und Kaffee vermischen. Mindestens 2 Stunden quellen lassen. Speck auslassen, knusprig ausbacken. Die Zwiebeln in dem Speckfett braten, abtropfen lassen. Speckwürfel in den Teig geben, Pfannkuchen in wenig Butter oder Öl ausbacken, mit den Zwiebelringen servieren.

## Rosenkohlsalat

*500 g Rosenkohl gut gewaschen*
*und geputzt, in feine Scheiben*
*geschnitten*
*1 Becher Joghurt*
*50 g Haselnüsse, geröstet, gehackt*
*3 EL Mayonnaise*
*1 EL Tomatenmark oder Ketchup*
*1 EL süßer Senf (Weißwurstsenf)*
*Kräutersalz*
*Pfeffer, frisch gemahlen*
*Muskatnuß, frisch gerieben*

Alles mischen, pikant abschmecken.

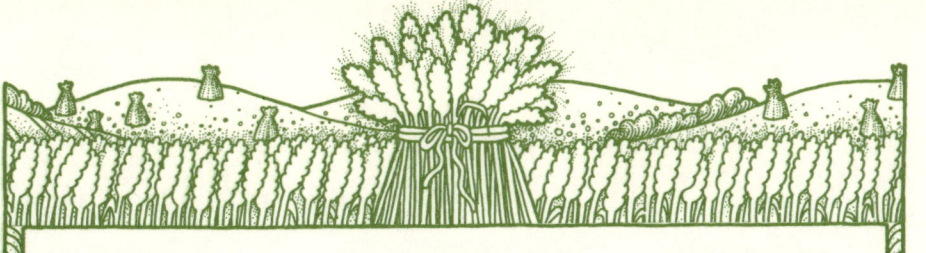

# Gerste am besten nackt

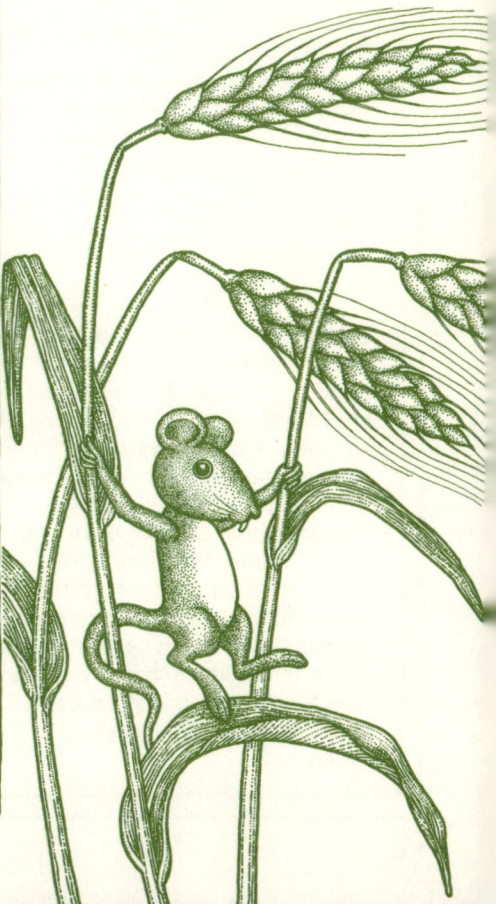

Gerste ist ein Getreide, das so anpassungsfähig und dankbar ist, daß es eigentlich die Königin der Körner sein sollte. Sie wächst überall, von Abessinien bis in die Alpen, im trockenen Arabien und im verregneten Bergischen Land, sie wächst schnell und problemlos. Sie kommt aus prähistorischen Zeiten, war in Altbabylon und Altägypten die Basis der Nahrung, wurde von Homer besungen und prägte die Münzen der Römer. Aber überall und zu allen Zeiten war sie verachtet.

Römische Soldaten, die in der Schlacht nicht standgehalten hatten, bekamen als Strafe Gerste statt Weizen zu essen. Gerste ist von jeher als Viehfutter und Arme-Leute-Essen verpönt gewesen. Aus ihr ist kein gutes Brot zu backen, sie wurde meist nur zu Brei gerührt und Sklaven und Mastvieh bekamen sie zu essen.

Heute wird Gerste als Brotgetreide fast nur in Entwicklungsländern mit extremem Klima verwendet. In unseren Breiten dienen die eiweißreichen Sorten vor allem als Körnerfutter in der Geflügel- und Schweinemast, während die stärkereicheren Sorten als Braugerste verarbeitet werden. Die Gerstenkörner liefern eine der Grundlagen des Bierbrauens, das Malz. Außerdem stellt man aus Gerste Whisky und Kaffee-Ersatz her.

Die Verachtung, die man der Gerste als Speisegetreide entgegenbrachte, lag wahrscheinlich an den fest anhaftenden Spelzen der Gerste, die Geschmack und Konsistenz unangenehm beeinflußten. Heutzutage werden diese Spelzen in Mühlen abgeschält, die Körner werden gebrochen und zu »Perlgraupen« poliert. Diese kann man überall kaufen – sie werden allerdings wegen der Nachkriegserfahrungen nicht immer gern gegessen. Die Perlgraupen sind auch nicht vollwertig, da, wie bei poliertem Reis, die Randschichten fehlen.

Die sogenannte »Nacktgerste« dagegen, die heute immer häufiger angebaut wird, braucht nicht geschält zu werden, sondern kann aus den Spelzen gedroschen werden, wie Weizen und Roggen. Ihr Aussehen ist nicht matt weißlich und rund wie geschälte Gerste, sondern sie hat ein längliches, goldbraunes Getreidekorn, leicht spitz zulaufend, mit glänzender Haut und einem sichtbaren Spalt auf einer Seite.

Nacktgerste hat einen hervorragenden Geschmack, besonders mild und angenehm als grob gebrochene Grütze, in welcher Form ich sie hier in fast allen Rezepten verwende!

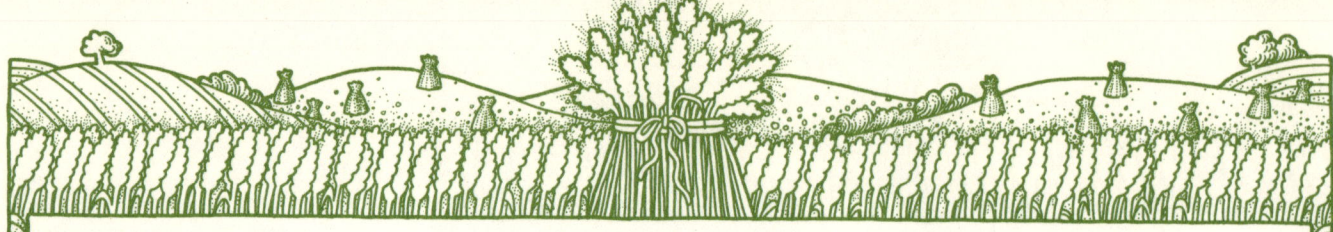

## Gerstenschrot mit Sahnegemüse

Wegen ihres derben Geschmacks verträgt sich Gerste gut mit kräftigem Gemüse.

*250 g Gerste (am besten Nacktgerste), sehr grob geschrotet*
*3 EL Butter*
*Gemüsebrühe*

*Gemüse*
*1 kg frisches Gemüse (z. B. Möhren, Erbsen, Kohlrabi, Blumenkohl, Porree, Zwiebeln), geputzt, alles in gleich große Würfel geschnitten*
*2 EL Butter*
*1 Becher Sahne*
*1 TL Estragon*
*1 TL Kräutersalz*

Die Gerste in einem Topf mit festschließendem Deckel erst mit Butter anrösten, danach mit Gemüsebrühe knapp bedecken. Aufkochen, zudecken, auf kleinster Hitze ½ Stunde quellen lassen. (Vorsicht, brennt leicht an!)
Das gewürfelte Gemüse etwa 5 Minuten in Butter kräftig andünsten, mit Sahne begießen, würzen. 10 Minuten leise köcheln lassen, abschmecken. Zu dem Gerstenschrot servieren. Vorher einen leichten Salat, z. B. Fenchel-Apfelsinensalat (siehe Seite 39) oder Wirsing-Pampelmusensalat anbieten.

## Wirsing-Pampelmusensalat

*1 kleiner Wirsingkohl, geputzt, Blätter in feine Streifen geschnitten, auch die dunkelgrünen Außenblätter (sind die vitaminreichsten!)*
*1 Pampelmuse, geschält*

*Soße*
*aufgefangener Saft der Pampelmuse*
*Saft von 1 Zitrone*
*2 EL Honig*
*3 EL Öl*
*1 Becher Joghurt*
*Kräutersalz*

Über einer Schale das Fruchtfleisch der Pampelmuse in Spalten aus den dünnen Trennhäuten herausschneiden. Fleischspalten und Kohlstreifen vermischen und darüber eine Soße aus den übrigen, verrührten Zutaten geben.

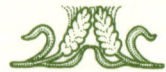

## Gerstenauflauf mit Kräuterjoghurt

*250 g Gerste, geschrotet*
*¾ l Gemüsebrühe*
*500 g gemischtes Gemüse (z. B. Sellerie, Möhren, Zwiebeln, Kohl, Porree, Paprika), gewürfelt*
*Butter*

*je 1 Bund Dill, Schnittlauch, Petersilie, sehr fein gehackt*
*100 g frischer Gouda, grob gerieben*
*2 Eier*

*Butter für die Form*

*Joghurt*
*2 Becher Joghurt*
*je 1 TL Schnittlauch, Dill, Kresse, Pfefferminze und Zwiebeln, gehackt*
*Kräutersalz*
*1 TL Worcestershiresoße*
*1 TL scharfer Senf*

Gerstenschrot in Gemüsebrühe aufkochen, zudecken, 15 Minuten quellen lassen. Gemüse etwa 10 Minuten in Butter dünsten. Die gedünsteten Gemüse, die Kräuter und den Käse unter den Gerstenschrot mischen. Eier in die Masse rühren. Auflaufform fetten. Gerstenmasse in die Form füllen, 50 Minuten bei 200° C backen, dabei einen Topf voll Wasser mit in den Ofen stellen, damit der Auflauf nicht zu trocken wird.
Joghurt mit Schnittlauch, Dill, Kresse, Pfefferminze und Zwiebeln vermischen. Mit Kräutersalz, Worcestershiresoße und Senf würzen und zum Auflauf servieren.
▷ Sie können die Hälfte des Käses durch geröstete, gemahlene Haselnüsse ersetzen und den Auflauf mit Butterflöckchen belegen.

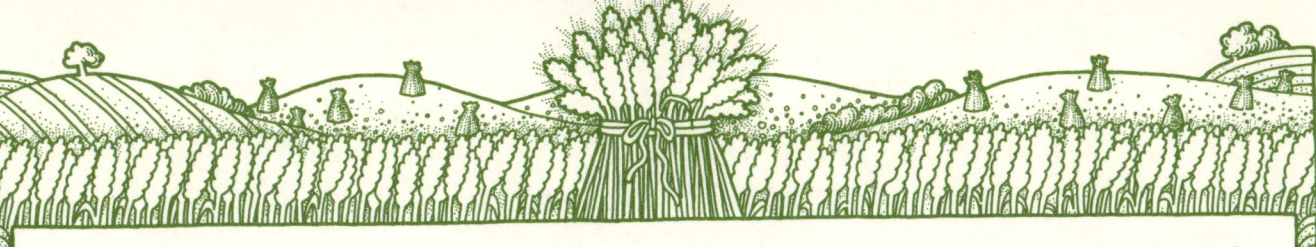

## Chinakohlsalat mit Fenchel

Chinakohl ist ein »langweiliges« Gemüse, zwar knusprig und frisch, aber ziemlich geschmacklos. Mit Fenchel kombiniert, in einem süß-sauren Dressing, wird er etwas interessanter!

*½ kleiner Kopf Chinakohl, in Streifen geschnitten*
*1 Fenchelknolle, von oben bis unten in Scheiben geschnitten*
*1 Bund Dill, fein gehackt*
*Fenchelkraut, fein gehackt*
*1 Bund Schnittlauch, fein geschnitten*
*3 EL Obstessig*
*1 EL süßer Senf (Weißwurstsenf)*
*4 EL Sahne*
*1 TL Honig*
*½ Apfel, fein geraspelt*
*Kräutersalz*
*Pfeffer, frisch gemahlen*

Chinakohl, Fenchel, Dill, Schnittlauch, Obstessig, Senf, Sahne, Honig und Apfel gut vermischen. Mit Kräutersalz und Pfeffer abschmecken.
▷ Dieser Salat schmeckt auch mit Apfelsinenspalten oder Ananasstückchen.

## Gerstensuppe mit Steinpilzen

*2 mittelgroße Zwiebeln, in Scheiben geschnitten*
*1 Stange Porree, in 1 cm lange Ringe geschnitten*
*1 Möhre, in dünne Scheiben geschnitten*
*1 Knoblauchzehe, fein gehackt*
*50 g Butter*
*500 g Tomaten, gehäutet*
*60 g Gerste, grob geschrotet*
*1 l Gemüsebrühe*
*1 Beutelchen (50 g) getrocknete Steinpilze, eingeweicht*
*1 TL Thymian*
*Kräutersalz*
*Pfeffer, frisch gemahlen*
*Petersilie, fein gehackt*
*Cayennepfeffer*

Zwiebeln, Porree und Möhre in Butter andünsten, in einen Suppentopf geben. Tomaten und Gerstenschrot zufügen. Gemüsebrühe und die eingeweichten Pilze (mit dem Einweichwasser) dazugießen. Mit Thymian, Kräutersalz und Pfeffer ½ Stunde leise kochen. Am Tisch mit Petersilie und Cayennepfeffer bestreuen. Vorher einen grünen Salat, z. B. Spinatsalat mit roten Zwiebeln, servieren.

## Spinatsalat mit roten Zwiebeln

Die roten Zwiebeln sind milder als die weißen. Zu dunklem Salatgemüse sind sie etwas fürs Auge!

*150 g frischer Blattspinat, geputzt, entstielt*
*2 mittelgroße, rote Zwiebeln, in Ringe geschnitten*
*50 g Pinienkerne*

*Soße*
*1 Becher Joghurt*
*2 EL Tomatenmark oder 2 Tomaten, klein gehackt*
*1 TL süßer Senf (Weißwurstsenf)*
*1 TL Worcestershiresoße*
*½ roter Paprika, klein gehackt*
*½ Bund Petersilie, klein gehackt*
*1 Knoblauchzehe, klein gehackt*
*Kräutersalz (mindestens 1 TL)*
*Pfeffer, frisch gemahlen*
*Cayennepfeffer*

Blattspinat, Zwiebeln und Pinienkerne mischen. Die Soße zubereiten. Am besten die Gemüse mit einem Schnellhacker sehr fein hacken, nicht in den Mixer geben (die Soße würde dadurch braun!) und mit dem Salat vermischen.

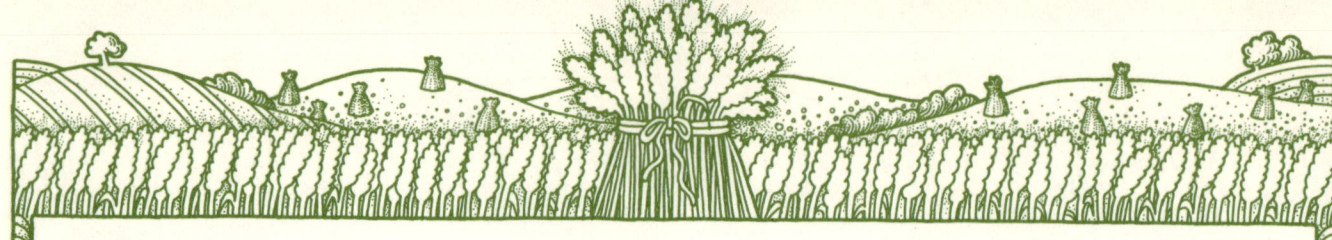

## Gemüsegulasch mit Gerstenklößchen

*2 l Wasser*
*8 TL Gemüsebrühe, gekörnt*
*2 Lorbeerblätter*
*8 Pfefferkörner*
*2 Gewürznelken*

*Gemüse*
*250 g Möhren*
*¹/₂ Sellerieknolle*
*2 Stangen Porree (Lauch)*
*500 g Erbsen*
*3 mittelgroße Zwiebeln*

*Klöße*
*200 g gekochter Gerstenschrot*
*(siehe Seite 54)*
*2 Scheiben Vollkornbrot,*
*zerbröselt*
*1 Ei*
*1 Zwiebel, gehackt und angedünstet*
*5 Salbeiblätter, zerbröselt*
*1 TL Majoran*
*Kräutersalz*
*Pfeffer, frisch gemahlen*

Wasser mit gekörnter Gemüsebrühe und Gewürzen ¹/₂ Stunde leise kochen. Inzwischen das Gemüse putzen, in 4–5 cm lange Stücke schneiden, in die ausgesiebte Brühe geben und in etwa ¹/₂ Stunde gar kochen.
Gerstenschrot mit Vollkornbröseln, Ei, Zwiebel und Gewürzen mischen, zu kleinen Klößchen formen und 15 Minuten im Gulasch ziehen lassen.

## Kohlrabisalat

*2 Kohlrabi, in feine Scheiben*
*geschnitten*
*1 saurer Apfel, in feine Scheiben*
*geschnitten*
*2–3 Zwiebeln, in feine Ringe*
*geschnitten*
*5–6 Radieschen, fein geschnitten*

*Soße*
*¹/₈ l Sahne*
*¹/₈ l Öl*
*3–4 EL Apfelessig*
*1 TL Kräutersalz*
*1 Bund Dill, fein gehackt*

Die Gemüse miteinander vermischen. Soße zubereiten, über das Gemüse gießen, vermengen.

## Schmorgurken mit Gerste

*500 g Schmorgurken, geschält,*
*halbiert, die Kerne herausgekratzt*
*und in dicke Scheiben geschnitten*
*250 g Zwiebeln, halbiert, in dünne*
*Scheiben geschnitten*
*3 EL Butter*
*1 kleine Dose Tomatenmark*
*1 kleine Dose Tomaten oder*
*¹/₄ l Gemüsebrühe*
*200 g Gerste, grob geschrotet*
*1 kleiner Becher saure Sahne*
*Salz*
*Pfeffer, frisch gemahlen*
*1 Bund Dill, gehackt*

Gurken und Zwiebeln zusammen in Butter kräftig andünsten. Tomatenmark und, je nachdem wieviel Flüssigkeit die Gurken abgeben, Tomaten oder Gemüsebrühe dazugeben. Gerstenschrot einrühren, 15–20 Minuten sanft kochen. Vom Herd nehmen. Saure Sahne, Salz, Pfeffer und Dill in das Gemüse rühren, abschmecken, servieren.
▷ Sie können für dieses Rezept auch Zucchini nehmen.

## Roter Salat

*1 Kopf Radicchio, geputzt*
*1 Bund Radieschen, gewaschen,*
*in Scheiben geschnitten*
*2 rote Zwiebeln, in sehr feine Ringe*
*geschnitten*
*¹/₂ Rote Bete, geschält, sehr fein*
*gewürfelt*

*Soße*
*Saft von 1 Apfelsine*
*3 EL Öl*
*Kräutersalz*
*Pfeffer, frisch gemahlen*

Radicchioblätter zerpflücken (nicht schneiden!), mit Radieschen, Zwiebeln und Rote Bete vermischen.
Für die Soße Apfelsinensaft mit Öl, Kräutersalz und etwas Pfeffer verrühren. Die Soße über den Salat gießen, mischen, kurz ziehen lassen. Servieren.

## Kieferschäden durch falsche Ernährung

Ich habe etwas spät im Leben mein Essen umgestellt. Meine Tochter war etwa zwei Jahre alt, ein kleines, liebes Kind mit Dauerschnupfen und blassem Gesicht. Als die bleibenden Zähne kamen, stellte der Zahnarzt einen verengten Kiefer mit zu wenig Platz für die Zähne fest. Es hieß, sie hätte den schmalen Kiefer der Mutter, aber die großen Zähne des Vaters geerbt. Folge: Einige Zähne sollten entfernt werden, damit die anderen genug Platz hätten.

Etwa zur gleichen Zeit fiel mir das faszinierende Buch von WESTON PRICE »Nutrition und Human Degeneration« in die Hände. Price hat Tausende von Menschen auf seiner Weltreise mit weit aufgerissenem Mund fotografiert, damit man nicht nur die Vorderzähne, sondern den ganzen Kieferbogen sehen konnte. Auf allen Bildern ist dasselbe zu sehen: Menschen mit perfekten Zähnen, breiten Kiefern und kräftigen, schönen Gesichtern, die sich alle noch von Naturkost ernährten. Daneben Menschen derselben Rasse mit faulen Zähnen, die sich auf Industrienahrung umgestellt hatten. Schlimmer noch waren für mich die Bilder von den Kindern der zweiten Gruppe von Menschen, Kinder, die geboren wurden, nachdem sich ihre Eltern auf Industriekost umgestellt hatten. Da sah ich, was ich bei unserem Kieferorthopäden auch gesehen hatte: Kinder mit verengtem Kiefer, wo bleibende Zähne keinen Platz finden konnten, mit verformten Gebissen und verengten Nasenbeinen, mit kleinen, dreieckigen Gesichtern. Beim Kieferorthopäden hatte ich den Begriff »Vogelmund« gehört. Kiefer, die keinen Bogen mehr darstellten, sondern keilförmig sind. In den letzten Jahrzehnten entwickelten immer mehr Kinder in Deutschland diese Kieferform. Und auf den Bildern, die vor 50 Jahren aufgenommen waren, sah ich dasselbe. Es konnte nicht sein, daß plötzlich die Menschen auf der ganzen Erde den kleinen Kiefer der Mutter mit den großen Zähnen des Vaters geerbt hatten.

Ich lernte daraus, daß ich meine Gesundheit nur wiedergewinnen konnte, wenn ich die Naturkost meiner Vorfahren übernahm. Meine Tochter ist heute ein robustes, gesundes Kind mit roten Backen und sprudelnder Energie. Aber einen weiten Kieferbogen wird sie nicht mehr bekommen, sondern sie muß eine Klammer tragen, damit die Zähne später nebeneinander Platz finden. Eine Rückkehr zum Ursprungszustand ist nur über mehrere Generationen zu erreichen. Doch wie viele Generationen wir brauchen werden, um wieder unsere Ursprungskraft zurückzugewinnen, ist heute noch ungewiß.

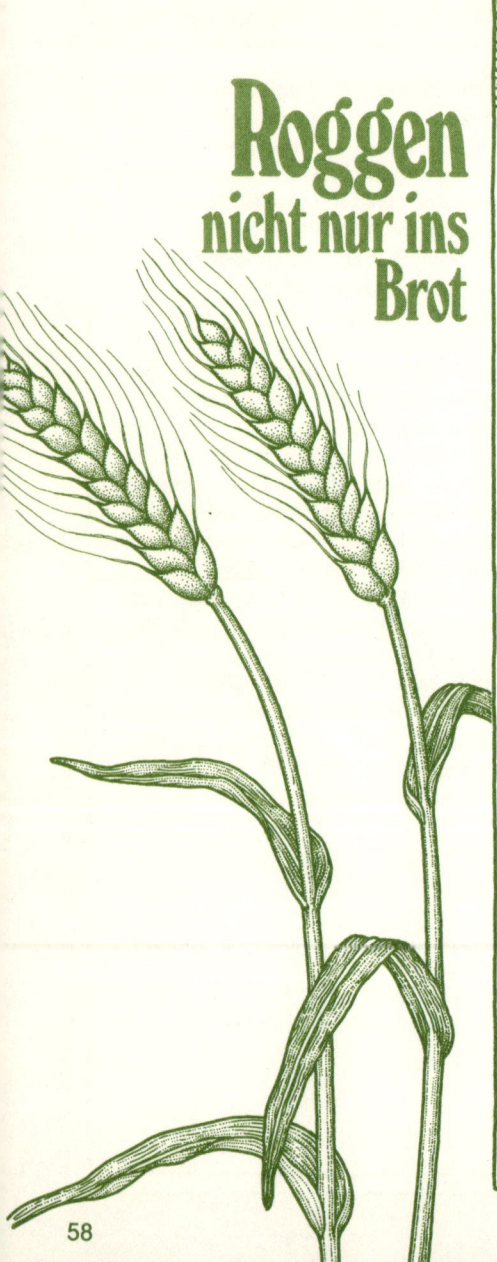

# Roggen
## nicht nur ins Brot

Roggen ist ein relativ neues Mitglied der Familie »Kulturkörner«. Die Griechen haben ihn als Unkraut betrachtet, und erst die Spätrömer haben ihn angebaut, anstatt ihn als Plage im Weizenfeld, wo er immer wild gewachsen ist, zu behandeln. Im Mittelalter hat er überall in Europa ein Zuhause gefunden und war danach über Jahrhunderte das Hauptgetreide für die Brotherstellung, meistens mit etwas Hafer oder Gerste gemischt. Für uns ist er immer noch Grundnahrungsmittel, auch wenn unser Graubrot heute aus ausgesiebtem Roggenmehl und vielen Zusätzen gebacken wird. Roggen wächst auch in kälterem Klima, daher ist er in Nordeuropa auch so beliebt, besonders in Rußland, wo er wahrscheinlich herstammt.
Roggen besitzt wenig Klebereiweiß, so daß Roggenbrot weniger aufgeht und daher schwerer und sättigender als Weizenbrot ist. Aus hart gewordenem Roggenschwarzbrot habe ich früher Hühnerfutter gemacht, heute nehme ich es zu einem meiner Lieblingsgerichte. Aber es gibt auch einige Möglichkeiten, was man außer Brot aus Roggen noch machen kann.

### Tabulisalat mit Roggen

Tabuli ist eine Spezialität aus dem Nahen Osten. Gebrochene, weichgekochte Getreidekörner werden mit rohem Gemüse gemischt und kalt gestellt. Es ist ein wunderbares Mittagessen, besonders bei warmem Wetter. Wenn Sie den Geschmack von Minze nicht mögen, lassen Sie sie weg, aber der Salat wird dann ganz anders schmecken.

*100 g Roggen, sehr grob geschrotet (kaum gemahlen)*
*3 Tomaten, gehäutet und entkernt, fein gewürfelt*
*¼ Schlangengurke, geschält, gewürfelt*
*4 Frühlingszwiebeln oder ½ große Gemüsezwiebel, gehackt*
*1 Bund Petersilie, gehackt*
*2 EL frische Minzeblätter, gehackt*
*4 EL Olivenöl*
*2 TL Zitronensaft*
*2 TL Kräutersalz*
*reichlich schwarzer Pfeffer, frisch gemahlen*

Roggenschrot gründlich waschen, abgießen. Mit etwas Wasser übergießen und über Nacht stehen lassen. Getreide in einem Sieb gründlich abtropfen, mit dem Gemüse und den Gewürzen vermischen, 1–2 Stunden im Kühlschrank durchkühlen. Mit Blattsalat servieren.

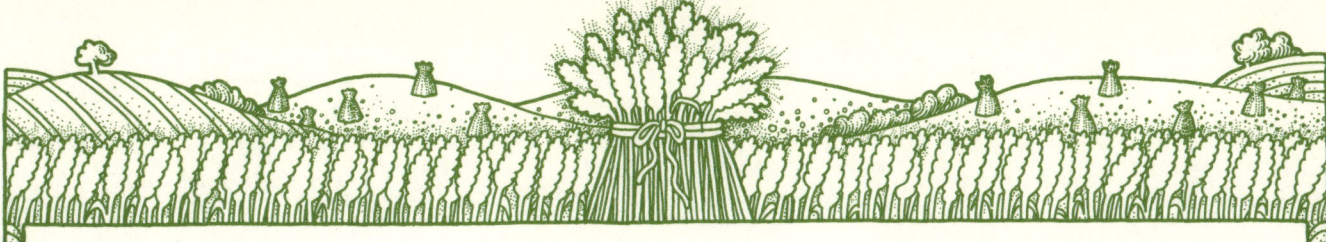

## Roggen mit Rotkohl

300 g Roggenkörner
½ l Gemüsebrühe
1 kleiner Kopf (etwa 200 g) Rotkohl,
fein gehobelt
4 säuerliche Äpfel,
in dicke Spalten geschnitten
5 EL Butter
6 EL Essig
3 EL Honig
¼ l trockener Rotwein
2 Nelken
1 TL Korianderkörner
1 Prise Zimt
Kräutersalz
Pfeffer, frisch gemahlen
1 Knoblauchzehe, zerdrückt
2 EL Currypulver
100 ml Sahne

Roggenkörner in Gemüsebrühe im
Schnellkochtopf 30 Minuten gar kochen. Rotkohl und Äpfel in Butter
kräftig andünsten, mit Essig, Honig,
Rotwein, Gewürzen vermischen und
alles 10 Minuten garen. Rotkohl und
gekochten Roggen vermischen, in
eine Auflaufform geben und ½ Stunde
bei 200°C backen. Mit Joghurt-Erd-
nußsoße und Gurkensalat servieren.
▷ Wenn Ihnen die Roggenkörner zu
   zäh sind, schroten Sie sie grob.
   Dieser Auflauf sollte übrigens
   Roggen mit Rotkohl sein, und
   nicht umgekehrt, wiegen Sie deshalb den Rotkohl ab, sonst
   schmeckt die Soße nicht dazu.

## Gurkensalat mit Joghurt

1 Schlangengurke, geschält, halbiert,
die Kerne herausgekratzt, in dünne
Scheiben geschnitten

Soße
1 Becher Joghurt
1 Knoblauchzehe, zerdrückt
½ TL Kräutersalz
1 Bund Dill, gehackt oder
1 TL getrocknetes Dillkraut
½ TL Kümmel, zerstoßen

Joghurt, Knoblauch, Kräutersalz, Dill
und Kümmel vermischen und zu den
Gurkenscheiben geben.

## Joghurt-Erdnußsoße

1 Apfel, in Spalten geschnitten
1 Zwiebel, in Ringe geschnitten
200 g Erdnüsse, ungesalzen
3 EL kaltgepreßtes Öl
½ TL Ingwerpulver
3 EL Sojasoße
2 Becher einfacher Joghurt

Apfel, Zwiebel und Erdnüsse in Öl
schmoren, bis die Erdnüsse leicht gebräunt sind. Vom Herd nehmen und
mit Ingwer, Sojasoße und Joghurt vermischen. Warm stellen, nicht mehr
kochen, sonst gerinnt der Joghurt.

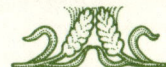

## Süß-saurer Roggenbrotauflauf

ca. 250 g hart gewordenes
Roggenbrot, in Stücke gebrochen
200 g Rosinen
⅛ l Gemüsebrühe
2 Zwiebeln, fein gehackt
1 roter Paprika, fein gehackt
4 EL Butter
200 g Nüsse, gehackt (nicht
gemahlen), am besten vorher geröstet
Kräutersalz
Pfeffer, frisch gemahlen

Brot und Rosinen in der Gemüsebrühe einweichen, evtl. über Nacht. Zwiebeln und Paprika in der Butter weich
dünsten und mit den Nüssen zum
Brot geben, vermischen und kräftig
würzen. In eine gefettete Form geben,
30–40 Minuten im Ofen bei 220°C
backen. Mit einem grünen Salat und
Cornichonsoße servieren.

## Cornichonsoße

1 kleines Glas süß-saure Cornichons,
abgetropft, grob gehackt
1 Bund Petersilie
1 Stengel Dill
1 Bund Schnittlauch, fein gehackt
3 EL Apfelessig
1 EL Worcestershiresoße
200 ml saure Sahne

Alles vermischen, als Soße zu Getrei-
deaufläufen reichen.

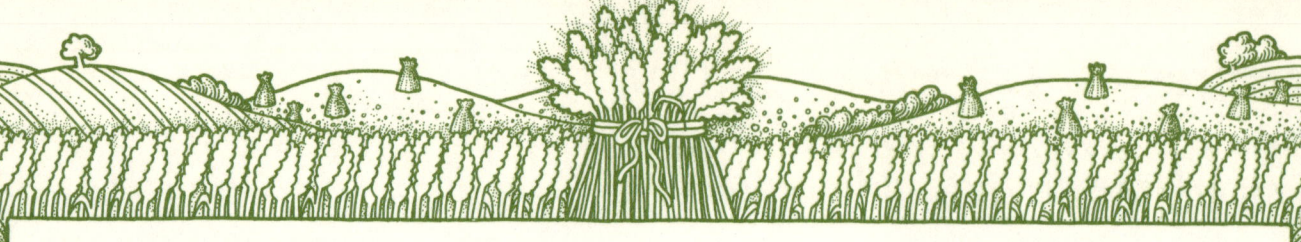

## Obst- und Roggenauflauf

Harte Kochbirnen, Äpfel, Rhabarber und Stachelbeeren sind für diesen herben Nachtisch geeignet, man kann aber auch Preiselbeeren oder Sauerkirschen verwenden.

3/8 l (Meßbecher) Obst, in kleine
Stücke geschnitten
6–8 EL Honig, nach Geschmack
1 TL Salz
1 Prise Vanille, gemahlen oder
1 Päckchen Vanillinzucker
100 g Butter
1 Ei
3 EL Zitronensaft
8 EL Wasser
2 EL abgeriebene Zitronenschale
von unbehandelten Früchten
1 TL Backpulver
150 g Roggenschrot
150 g Roggenflocken

Fett für die Formen

2 Kastenformen fetten. Ofen auf 180°C vorheizen. Obst, Honig, Salz, Vanille, Butter, Ei, Zitronensaft und -schale und Wasser miteinander vermischen. Backpulver und Roggenschrot und -flocken einrühren, in die Kastenformen geben und 40 Minuten backen. Abkühlen lassen, in viereckige Stücke schneiden.
▷ Vor diesem Auflauf sollten Sie ein pikantes Gemüsegericht servieren, z. B. pikante Möhren.

## Pikante Möhren

500 g Möhren, in dünne Scheiben
geschnitten
125 g Zwiebeln, in Ringe
geschnitten
250 g Äpfel, in Spalten geschnitten
60 g Butter
2 EL Mohn
2 EL Sesamkörner
1 Knoblauchzehe, durchgepreßt
1 TL Ingwerpulver
2 TL Currypulver
Salz
Pfeffer
1 TL Zitronensaft
1 Becher saure Sahne

Möhren, Zwiebeln und Äpfel in Butter etwa 10 Minuten dünsten. Übrige Zutaten außer Zitronensaft und saurer Sahne zufügen. Weitere 2–3 Minuten schmoren. Restliche Zutaten zugeben, erhitzen und sofort servieren.

## Warmer Blumenkohlsalat

2 mittelgroße Zwiebeln, in feine
Scheiben geschnitten
3 EL Öl
1 Knoblauchzehe, fein gehackt
1 nußgroßes Stück frische
Ingwerwurzel oder
1 TL Ingwerpulver
1 Blumenkohl, fein geschnitten
1 Becher Joghurt oder 1/2 Becher
Sahne

Zwiebeln in Öl zusammen mit Knoblauch und Ingwerwurzel anbraten. (Ingwerpulver erst mit dem Blumenkohl zum Gericht geben, sonst verbrennt es). Wenn die Zwiebeln weich gedünstet sind, den Blumenkohl dazugeben und 4–5 Minuten wenden, bis der Kohl warm, aber noch knackig ist. Mit Joghurt oder Sahne vermischen, servieren.

## Apfel-Roggen-Knusperauflauf

4–5 säuerliche Äpfel, entkernt
und geachtelt
Saft von 1 Zitrone (etwa 2 EL)
8 EL Honig
150 g Roggen, grob geschrotet
8 EL Butter
1 TL Zimt
1 Prise Muskatnuß, frisch gerieben

Butter für die Form

Eine Auflaufform von etwa 1 1/2 l Größe buttern. Die Apfelspalten hineinlegen und mit Zitronensaft beträufeln. Honig, Schrot und Butter mit den Fingerspitzen vermischen, Zimt und Muskat dazugeben, zu Streuseln verarbeiten. Die Streuselmischung über das Obst verteilen und 30–35 Minuten im Ofen bei 200°C backen.
▷ Diesen Auflauf können Sie gut als Nachtisch mit Schlagsahne oder Vanilleeis nach einem Gemüsegericht servieren.

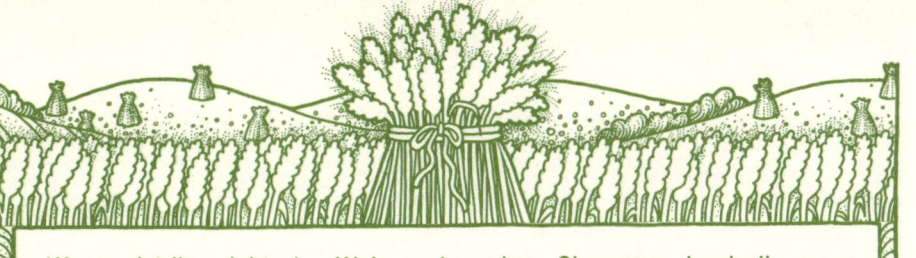

# Weizen
## König
## der Körner

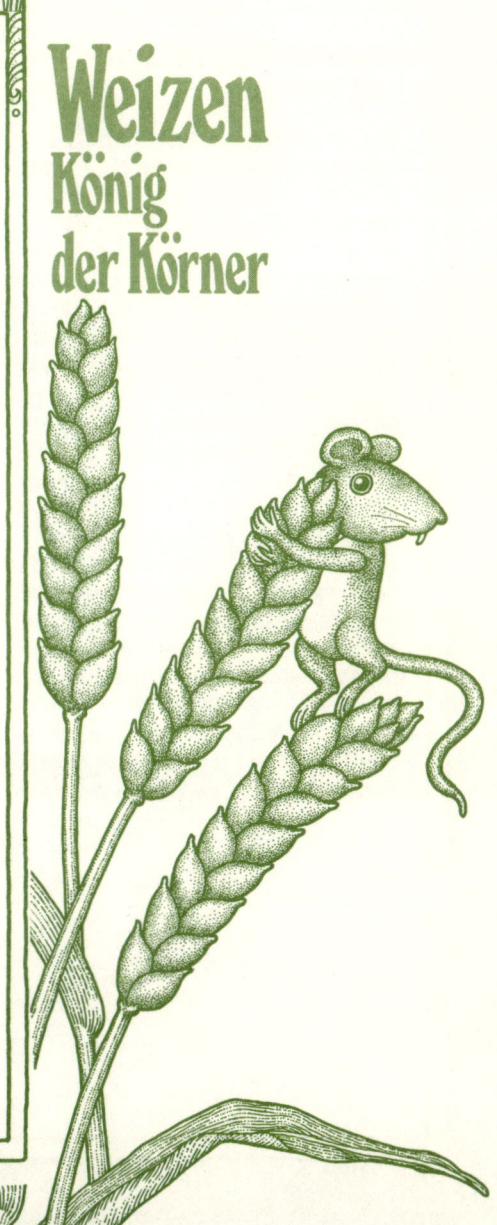

Wer preist ihn nicht, den Weizen, der seinen Siegeszug durch die ganze Welt schon abgehalten hat? Die Wildformen unseres heutigen Weizens wurden schon vor 5000 Jahren gesammelt und unabsichtlich in der Nähe der Wohnstätten »ausgesät«, wo sie dann mehr oder weniger sorgfältig gepflegt wurden. Weil sie sehr nahrhaft sind und außerdem gut schmekken, wurden sie später ganz gezielt angebaut und auf bestimmte, inzwischen geschätzte Eigenschaften ausgelesen. Diese Wildformen – die bekanntesten Vorfahren unseres heutigen Weizens sind Einkorn, Emmer und Dinkel – haben ihm den Platz geräumt, sind von ihm zurückgedrängt worden und pflegen in den meisten Gegenden nur noch ein Schattendasein. Er ist es, die »Mutter des Brotes«, dem wir für unsere schönen, weichen, luftigen Brotlaibe danken müssen. Er war es, der die Herstellung von Teigwaren zuerst ermöglichte. Er ist »allgegenwärtig« und unentbehrlich in der heutigen Küche und nimmt unter allen Getreidearten die größte Anbaufläche ein.

Diese vorherrschende Stellung beruht auf zwei Eigenschaften:

**Erstens** In seinen vielen Formen kann er auf jedem reichen Boden wachsen und läßt sich mit guter Düngung intensiv kultivieren, das heißt, er bringt größere Erträge pro Hektar als seine Vorfahren und Konkurrenten.

**Zweitens** Er besitzt das Klebereiweiß, das für einen elastischen, leichten Teig notwendig ist und das Backen von Brot und die Herstellung von Kuchen erst ermöglicht.

Die Ägypter, die das Brotbacken entdeckten, haben ihrer Göttin Isis für den Weizen gedankt. Die Griechen hielten ihn für ein Geschenk der Demeter. Die Römer verehrten Ceres als Göttin des Getreides. Auch im Alten Testament ist das Brot ein Symbol für die Nahrung schlechthin, und das Gebet um das tägliche Brot kennen wir alle.

Als ganzes Korn wird der Weizen heute kaum noch verwendet, sondern meist als Mehl. Da die Körner bei der Vermahlung sehr schnell an Wert und Geschmack verlieren, sollten Sie immer darauf achten, das frische Mehl so schnell wie möglich aufzubrauchen bzw. die Körner erst kurz vor dem Verbrauch zu mahlen.

Rezepte für Weizen finden Sie vor allem bei den Frühstücksrezepten, bei den Gerichten in und auf Teig, bei den Teigwaren und bei Brot und Kuchen.

## Weston Price: Zähne und Ernährung

In den dreißiger Jahren verging dem amerikanischen Zahnarzt Dr. Weston Price die Lust daran, die immer wiederkehrenden Löcher in den Zähnen seiner Patienten zu füllen. Er wollte verstehen, weshalb ausgerechnet die Amerikaner, die ein sonst so gutes Leben führten, in Sachen Zähne und Gebiß immer schneller degenerierten. Aber um die kranken Kiefer mit gesunden zu vergleichen, mußte er erst gesunde Menschen finden. Und das gelang ihm in Amerika nicht. Seine Suche nach wahrhaft gesunden Menschen brachte ihn auf eine Weltreise, die Jahrzehnte dauerte und ihn in die unwegsamsten Gegenden der Welt brachte, weil nur dort, weitab von der sogenannten »Zivilisation«, Menschen zu finden waren, die ein völlig gesundes Gebiß hatten. Unter den Eskimos von Alaska, bei den Eingeborenen der Anden und im Amazonastal Südamerikas, in Zentralafrika und in der Inselwelt des Südpazifik fand er Menschen, die im Vollbesitz ihrer ursprünglichen Gesundheit waren – Menschen, die keine Zahnkaries kannten, die ihm mit strahlendem Lächeln auf breiten, kräftigen Gesichtern, mit herrlichen Zähnen entgegensehen konnten. Diese Naturvölker lebten abseits der Industriekultur und waren von einer gesunden Schönheit geprägt, die man in unserer heutigen Welt kaum mehr kennt.

In den Gebieten der Welt, in denen die Naturvölker durch den Einfluß von Missionsstationen, Eisenbahnbau, Erzgruben und zunehmender Zivilisation ihr natürliches Verhalten änderten und damit auch ihre natürliche Ernährung aufgaben und sich stattdessen von Industriekost ernährten, verschlechterte sich ihr Gesundheitszustand zusehends und ging ihre natürliche Schönheit verloren. Bei den Erwachsenen waren die Auswirkungen: Zahnfäule, Übergewicht, Hautprobleme und Alterskrankheiten, die früher unbekannt waren. Auch bei den Kindern waren die Auswirkungen dieser Zivilisationsschäden schlimm. Die jungen Leute bekamen nicht nur faule Zähne, sondern ihr ganzer Kiefer- und Knochenbau war schon bei der Geburt gestört. Meistens war das Erstgeborene weitgehend von dieser Entwicklung verschont, weil die Mutter genügend Körpervorräte an Mineralien und Vitalstoffen hatte, um ein gesundes Kind auszutragen. Aber bei den zweit-, dritt- und später geborenen Kindern wurde der Kiefer immer schmaler, die Zähne immer schwächer, der Brust- und Beckenknochen immer enger. Das Nasenbein verschmälerte sich, und die Kinder litten unter Atemwegserkrankungen.

Viele dieser Naturvölker gibt es inzwischen nicht mehr, weil sie entweder den Eroberungszügen der westlichen Welt zum Opfer gefallen sind oder den bei dieser Gelegenheit eingeschleppten Seuchen zum Opfer gefallen sind. Die Kindeskinder dieser strahlenden Menschen sind oft nur kranke, blasse Abbilder ihrer Ahnen.

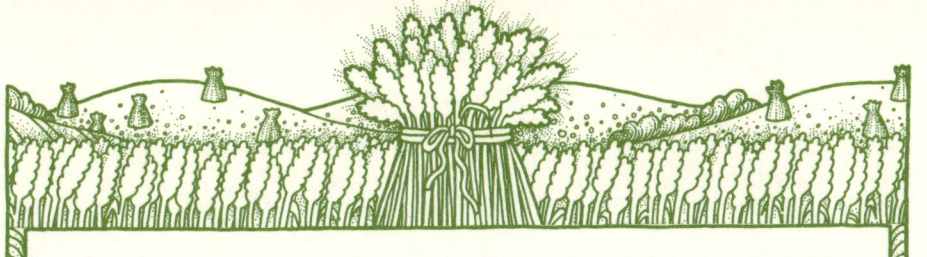

Es gibt bestimmt kein Gemüse auf der Erde, das so gut schmeckt wie Mais, frisch geschnitten, kurz gekocht, mit Butter und Salz von den Kolben gegessen. Auch wenn wir hier im kalten Deutschland keinen Süßmais anbauen, können wir manchmal im Sommer die unreifen Futtermaiskolben vom Feld holen und schnell essen. Dann schmecken auch sie gut, obwohl sie nicht so süß und saftig sind wie frischer Speisemais. Die Maiskolben, die in Feinkostläden zu hohen Preisen angeboten werden, sollte man lieber vergessen. Maiszucker wird innerhalb weniger Stunden nach dem Pflücken in Stärke umgewandelt, und die mehrere Tage alten Kolben schmecken langweilig.

Wenn der Mais ausgereift und getrocknet ist, ist er kein Gemüse mehr, sondern Getreide. Die Körner werden dann zu Mehl oder Grütze gemahlen. In Nord- und Südamerika, Afrika, Italien und den Balkanländern hat man den Mais zur Grundlage der Nahrung gemacht.

Hier einige Rezepte, die Gemüse und Getreide verwenden!

# Mais
## Geschenk der Indianer

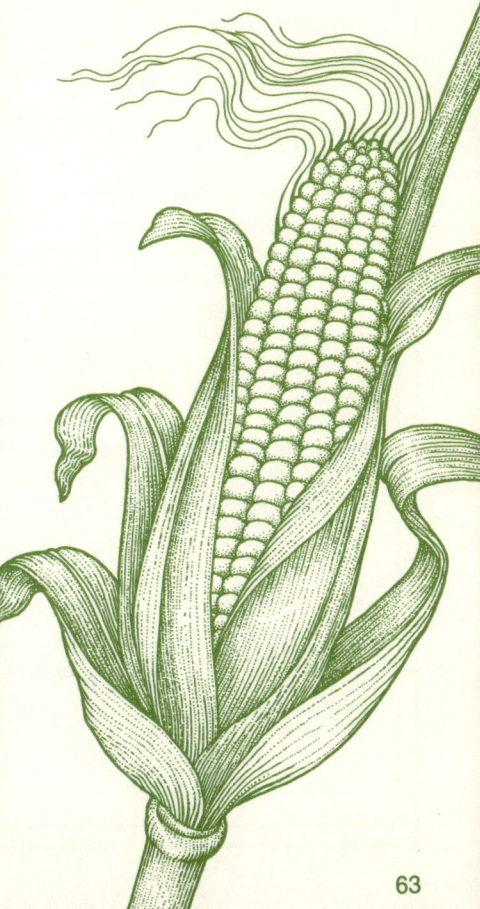

## Cornchowder
### Amerikanische Maissuppe

*2 mittelgroße Zwiebeln, gehackt*
*1 Stück Sellerie, fein gehackt*
*3 EL rote Paprika, gehackt*
*3 EL grüne Paprika, gehackt*
*3 EL Butter*
*3 Kartoffeln, roh gewürfelt*
*¹/₂ l Wasser*
*Salz*
*Paprika*
*Lorbeerblätter*
*¹/₂ Tasse Maisgrieß (Polenta)*
*¹/₈ l Milch*
*³/₈ l Milch, erwärmt*
*1 Dose oder 8 Kolben Mais*
*Petersilie oder Schnittlauch, fein gehackt*

Zwiebeln, Sellerie, Paprika in Butter leicht andünsten. Die Kartoffelwürfel, Wasser und Gewürze zugeben, etwa ¹/₄ Stunde kochen, bis die Kartoffeln gar sind. Maisgrieß mit Milch vermischen, zur Suppe geben, 2 Minuten kochen. Die restliche warme Milch und die Maiskörner dazugeben, nicht mehr kochen.

Mit feingehackter Petersilie oder Schnittlauch bestreuen.

▷ Wenn Sie die Suppe mit Sahne zubereiten und pikant abschmecken, schmeckt sie auch gut als kalte Vorspeise. Im Sommer ein schöner Auftakt zu einem Festmahl.

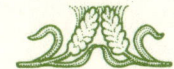

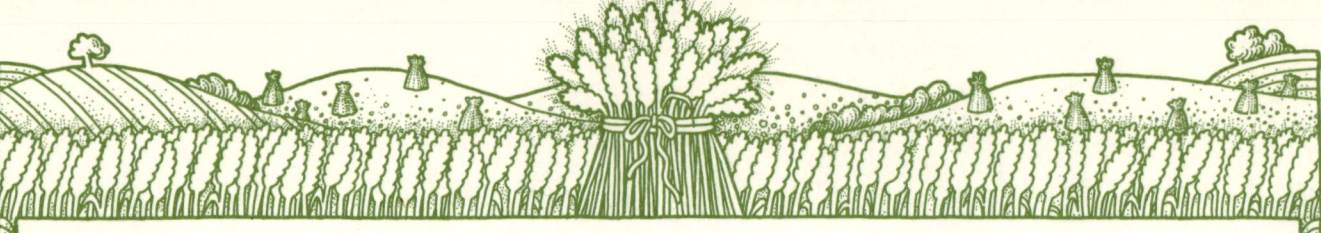

## Löffelbrot
Aus dem amerikanischen Süden

*¹/₂ l Milch*
*³/₈ l (Meßbecher) Polenta*
*¹/₂ l (Meßbecher) Maiskörner,*
*frisch, vom Kolben geschnitten*
*oder aus der Dose, abgetropft*
*3 EL Butter, geschmolzen*
*1 TL Salz*
*1 TL Backpulver*
*4 Eigelb*
*4 Eiweiß, steif geschlagen*

*Butter für die Form*

Milch erhitzen (nicht kochen!), vom Feuer nehmen, Polenta einrühren. Maiskörner, Butter, Salz, Backpulver und Eigelb dazugeben und gut vermengen. Eischnee unterheben. Die Mischung in eine ausgebutterte, flache Auflaufform gießen und ¹/₂ Stunde bei 180°C backen. Das Löffelbrot soll nicht fest sein, sondern die Konsistenz eines Puddings aufweisen. Mit einem grünen Salat und Cremetomaten servieren.

## Cremetomaten

*500 g Zwiebeln, fein gewürfelt*
*1 Knoblauchzehe, sehr fein gehackt*
*50 g Butter*
*¹/₈ l trockener Weißwein*
*Salz*
*Pfeffer, frisch gemahlen*

*1 TL Thymian*
*1 kg Tomaten, gehäutet*
*¹/₈ l Sahne*
*1 Bund Petersilie, sehr fein gehackt*

Zwiebeln und Knoblauch in Butter glasig dünsten, nicht bräunen. Mit Wein ablöschen, würzen. Die Sahne dazugießen. Die Tomaten in eine flache Pfanne legen, die Zwiebel-Sahnesoße darübergießen. ¹/₂ Stunde im Ofen (neben dem Löffelbrot!) backen. Die Tomaten mit gehackter Petersilie bestreuen, servieren.

## Sommergrünsalat

*1 Kohlrabiknolle, in Streifen*
*geschnitten*
*1 Bund Radieschen, in feine Scheiben*
*geschnitten*
*3–4 Frühlingszwiebeln, in Ringe*
*geschnitten*
*1 Karton Kresse, gewaschen und*
*abgeschnitten*
*1 TL scharfer Senf*
*2 EL Obstessig*
*6 EL Öl*
*1 Eigelb*
*Salz*
*Pfeffer, frisch gemahlen*

Alles vorsichtig vermischen, sofort servieren.

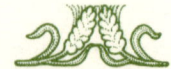

## Corn Pone
Weiche Maisbrötchen

*250 g Maisgrieß, frisch gemahlen*
*³/₈ l kochendes Wasser*
*1 TL Meersalz*
*2 Eier, getrennt*
*1 EL Öl*

*Fett für das Blech*

Maisgrieß in eine Schüssel geben. Wasser mit Salz aufkochen, über den Mais gießen und gut vermischen. Eigelb mit Öl verrühren und dazugeben. Eiweiß steif schlagen und vorsichtig unterheben. Mit einem Eßlöffel Häufchen auf ein gefettetes Backblech setzen. 25–30 Minuten bei 180°C backen, bis sie fest und von unten leicht braun sind. Mit Butter zu einem Gemüsegericht servieren.
▷ Sie schmecken am besten warm aus dem Ofen!

## Fenchel mit sauren Bohnen

*300 g Fenchel, mit Grün*
*200 g milchsauer eingelegte Bohnen,*
*abgetropft*
*Pfeffer*

*Soße*
*2 EL Öl*
*1 Knoblauchzehe, zerdrückt*
*1 EL scharfer Senf*
*1 Eigelb*

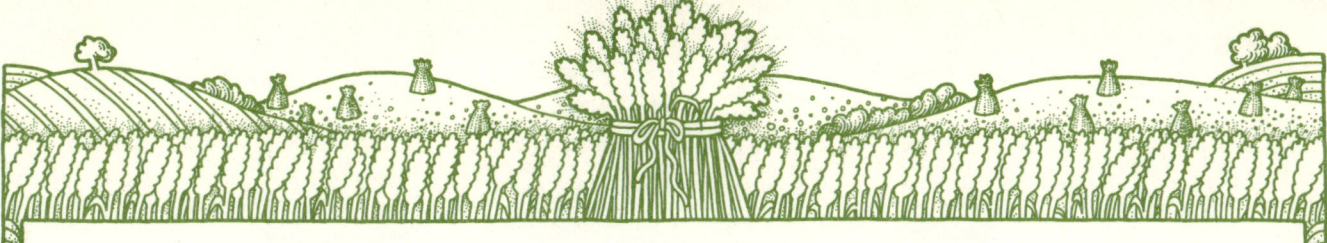

Fenchel putzen (äußere Blätter wegwerfen!), von oben nach unten in feine Scheiben schneiden, mit den eingelegten Bohnen mischen. Aus Öl, Senf, Knoblauch und Eigelb eine Soße rühren, zum Gemüse geben. Nach Geschmack mit Salz und evtl. etwas Senf abschmecken (die Bohnen sind unterschiedlich salzig-sauer!). Mit Fenchelgrün und Pfeffer bestreuen, servieren.

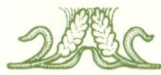

## Maisplätzchen
Aus Indonesien

*4 Maiskolben, Körner und Milch*
*(mit einem Messer abgekratzt) oder*
*1 kleine Dose Maiskörner*
*1 mittelgroße Zwiebel, fein gehackt*
*2 Eier*
*4 EL Maismehl*
*1 Stange Porree, der weiße Teil*
*fein gehackt*
*1 Knoblauchzehe, zerdrückt*
*1 TL Koriander, gemahlen*
*1/2 Bund Petersilie, sehr fein gehackt*
*Salz*
*Pfeffer, frisch gemahlen*

*Öl zum Braten*

Alle Zutaten zu einem nicht zu flüssigen Teig zusammenrühren. Je nachdem, wieviel Saft der Mais gibt, muß man mehr oder weniger Mehl nehmen, um einen Teig zu bekommen, der zusammenhält. In einer Pfanne, etwa 1 cm tief Öl erhitzen. Den Teig löffelweise so hineingeben, daß Sie kleine Küchlein formen können. Beidseitig goldbraun ausbacken. Mit einem Salat, z. B. »Urapan«, und Reis servieren.

## Urapan
Indonesischer Gemüsesalat

*1/4 l (Meßbecher) Weißkohl, gehobelt*
*1/4 l (Meßbecher) Blumenkohl,*
*in kleinste Röschen zerpflückt*
*kochendes Wasser*
*1/4 l (Meßbecher) Sojabohnensprossen*
*1 Möhre, grob geraffelt*
*1 mittelgroße Zwiebel, fein gehackt*
*1 Knoblauchzehe, zerdrückt*
*je 1/2 TL Koriander, Ingwer und*
*Kurkuma, gemahlen*
*1 EL Sojasoße*
*Salz*
*1 TL Honig*
*2 EL Zitronensaft*

Weißkohl und Blumenkohl in eine Schüssel geben, mit kochendem Wasser übergießen, umrühren, abgießen und abtropfen lassen. Alle anderen Zutaten vermischen, mit dem Kohl vermengen und abschmecken. Mit Reis servieren.

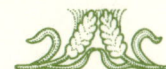

## Polenta

*200 g Maismehl, frisch gemahlen*
*1 l kochendes Wasser*
*3 EL Olivenöl*
*1 TL Oregano*
*50 g Parmesan oder alter Gouda*

*Butter für die Form und zum Braten*

Maismehl in das kochende Wasser einlaufen lassen, mit einem Schneebesen ständig rühren. Öl, Oregano und Käse dazugeben, auf kleinster Hitze ca. 1/2 Stunde ausquellen lassen, dabei öfter umrühren. In eine ausgebutterte Kastenform gießen, abkühlen und erstarren lassen. In Scheiben aus der Form schneiden, die Scheiben beidseitig in Butter goldbraun ausbacken. Mit einem grünen Gemüse, z. B. Italienischem Spinat, und Tomatensalat servieren. Oder mit Tomatensoße und einem grünen Salat.

## Italienischer Spinat
Auch gut mit Mangold

*1 kg Spinat, geputzt*

*Soße*
*6 EL Olivenöl*
*1 Knoblauchzehe, zerdrückt*
*Saft von 1 Zitrone*
*Kräutersalz*
*schwarzer Pfeffer, frisch gemahlen*
*3 EL Pinienkerne*
*3 EL Parmesan, frisch gerieben*

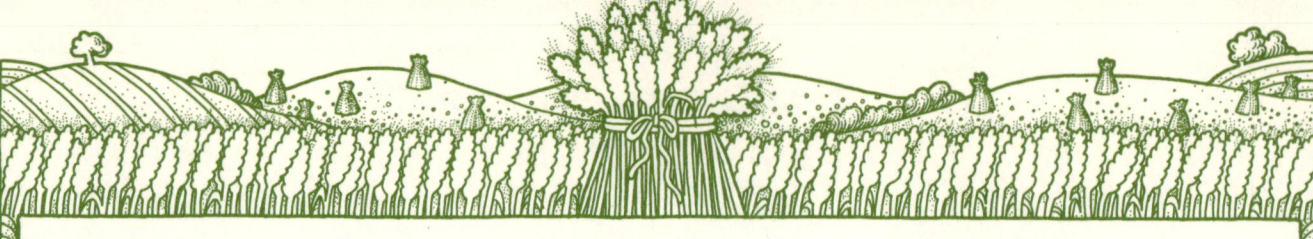

Die großen Blätter des Spinats etwas zerschneiden. Die Blätter in kochendes Wasser geben, einmal aufkochen lassen, sofort abgießen, in einem Sieb abtropfen lassen.

Olivenöl, zerdrückte Knoblauchzehe, Zitronensaft, Kräutersalz, Pfeffer und Pinienkerne für die Soße mischen. Die Pinienkerne vorher sehr kurz in einer trockenen Pfanne rösten (Vorsicht, sie brennen leicht an und werden bitter!). Die Soße über die lauwarmen Blätter gießen, mit Käse bestreuen, sofort servieren. Paßt gut zu Polenta, aber auch zu Pellkartoffeln.

▷ Statt Spinat können Sie für dieses Rezept auch Mangold oder Broccoli verwenden. Wenn Sie dieses Rezept mit Mangold zubereiten, müssen Sie die Blätter von den Stielen abstreifen und die Stiele 5 Minuten verkochen. Wenn Sie Broccoli verwenden, bereiten Sie ihn wie auf Seite 45 vor.

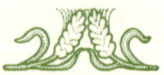

## Tomaten-Maisauflauf

*3 große Fleischtomaten, gehäutet, in sehr dicke Scheiben geschnitten*
*4 EL Maismehl*
*4 EL Olivenöl*
*Salz*
*½ TL Pfeffer, frisch gemahlen*
*½ TL Rosmarin*
*½ TL Basilikum*
*2 Maiskolben, die Körner von den Kolben abgeschnitten*
*6 Eier*
*⅛ l Sahne*
*6 EL Maismehl*
*1 Bund Schnittlauch, fein geschnitten*
*1 EL Paprika*
*Butter für die Form*

In eine ausgefettete, feuerfeste Form (Durchmesser ca. 24 cm) die mit Maismehl vermischten Tomatenscheiben geben, mit Öl beträufeln und kräftig würzen. Die Maiskörner über die Tomaten verteilen. Eier mit Sahne, Maismehl, Schnittlauch und Paprika verquirlen, über den Mais gießen. 40 Minuten bei 200° C backen. In der Form servieren. Paßt am besten zu Naturreis und einem grünen Salat.

## Gazpacho-Salat

*4 Maiskolben, sehr frisch, roh, oder 4 Maiskolben, etwas älter, in kochendem Wasser 5 Minuten gegart, abgetropft*
*1 mittelgroße rote Zwiebel, grob gehackt*
*2 Knoblauchzehen, fein gehackt*
*1 Schlangengurke, geschält, gewürfelt*
*5 Tomaten, abgebrüht, gehäutet, gewürfelt*
*1 kleine Zucchini, fein gewürfelt*
*4 EL Olivenöl*
*4 EL Rotweinessig*
*1 TL getrocknetes Basilikum oder 1 Bund frisches Basilikum, zerkleinert*
*Salz*
*Pfeffer, frisch gemahlen*

Maiskolben, gehackte Zwiebel, feingehackten Knoblauch, Gurkenwürfel, Tomaten- und Zucchiniwürfel mit Olivenöl, Rotweinessig und Basilikum vermischen und 1 Stunde kalt stellen. Mit Salz und Pfeffer abschmecken, servieren.

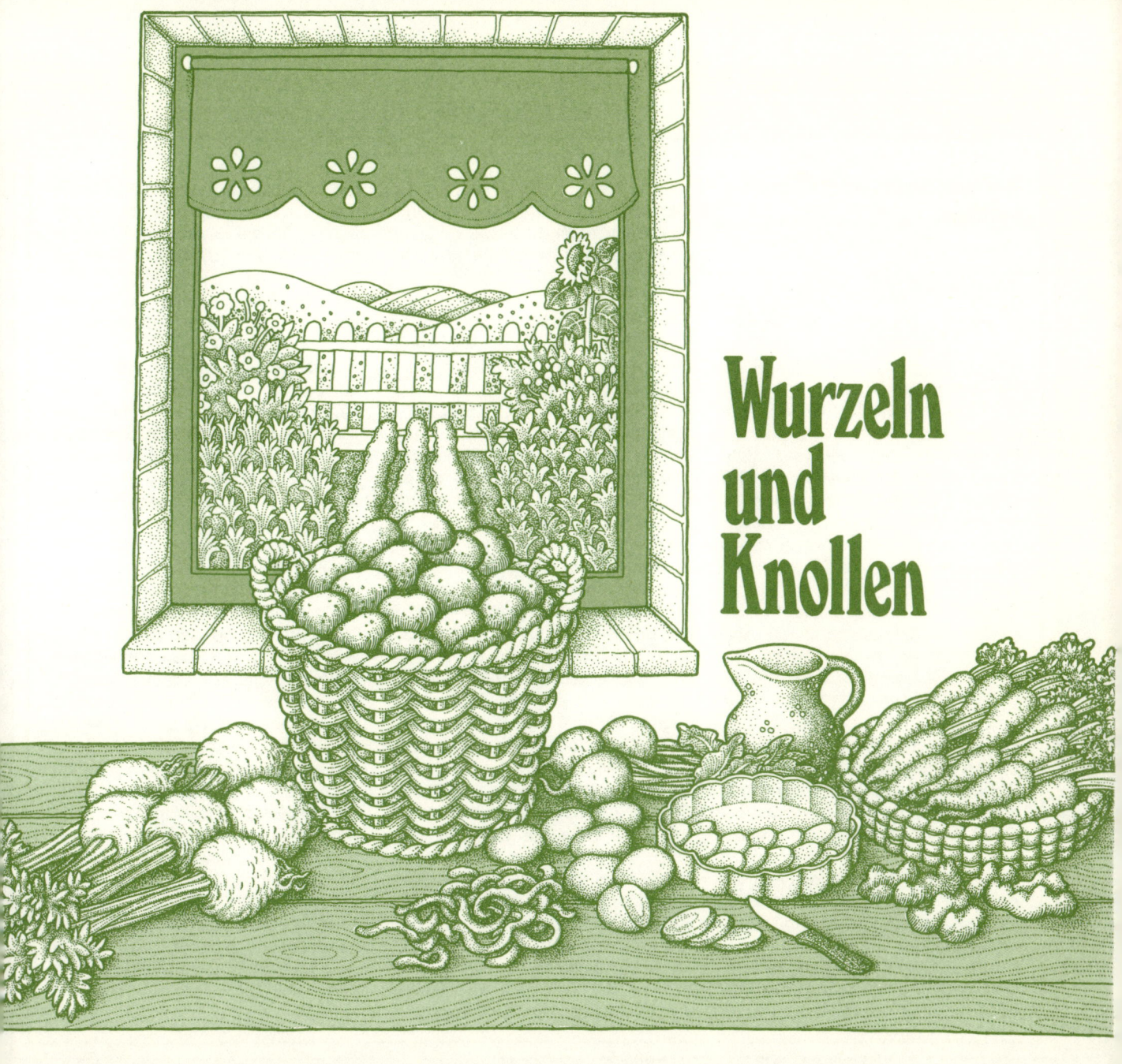

# Wurzeln und Knollen

## Åre Waerland und die Waerlandkost

Als junger Mann schon war der Schwede Åre Waerland so krank, daß er annahm, er müsse bald sterben. Aufgrund dieser Tatsache faßte er den Entschluß, die wahren Gründe der Gesundheit aufzuspüren. Auf seiner Suche kam er mit 20 Jahren, nachdem er seine Heimat und das begonnene Philosophiestudium verlassen hatte, nach London, wo er Medizin studierte und die Entdeckungen machte, die er als eine »Befreiung aus dem Hexenkessel der Krankheiten« beschrieb. Als erstes lernte er die englische Vorliebe für frische Luft und Körperertüchtigung. Als zweites lernte er, unter der Anleitung des berühmten englischen Chirurgen und Medizin-Professors SIR ARBUTHNOT LANE und des Biologen SIR ARTHUR KEITH, die Naturkost kennen. Diese beiden Entdeckungen machte er zu den tragenden Säulen seiner inzwischen berühmten Waerlandkost. Geheilt von seinem eigenen Gebrechen, umgewandelt von einem bleichen, schwachen, pickligen Jungen in einen sportlichen, unermüdlichen, vital-gesunden Arzt, war er in der Lage, Tausenden von Leidenden den Weg zu neuer Gesundheit zu zeigen.

Waerland sah in der einseitigen Kochkost, dem Verzehr von Zucker und Weißmehl und der konzentrierten Eiweißnahrung die Ursachen für alle menschlichen Erkrankungen. Diese Kost führe zu einem Säureüberschuß im Körper, weil bei ihr die basischen Salze fehlen. Die Eiweißnahrung führe zu einer Darmdysbiose, weil sich Fäulnisbazillen statt Verdauungsbazillen im Darm vermehren. Dies beides führe fast unvermeidlich zur Krankheit.

Jede Konzentration der Nahrung, so behauptete Waerland, sei unnatürlich. In erster Linie, weil sie konzentriert ist, und zweitens, weil sie aus ihrem natürlichen Zusammenhang mit anderen Stoffen losgelöst ist. Hierbei meint er hauptsächlich den Zucker und das weiße Mehl, aber auch das Eiweiß in der Form, wie es heute bei uns Zivilisationsmenschen gegessen wird. Diese Substanzen sind säurebildend, d. h., sie hinterlassen im Stoffwechsel Schlackenstoffe, die sauer sind. Um diese Säuren auszugleichen, muß man reichliche Mengen von basenreicher Nahrung zu sich nehmen, um eine für den Körper lebensnotwendige Balance zwischen Säuren und Basen herzustellen. Die basischen Salze, vor allem die Mineralien Kalium, Calcium, Natrium und Magnesium, die für diesen Ausgleich notwendig sind, findet man hauptsächlich in Wurzelgemüsen und in den Randschichten des Getreides. Da sie in den Schalen und der äußeren Schicht der Kartoffeln so reichlich vertreten sind, empfiehlt Waerland, täglich von diesen wunderbaren Knollen zu essen, allerdings immer mit Schale. Da die basischen Mineralien und Vitamine leicht löslich sind, gehen sie rasch in die Kartoffel-Gemüsebrühe über, die daher von großer Bedeutung in seinen Speiseplänen ist. Als Frühstücksgetränk empfiehlt er deshalb eine milde Kartoffel-Gemüsebrühe, »das Excelsior«, die aus Kartoffeln, Sellerie und Möhren besteht. Zu Mittag dagegen propagiert er die »Kruska«, eine Getreidemahlzeit aus geschroteten Getreidekörnern. Und zum Abendessen nochmals eine Kartoffelmahlzeit mit Rohgemüse, selbstverständlich mit ungeschälten Kartoffeln.

Waerlandkost ist natürlich vielseitiger als die hier aufgeführten Beispiele. Die Betonung bei der Waerlandkost liegt jedoch auf gesundheitlichen Werten, nicht auf Gaumenfreuden. Für mich war die strenge Einhaltung eines solchen Kostplanes nicht attraktiv, da ich sehr auf die Genußfreuden des Essens achte und Gesundheit mit Genuß stets verbinden möchte. Mein Speiseplan schließt viel mehr Gekochtes ein, als es die strenge Waerlandkost erlaubt, und ich genieße auch Eier und Sahne, Gewürze und Kräuter, welche Waerland verpönt. Aber ich habe vieles von ihm übernommen und glaube auch, daß für viele Menschen seine Ideen gesundheits- und sogar lebensrettend sein können!

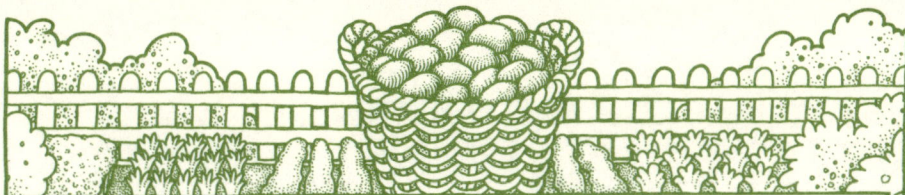

# Kartoffeln
## Kontroversknollen

Die Kartoffel stammt aus den Anden Südamerikas, wo auch heute noch zahlreiche Wildformen vorkommen. Nach Europa kamen sie im 16. Jahrhundert und seit Ende des 18. Jahrhunderts ist der Kartoffelanbau in allen Teilen Europas gebräuchlich. Jedoch hat kaum ein anderes Gemüse so viele widersprüchliche Aussagen hervorgerufen wie die Kartoffel. Wegen ihres Geschmacks wird sie wohl immer begeisterte Anhänger finden. Aber ihre Auswirkungen bleiben umstritten.

Viele Gesundheitslehrer betonen die wohltuende Wirkung der Kartoffeln auf unseren Körper. EDUARD BRECHT lobt ihren Reichtum an Mineralien, besonders an Kalium und Calcium. Diese Mineralien neutralisieren die Wirkung des Natriums (Kochsalz) in unserem Körper und helfen somit, Bluthochdruck, Gefäßkrankheiten, Kreislaufstörungen, Nierenleiden und auch rheumatische Leiden zu mildern. Die vielen Mineralien in der Kartoffel binden auch den Säureüberschuß im Körper. Das Kartoffeleiweiß, besonders wenn es zusammen mit Eiern verzehrt wird, ist hochwertig und leicht verdaulich.

ÅRE WAERLAND, der schwedische Ernährungsreformer, schreibt Kartoffeln zweimal am Tag vor. Morgens, in Form einer Gemüsebrühe auf Kartoffelbasis und abends als Pellkartoffeln mit Salat und Milch. Er empfiehlt eine Nahrung aus Kartoffeln und Mohrrüben als beinahe unfehlbares Heilmittel gegen rheumatische Leiden.

Anders ist es mit den Makrobiotikern, welche die Kartoffel als giftig ablehnen. Auch die Anhänger von RUDOLF STEINERS Philosophie verachten die Kartoffel als »in der Finsternis wachsende, unförmige Knolle«.

Die Kartoffel soll, laut Steiner, das Mittelhirn des Menschen belasten und daher seine geistige Entwicklung behindern. Ihr Gehalt an dem Pflanzengift Solanin wird als bedrohlich angesehen.

Sicher ist, daß die Kartoffel zu Unrecht unsere Getreidenahrung in den letzten Jahrhunderten verdrängt hat. Kartoffeln sind einfacher anzubauen als Getreide, weniger wetterempfindlich und in einer Zeit, wo viel Fett und Fleisch gegessen wird, ein alkalischer Ausgleich zum säureüberschüssigen Fleisch. In der Vollwertkost sollte die Kartoffel allerdings hinter dem Getreide zurücktreten und nicht öfter als 2–3 mal in der Woche gegessen werden, da sie weniger wertvoll ist als Vollkorn. Sie sollte immer mit der Schale genossen werden, um nichts von ihrem Wert zu verlieren!

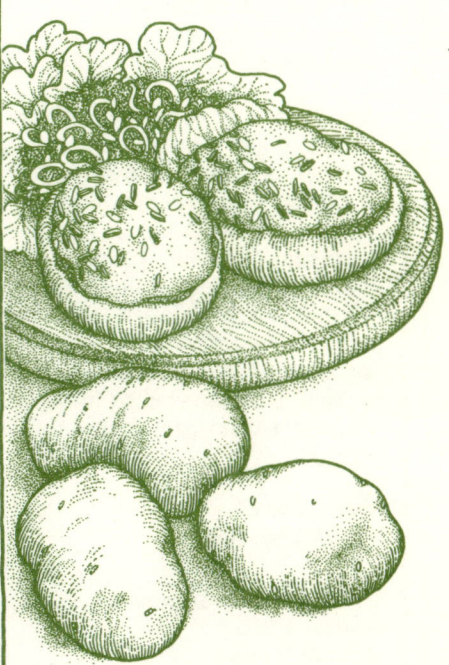

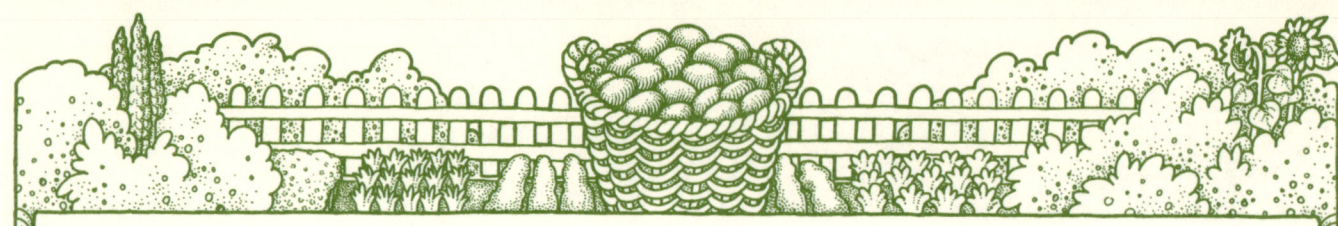

## Gefüllte Kartoffeln

*Kartoffeln, gut gebürstet*
*Butter*

*Pro Pfund (500 g) Kartoffeln:*
*1 Ei*
*1 TL Butter*
*1 TL Schnittlauch, gehackt*
*1 Spritzer Worcestershiresoße*
*3 EL Käse, gerieben*
*Salz*
*Pfeffer, frisch gemahlen*
*Cayennepfeffer, nach*
*Geschmack*

Kartoffeln mit gebutterten Händen einfetten, auf dem Ofenrost etwa 50 Minuten bei 225°C backen (Haut mit der Gabel 2–3mal vorher einstechen, damit sie nicht platzt!). Ausgebackene Kartoffeln halbieren, die Hälfte des Fleisches mit einem Löffel herausholen und in einer Schüssel mit den übrigen Zutaten vermischen. Wieder in die ausgehöhlten Schalen füllen und weitere 10 Minuten bei 220°C backen. Mit einem knackigen Salat servieren.

## Süß-saurer, rot-grüner Salat

*2 kleine Rote Bete, geschält,*
*fein geraffelt*
*2 EL Zitronensaft*
*abgeriebene Schale von*
*1 unbehandelten Zitrone*

*Soße*
*2 EL Apfelessig*
*2 EL Honig*
*1 EL Öl*
*1 Prise Salz*

*1 Kopfsalat, gewaschen, zerpflückt*
*1 rote Zwiebel, in feine Ringe geschnitten*
*1 grüne Zwiebel (Frühlingszwiebel), in feine Ringe geschnitten*
*schwarzer Pfeffer, frisch gemahlen*

Die Rote Bete sofort mit Zitronensaft und -schale mischen.
Aus Essig, Honig, Öl und Salz eine Soße mischen, auf dem Herd erwärmen, gut verrühren.
Grüne Salatblätter auf Portionstellern anrichten, darauf das Rote Bete-Gemisch geben und hierauf rote und grüne Zwiebeln. Die warme Soße darauf verteilen. Mit frischgemahlenem, schwarzen Pfeffer würzen.

## Janson's Versuchung
Die Schwedische

*3 mittelgroße Zwiebeln, gehackt*
*3 EL Butter*
*4–5 große, mehlige Kartoffeln,*
*erst in Scheiben, dann in kleine*
*Stifte geschnitten*
*1 flache Dose Anchovisfilets*
*(oder 1 Glas Sardellen, gespült),*
*gehackt, mit Flüssigkeit*
*1½ Becher (300 ml) Sahne*
*schwarzer Pfeffer, frisch gemahlen*

Zwiebeln in der Butter weich dämpfen. Kartoffeln, Zwiebeln, Anchovis und Sahne gründlich vermischen, in eine flache Form geben und die Oberfläche mit reichlich schwarzem Pfeffer dicht bestreuen. 1 Stunde bei 220°C im Ofen backen. Mit einem prickelnden Salat und Bier servieren.

## Prickelnder Rotkohlsalat

*3 EL Rosinen*
*3 EL Apfelessig*
*1 kleiner Rotkohl, sehr fein gehobelt*
*2 rote Zwiebeln, in feine Ringe geschnitten*
*2 Bund Dill, fein gehackt*
*1 Apfel, grob gehackt*
*Saft von 1 Zitrone*
*Saft von 1 Apfelsine*
*3 EL Preiselbeeren (eingemacht).*
*3 EL Apfelsinenschale,*
*fein gehackt*
*(nur von unbehandelten*
*Apfelsinen!)*
*3 EL Salatöl*
*1 TL Kräutersalz*
*Pfeffer, frisch gemahlen*
*etwas Cayennepfeffer*

Rosinen in Apfelessig einweichen. Rotkohl, Rosinen, Zwiebeln, Dill, Apfel, Obstsaft, Preiselbeeren, Apfelsinenschale und Öl gut vermischen, abschmecken und 30 Minuten ziehen lassen.

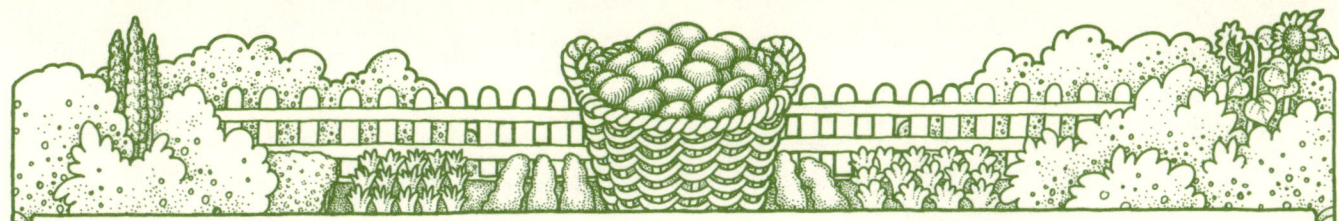

## Cremekartoffeln

*1 kg mehlige Kartoffeln,*
*gut gebürstet, ungeschält,*
*in dünne Scheiben geschnitten*
*¼ l Sahne*
*¼ l Milch*
*3 mittelgroße Zwiebeln, gewürfelt*
*50 g Butter*
*1 Knoblauchzehe, durchgedrückt*
*Salz*
*1 TL Thymian*
*2 Eier, verschlagen*
*250 g Emmentaler, gerieben*

*Fett zum Fetten der Form*

Die Kartoffelscheiben sofort mit Sahne und derselben Menge Milch vermischen. Am besten Milch und Sahne vorher in eine Schüssel geben und die Kartoffeln auf dem Gurkenhobel direkt hineinschneiden. Zwiebeln in Butter weich dünsten. Eine Knoblauchzehe dazudrücken, mit reichlich Salz und Thymian würzen, diese Zwiebelmischung mit den Eiern und dem Käse zu den Kartoffeln geben und alles miteinander vermengen. Dann in einer ausgefetteten, flachen, feuerfesten Form ca. 1–1½ Stunden – je nach Dicke der Kartoffelscheiben – bei 200°C backen. Mit einem grünen (wie dem nachfolgenden Kaisersalat) und einem roten Salat (z. B. Radieschensalat siehe Seite 44 oder Rote Bete-Salat siehe Seite 50) servieren.

## Kaisersalat

*500 g Salatblätter (Römischer Salat,*
*Spinat, Endivien und Kopfsalat,*
*gemischt)*
*Eiweiß von 1 hartgekochten Ei*
*1 große Gemüsezwiebel, in Scheiben*
*geschnitten*
*etwa 15 g (1 Scheibe) Roquefort*

*Soße*
*Eigelb von 1 hartgekochten Ei*
*4 EL Olivenöl*
*1 EL scharfer Senf*
*1 Knoblauchzehe, durchgepreßt*
*2 EL Rotweinessig*
*Kräutersalz*
*Pfeffer, frisch gemahlen*

Eiweiß klein hacken, Roquefort zerkrümeln, mit den Salatblättern und der Zwiebel mischen. Eigelb mit Öl, Senf, Knoblauch, Essig, Kräutersalz und Pfeffer zu einer kräftigen Soße verrühren. Über den Salat geben.

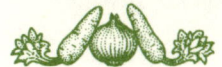

## Super-Suppe
Popeye Spezial

*1 kg Kartoffeln, gut gebürstet,*
*ungeschält, klein gehackt*
*500 g Porree (Lauch) geputzt,*
*in Ringe geschnitten*
*1 l Gemüsebrühe*
*1 Paket (250 g) tiefgefrorener*
*Spinat, nicht aufgetaut*
*1 Becher Sahne*
*Petersilie, gehackt*
*Parmesan, gerieben*

Kartoffeln und Porree in Gemüsebrühe gar kochen, pürieren oder durch ein Sieb streichen. Suppe wieder in den Topf geben. Zusammen mit dem Spinat leise köcheln lassen, bis der Spinat aufgetaut ist. Sahne unterziehen, mit gehackter Petersilie bestreuen. Servieren. Dazu geriebenen Parmesan reichen.

▷ Wenn Sie Spinat für die Suppe verwenden, sollten Sie sie nicht noch einmal aufwärmen.
Sie können diese Suppe jedoch endlos variieren, wenn Sie Kresse, Brennnessel, Sauerampfer, Kapuzinerkresse, Borretsch usw. anstelle des Spinats verwenden. Sie ist jedesmal ganz anders im Geschmack. Am schönsten ist sie, mit Kapuzinerkresse-Blättern gekocht, als Kaltschale serviert und in der Schale mit Kapuzinerkresse-Blüten verziert.

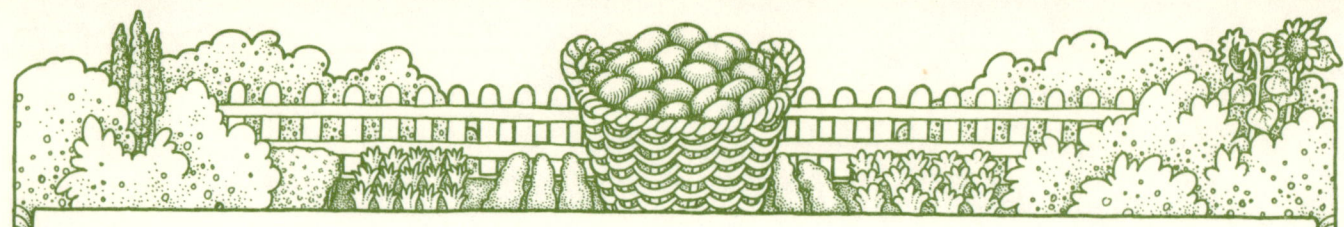

## Latkes
Jüdische Kartoffelpfannkuchen

500 g Kartoffeln, gekocht, abgekühlt,
ungeschält, grob gehackt
2 Eier, verschlagen
1 TL Salz
½ TL Majoran
1 Knoblauchzehe, durchgepreßt
1 Zwiebel, fein gehackt

Butter zum Ausbacken
saure Sahne

Alle Zutaten vermischen, zu kleinen
Pfannkuchen formen, in Butter ausbacken. Dabei die Pfannkuchen in der
Pfanne flach drücken. Mit einem pikanten Salat, z. B. Dillsalat, und saurer Sahne servieren.

## Dillsalat

2 Bund Dill, fein gehackt
2 große Fleischtomaten
1 Bund Radieschen
1 Gurke
1 Bund Frühlingszwiebeln
1 Salzgurke

Soße
4 EL Olivenöl
1 Bund Petersilie, fein gehackt
2 EL Zitronensaft
2 Knoblauchzehen, fein gehackt
Salz
Pfeffer, frisch gemahlen
½ TL oder weniger Cayennepfeffer

Die Gemüse in Würfel schneiden und
mit Dill vermischen. Die Soße aus den
übrigen Zutaten zubereiten und darübergeben.

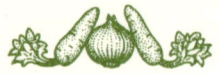

## Tortilla
Spanisches Kartoffelomelett

Für 12 Portionen
1 kg Kartoffeln, gut gebürstet,
ungeschält, in sehr dünne Scheiben
oder Stifte geschnitten
6 EL Olivenöl
6 EL Wasser
30 g grüne Zwiebeln oder
Frühlingszwiebeln,
in Ringe geschnitten
1 grüner oder roter Paprika
(oder von jeder Farbe die Hälfte),
in feine Ringe geschnitten
1 Chilischote, entkernt, die weißen
Fäden entfernt, gehackt
6–10 Eier
Pfeffer, frisch gemahlen
Salz
Chilimischung oder Paprika
1 Bund Petersilie, fein gehackt
1 TL Oregano
1 TL Kumin, gemahlen

Die Kartoffeln in Öl und Wasser sehr
langsam weich dünsten. Nach 15 Minuten das andere Gemüse zugeben.
Inzwischen die Eier mit Kräutern und

Gewürzen vermischen. Wenn die Kartoffeln weich sind, die Eiermischung
darübergießen und stocken lassen.
Als ganze »Kuchen« oder in großen
Schollen umwenden, 5 Minuten bräunen. Mit Mexikanischer Soße und grü-
nem Salat servieren.

## Mexikanische Soße

1 große Gemüsezwiebel
1 roter Paprika oder
je ⅓ eines roten, grünen
und gelben Paprika
2 Knoblauchzehen
5 Fleischtomaten
1 Glas Kapern
2 EL Worcestershiresoße
1 TL Tabasco oder
½ TL Cayennepfeffer und
1 TL Essig
Salz
Pfeffer, frisch gemahlen
1 TL Koriander

Zwiebel, Paprika, Knoblauch und Tomaten sehr fein zusammenhacken,
nicht pürieren. Kapern, Worcestershiresoße und Tabasco dazugeben und
vermischen. Soße kalt oder leicht erwärmt (nie gekocht!) zu Kartoffel- und
Eiergerichten servieren.
▷ In der echten Mexikanischen Küche ist diese »rote Soße« mit so
vielen frischen Chilischoten ange-
reichert, daß Sie Feuer damit anzünden können!

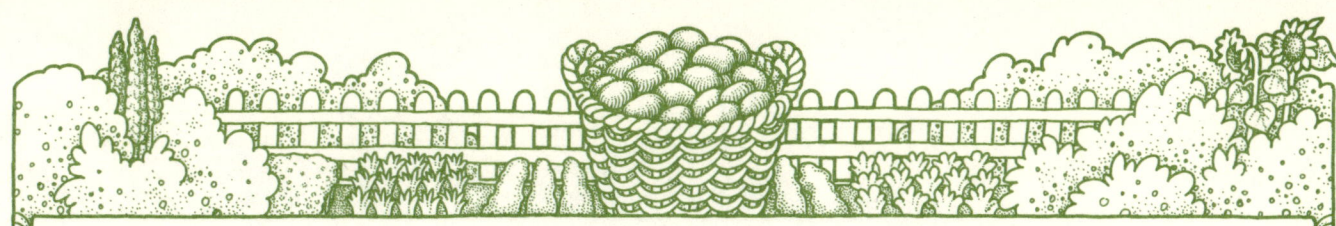

## Spinatsalat mit Käsesahne

*500 g Spinat, ersatzweise Feldsalat
oder Endivien, gut gewaschen,
grobe Stiele entfernt, große Blätter
etwas zerkleinert
4–5 Tomaten, geachtelt, die Kerne
herausgedrückt
1–2 Zwiebeln, in feine Scheiben
geschnitten*

*Soße
1 Glas Crème fraîche
50 g alter Gouda oder Parmesan,
gerieben
Salz
Muskatnuß, frisch gerieben
Pfeffer, frisch gemahlen*

Spinat, Tomaten und Zwiebel sorgfältig mischen. Die Soße zubereiten. Soße erst kurz vor dem Servieren mit dem Spinat mischen.

## Cebolla burriano
Spanischer Zwiebelsalat

*3 große Gemüsezwiebeln oder rote
Zwiebeln, in sehr feine Scheiben
geschnitten*

*Soße
6 EL Olivenöl
2 EL Rotweinessig
50 g schwarze Oliven, entsteint
6–8 Anchovis (Sardellenfilets),
grob geschnitten
schwarzer Pfeffer, frisch
gemahlen*

Die Zwiebeln ½ Stunde in gesalzenem Eiswasser wässern, herausnehmen, in einem Tuch auswringen. Aus Olivenöl, Essig, Oliven und Anchovis eine Soße zubereiten, mit Pfeffer abschmecken und den Salat mit der Soße anrichten.

## Frijoles Refritos

Doppelt gebackene Bohnen – wichtiger Bestandteil eines mexikanischen Essens

*1 Zwiebel, fein gehackt
3 EL Butter oder Butterschmalz
8 EL Tomatenmark
1 EL Chiligewürzmischung
1 Dose rote Bohnen, mit Flüssigkeit
oder bunte oder braune Bohnen
150 g mittelalter Gouda, gerieben*

Zwiebeln in Butter weich dünsten. Tomatenmark und Chilipulver dazugeben. Bohnen mit Flüssigkeit darübergießen. Die Bohnen zermusen und das Bohnenmus unter ständigem Rühren erhitzen, bis alle Flüssigkeit verdampft ist. Auf diese trockene, heiße Masse den Käse streuen und schmelzen lassen. Sofort servieren.

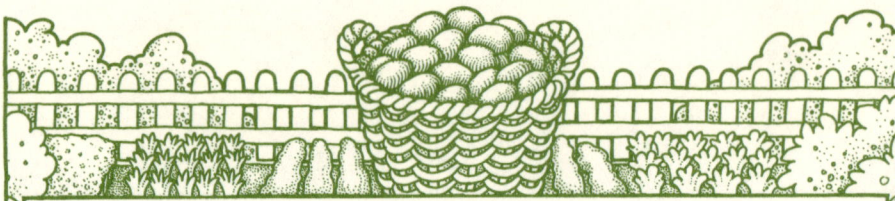

# Sellerie

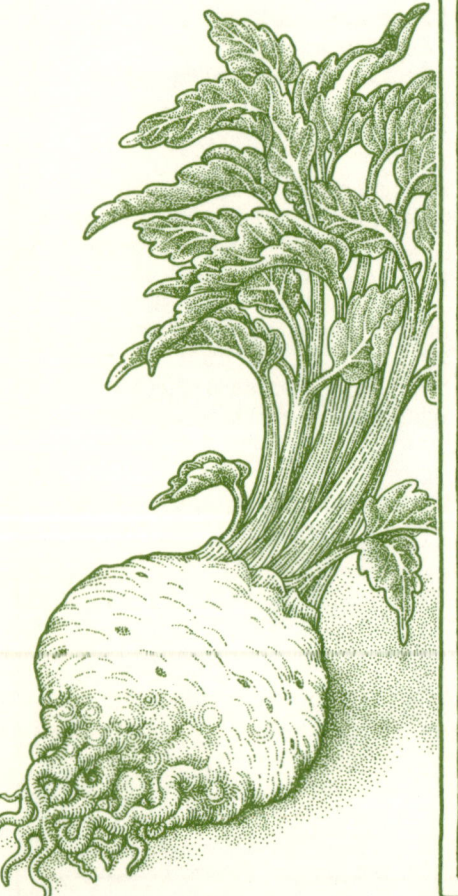

Die Sellerieknolle landet bei uns viel zu oft im Suppentopf! Sie verdient aber einen viel ehrenvolleren Platz auf dem Speiseplan, nämlich als würziges und kraftvolles Hauptgericht. Sie ist ein delikates Gemüse und gesundheitlich äußerst wertvoll. Vor allem regt die Sellerie unsere Verdauung an, fördert die Ausscheidung von Wasser und die Auflösung von Schleim. Sie soll eine günstige Auswirkung auf Rheuma und Arthritis haben und auch Nerven und Drüsen stärken. Kurzum, ein Heilmittel ersten Ranges!

Ihr milder Geschmack läßt eine Vielfalt von Zubereitungen zu, mal süß, mal pikant, mal mild, als Rohkost und als Suppe. Durch den ganzen Winter kann sie unseren Speisezettel bereichern, uns die Grippe fernhalten!

## Selleriesuppe

*1 Sellerieknolle (etwa 750 g), geschält, klein gewürfelt*
*1 l Gemüsebrühe*
*1 mittelgroße Zwiebel, fein gehackt*
*2 EL Butter*
*3 EL Parmesan oder alter Gouda, gerieben*
*1 Becher saure Sahne*
*1 kleines Glas Kapern, mit Flüssigkeit*
*1 Bund Petersilie, sehr fein gehackt*
*1 Bund Schnittlauch, sehr fein gehackt*
*schwarzer Pfeffer, frisch gemahlen*
*Kräutersalz*
*Cayennepfeffer*

Die Sellerieknolle in der Gemüsebrühe weich kochen. Die Zwiebel in Butter goldgelb dünsten. Sellerie im Mixer oder mit dem Handrührgerät zu einem sämigen Püree schlagen oder durch ein Sieb streichen. Zwiebeln, Käse, saure Sahne, Kapern, Petersilie und Schnittlauch zugeben, vermischen und kräftig abschmecken.

## Selleriesalat mit Grünzeug

*etwa 500 g Sellerie, fein geraspelt*
*etwa 1/4 l saure Sahne oder Schmand*
*1 Bund Petersilie, fein gehackt*
*1 Bund Schnittlauch, fein geschnitten*
*1 Karton Kresse, abgeschnitten*
*1 Bund Dill, fein gehackt*
*etwa 1 TL Kräutersalz*
*schwarzer Pfeffer, frisch gemahlen*
*2 EL Worcestershiresoße*

Sellerie sofort mit der sauren Sahne vermischen. Kräuter dazugeben. Mit Kräutersalz, Pfeffer und Worcestershiresoße pikant würzen. 15 Minuten ziehen lassen, servieren.

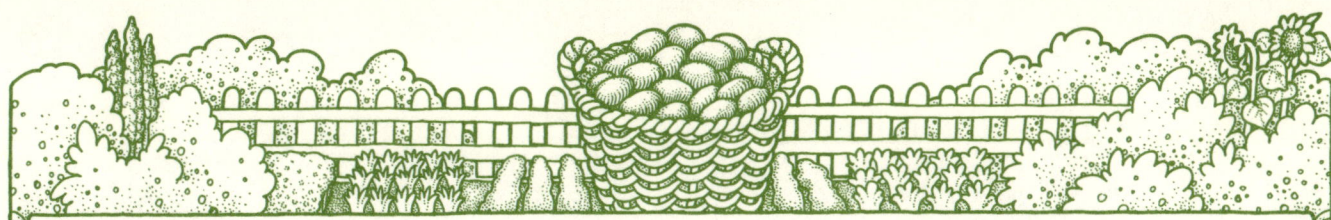

## Sellerieschnitzel mit Kapernsoße

*Saft von 1 Zitrone*
*¹/₂ l Wasser*
*1 Sellerieknolle (etwa 750 g), geschält,*
*in 2 cm dicke Scheiben geschnitten*
*1 Tasse Weizenvollkornmehl*
*1 Ei*
*1 Tasse Vollkornbrösel*
*Kokosfett*

*Soße*
*Selleriekochwasser*
*2–3 EL Vollkornmehl*
*(am besten Grünkern),*
*frisch gemahlen*
*1 Glas Kapern, mit Flüssigkeit*
*1 TL scharfer Senf*
*1 EL Worcestershiresoße*
*Kräutersalz*
*reichlich Pfeffer,*
*frisch gemahlen*

Den Zitronensaft mit dem Wasser zum Kochen bringen. Selleriescheiben darin 10 Minuten bißfest gar kochen (nicht weich!). Abkühlen lassen (am besten über Nacht). Selleriescheiben mit Mehl, Ei und Brösel wie ein Schnitzel panieren. In Kokosfett braun braten.
Das Selleriewasser mit dem Mehl verrühren, bei mäßiger Hitze eindicken. Kapern, Senf, Worcestershiresoße, Kräutersalz und viel frisch gemahlenen Pfeffer zur Soße geben, nicht mehr kochen.

## Tournedos Sellerini

*1 große Sellerieknolle,*
*geschält, in 2 cm dicke Scheiben*
*geschnitten*
*1 Spritzer Zitronensaft*
*250 g Champignons*
*2 Zwiebeln, fein gehackt*
*1 EL Butter*
*1 Knoblauchzehe, durchgepreßt*
*1 Glas Weißwein*
*2 Scheiben Vollkornbrot,*
*zerbröselt*
*1 Bund Petersilie, fein gehackt*
*Salz*
*Pfeffer, frisch gemahlen*
*Oregano*
*Rosmarin*
*3–4 Tomaten, in Scheiben*
*geschnitten*
*150 g Käse, gerieben*

Die Selleriescheiben in wenig Wasser mit einem Spritzer Zitronensaft (um das Verfärben zu verhindern) in etwa 12 Minuten knapp gar kochen. Champignons und Zwiebeln in Butter weich dünsten. Knoblauch dazugeben und mit Weißwein ablöschen. Vollkornbrösel und Petersilie zu den Champignons geben und gut durchmischen. Mit Salz, Pfeffer, Oregano und Rosmarin würzen. Diese Masse auf die gekochten Selleriescheiben verteilen, andrücken. Darauf 1 Tomatenscheibe legen und mit geriebenem Käse bestreuen. Bei 200°C so lange auf dem Blech backen, bis der Käse schmilzt.

## Sellerie-Ragoût fin

*3 EL Butter*
*500 g Sellerie, in 2 cm große Würfel*
*geschnitten*
*250 g kleine, weiße Champignons,*
*mit einem feuchten Tuch abgewischt*
*250 g kleine Zwiebeln, geschält,*
*ganz*
*1 Fenchelknolle, geputzt,*
*in 2 cm große Würfel geschnitten*
*1 l Gemüsebrühe*

*Soße*
*6 EL Crème fraîche, saure Sahne*
*oder Joghurt*
*1 Prise Muskatnuß, frisch gerieben*
*1 Bund Dill, gehackt*
*Salz*
*weißer Pfeffer, frisch gemahlen*
*1 TL scharfer Senf*
*2 EL Worcestershiresoße*

*2 Eier, hart gekocht, geschält,*
*in Scheiben geschnitten*

Butter in einem Suppentopf zerlassen. Gemüse in der Butter schwenken. 5 Minuten andünsten. Mit Gemüsebrühe übergießen. 20 Minuten leise kochen lassen, bis der Sellerie gar ist. Crème fraîche mit Muskatnuß, Dill, Salz, Pfeffer, Senf und Worcestershiresoße verrühren. Gemüse vom Feuer nehmen, einige Eßlöffel Brühe in die Soße rühren, angewärmte Soße wieder zum Gemüse geben und verrühren. Abschmecken. Die Eischeiben vorsichtig unterheben.

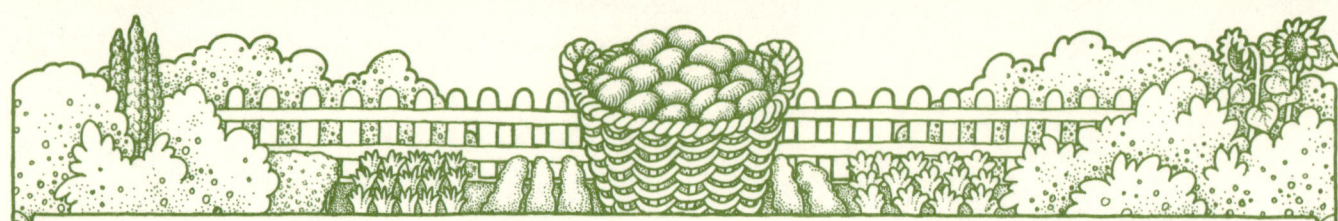

## Sellerie mit Senfmayonnaise

*1 Sellerieknolle (etwa 750 g), geschält,*
*grob geraffelt*
*Saft von 1 Zitrone (2–3 EL)*
*3 Eier, hart gekocht, Eiweiß und*
*Eigelb getrennt*
*3 EL scharfer Senf*
*ca. 125 ml Öl*
*Salz*
*Pfeffer, frisch gemahlen*
*1 Bund Petersilie, grob gehackt*
*1 rote Zwiebel, fein gehackt.*

Die Sellerieknolle sofort mit dem Zitronensaft vermischen, damit sie nicht braun wird. Das hartgekochte Eigelb in eine flache Schüssel geben, mit einer Gabel zerdrücken, Senf dazugeben, gründlich vermischen. Nach und nach teelöffelweise Öl dazurühren, bis eine dicke Mayonnaise entsteht. Mit Salz und Pfeffer abschmekken, mit Sellerie vermischen. Die Eiweiß grob hacken, mit Petersilie und Zwiebel mischen, den Salat damit bestreuen.

## Selleriemus

Dieses Gericht war eine Pannenhilfe, als ich Sellerie einmal zu lange gekocht habe.

*1 Sellerieknolle, in Stücke*
*geschnitten, weich gekocht*
*3 große Kartoffeln, in der Schale*
*gekocht, abgepellt*
*1 Ei, verschlagen*
*100 g milder Käse, gerieben*
*Salz*
*Pfeffer*
*1 Bund Schnittlauch, fein geschnitten*

*4–5 EL Vollkornbrösel oder die*
*gleiche Menge Sesamkörner, trocken*
*in der Pfanne hellbraun geröstet*
*Butter*

Sellerie und Kartoffeln zerstampfen, mit den restlichen Zutaten vermischen. In eine gefettete Auflaufform geben, mit Bröseln bestreuen, Butterflöckchen daraufsetzen, 20 Minuten bei 180°C backen. Mit Feldsalat mit Walnüssen servieren.

## Feldsalat mit Walnüssen

Feldsalat, der mit dem Baldrian verwandt ist und auch Rapunzel genannt wird, ist ein wohlschmeckender und beliebter Wintersalat.

*500 g Feldsalat, geputzt*
*150 g Walnüsse, grob gehackt*
*6 EL Öl*
*Salz*
*Pfeffer*
*1 TL Thymian oder Kräuter der*
*Provence*
*3 EL Rotweinessig*

Feldsalat waschen und gut abtropfen lassen. Gehackte Walnüsse in Öl erhitzen und sehr vorsichtig leicht bräunen. Vom Feuer nehmen, mit Salz, Pfeffer, Thymian oder Kräutern der Provence würzen, mit dem Essig vermischen und über den Feldsalat geben.

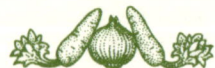

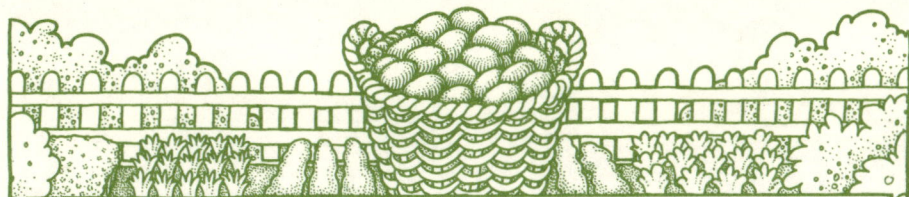

# Möhren & Pastinaken

Die deutsche Hausfrau muß man nicht von der Wichtigkeit und dem gesundheitlichen Wert der Möhre überzeugen. Die strahlend-gelben Säuglinge, die manch stolze Mutter in ihrem Kinderwagen präsentiert, sind Beweis genug, daß in Deutschland Möhrenpüree als erstklassige Nahrung angesehen wird. Was auch richtig ist. Die Möhre hat eine Reihe von Eigenschaften, die für gute Gesundheit wichtig sind. Sie ist blutbildend und blutreinigend, fördert das Wachstum, heilt Magen- und Darmschleimhäute, stärkt die Augen, ist leicht verdaulich und schmeckt wunderbar. Außerdem enthält sie viele Mineralien und die Vitamine $B_1$, $B_2$ und C. Es ist aber ihr Gehalt an der gelben Substanz, dem ß-Carotin, einer Vorstufe des Vitamin A, der die Möhre neuerdings in die Zeitungen gebracht hat. Dem ß-Carotin wird nämlich zugeschrieben, eine krebsverhindernde Wirkung zu haben, und kein Gemüse auf der Erde enthält so viel Carotin wie eben die Möhre. Zur Zeit sollen 50 000 Ärzte in Amerika in einem Langzeitexperiment diese Vermutung bestätigen. Jeder der Ärzte soll täglich eine Dosis Carotin zu sich nehmen, die etwa zwei Portionen an frischen Möhren entsprechen würde. Allerdings nehmen die Ärzte das ß-Carotin in Tablettenform ein, wahrscheinlich hatte man nicht die Erwartung, daß sie bereit wären, jeden Tag »wie gute Jungen« ihre Möhren zu essen.
Vielleicht sollten Sie einige neue Rezepte mit Möhren ausprobieren und des öfteren diese wunderbaren Wurzeln auf den Tisch bringen. Ob gekocht oder roh, sie sind vielseitig und verdienen ihren guten Ruf.

Die Pastinake ist im Geschmack eine Mischung aus Möhre und Petersilienwurzel. Sie schmeckt süß und würzig und läßt sich in jedem Möhrenrezept verwenden. Im Garten wächst sie noch besser als Möhren. In England und Amerika ist sie als »parsnip« sehr bekannt und beliebt. In Westeuropa wird sie kaum angebaut, dagegen wird sie in der russischen Küche sehr häufig verwendet. Die Pastinake wächst oft auf Wiesen und am Ackerrand als Wildgemüse. Sie war früher ein sehr beliebtes Sammelgemüse. Machen Sie sich die Mühe und versuchen Sie Samen für diese würzige Pflanze zu besorgen, vielleicht bei einem Bauern auf dem Wochenmarkt. Dann können Sie aus diesem Gemüse, das aussieht wie eine weiße Möhre, bald schmackhafte Gerichte zubereiten, denn die Pastinake läßt sich sowohl roh als auch gekocht verwenden.

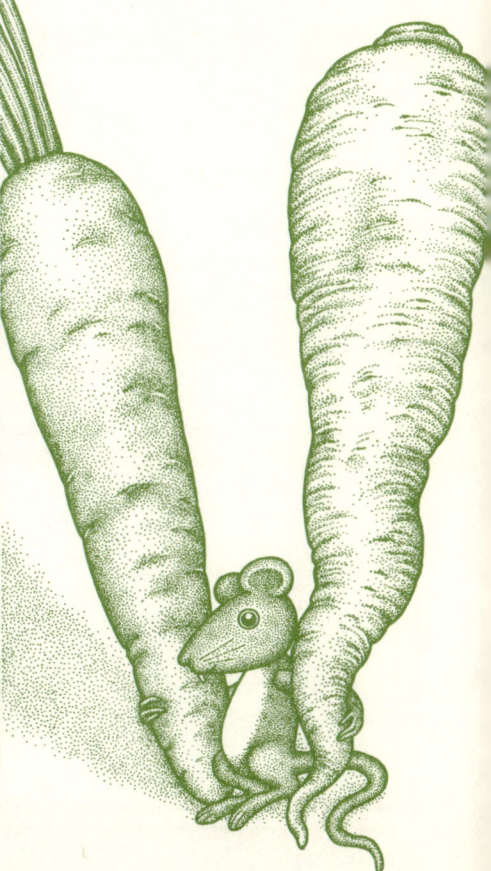

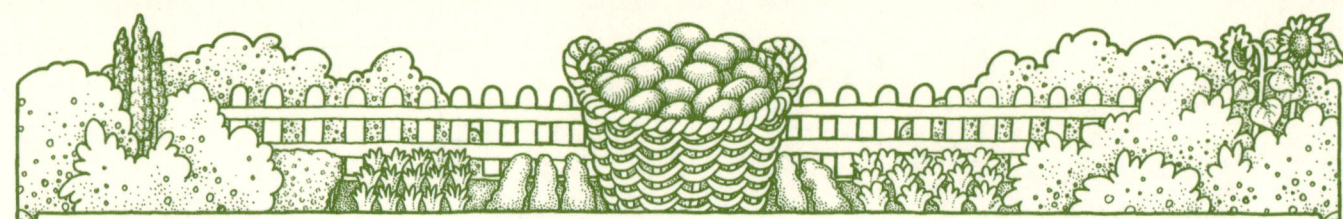

# Möhren dreimal

### Möhren mit Basilikum

*500 g Möhren, in etwa 5 cm lange,*
*gleich große Stücke geschnitten*
*2 EL Butter*
*Saft von 1 Zitrone*
*1/2 TL Basilikum, getrocknet*

Möhren in wenig Wasser und Butter
dämpfen, mit Zitronensaft und Basilikum mischen.

### Möhren mit Dill

*500 g Möhren, in 5 cm lange, gleich*
*große Stücke geschnitten*
*Gemüsebrühe, aus gekörnter Brühe*
*1 kleines Paket (62,5 g) Frischkäse*
*1 Bund Dill, gehackt*

Möhren in wenig Gemüsebrühe weich
kochen. Frischkäse und Dill darübergeben und rühren, bis der Käse zu
einer Soße geschmolzen ist.

### Möhren mit Rosinen

*1 Zwiebel, gehackt*
*Öl*
*500 g Möhren, in Scheiben geschnitten*
*2 EL Rosinen*
*1/4 l Wasser*
*2 EL Haselnüsse, gehackt*

Zwiebel in Öl glasig dünsten. Möhren,
Zwiebeln, Rosinen und Wasser zusammen 20 Minuten schmoren lassen. Mit Haselnüssen bestreuen.

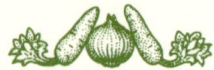

## Möhrensuppe

*1 kg Möhren*
*1 l Gemüsebrühe*
*Saft von 2–3 Apfelsinen*
*1 EL abgeriebene Apfelsinenschale*
*(nur von unbehandelten Apfelsinen)*
*oder 2 EL Grand Marnier*
*6 EL Sahne*
*1 Bund Schnittlauch oder 1 Bund Dill,*
*fein gehackt*
*Kräutersalz*
*Pfeffer, frisch gemahlen*

Möhren in Gemüsebrühe weich kochen, zu Brei pürieren oder durch ein
grobes Sieb streichen. Die Suppe mit
Apfelsinensaft und -schale oder
Grand Marnier, Sahne, Schnittlauch
oder Dill abrunden und mit Kräutersalz und Pfeffer würzen, servieren.
▷ Wenn Sie einen Entsafter haben,
können Sie die Suppe mit weniger
Brühe kochen und dafür 1/4 l rohen
Möhrensaft dazugeben. Sie können auch fertig gekauften milch-
sauren Möhrensaft (aus dem Reformhaus) zugeben. Auch das ist
sehr lecker und gesund.

## Möhren-Champignonkruste

Dieses Gericht gelingt am besten in
einer flachen, breiten Auflauf- oder
Gratinform, die Sie in den Ofen schie-
ben können.

*5 mittelgroße Zwiebeln, gehackt*
*1 Knoblauchzehe*
*50 g Butter*
*750 g Möhren, grob geraffelt*
*400 g Champignons, abgewischt*
*mit einem feuchten Tuch, nicht*
*gewaschen*
*5 Eier (Sie können auch weniger*
*nehmen)*
*200 g Vollkornbrösel*
*200 g mittelalter Gouda, grob geraffelt*
*Salz*
*Pfeffer, frisch gemahlen*
*Basilikum*
*Thymian*

*Butter*

Zwiebeln und Knoblauch in der Butter
weich dünsten. Dann mit den anderen
Zutaten mischen, aber jeweils die
Hälfte des Käses und der Brösel
zurückbehalten. Die Form buttern
und die Zutaten darin verteilen, mit
der restlichen Käse-Semmelbrösel-
schung bestreuen. Butterflöckchen
darauf verteilen und den Auflauf bei
180°C im Ofen zunächst 30 Minuten
zugedeckt, dann weitere 10 Minuten
offen backen, bis die Oberfläche
braun ist. Mit einem grünen Salat servieren.

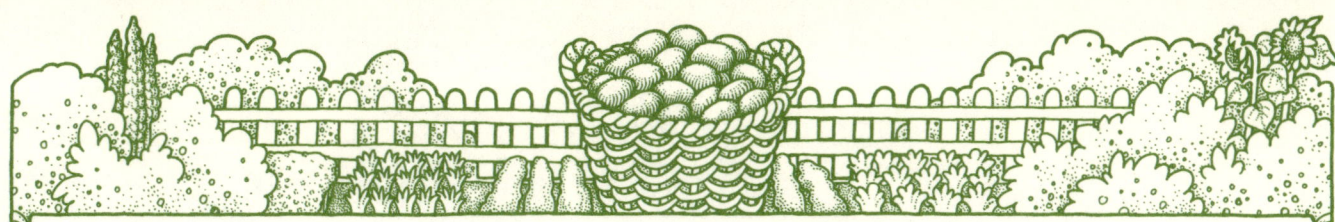

## Möhren-Melonensalat
### Eine sommerliche Wonne

*500 g Möhren, nicht zu fein geraffelt*
*ca. 500 g Honig- oder Netzmelone, in*
*Kugeln ausgestochen oder in Würfel*
*geschnitten*
*Saft von ½ Zitrone*
*1 TL Honig (mehr, wenn die Melone*
*nicht süß ist)*
*4 EL Crème fraîche*
*1 Prise Salz*

Alle Zutaten schnell vermengen und
zugedeckt 1 Stunde kühl stellen.

## Möhrenpudding

*500 g Möhren, fein geraspelt*
*½ l Milch*
*4 Eier, getrennt*
*125 g Vollkornbrösel*
*60 g Butter*
*2 EL Apfelsinenlikör oder Saft*
*von 1 Apfelsine mit 1 EL Honig*
*vermischt*
*1 Prise Zimt*
*1 Prise Muskatnuß, frisch gerieben*
*Salz*
*Pfeffer, frisch gemahlen*

*Butter für die Form*
*Brösel für die Form*

Möhrenraspel, Milch, Eigelb, Vollkornbrösel, Butter, Apfelsinenlikör
oder mit Honig gesüßten Apfelsinensaft mischen. Mit Zimt, Muskatnuß,
Salz und Pfeffer würzen, Eiweiß steif
schlagen. ⅓ des Eischnees unterrühren, ⅔ danach vorsichtig unterheben.
Eine Pudding- oder Kastenform ausbuttern, mit Bröseln ausstreuen. Die
Möhrenmasse einfüllen, mit Alufolie
fest zudecken. In ein heißes Wasser-
bad stellen, 2 Stunden leise sieden
lassen. Folie entfernen, mit einem
Messer den Pudding von der Form lösen, stürzen.

## Apfelsinen-Weinsoße

Eine wunderbare Soße zu Möhren-
pudding, die gut zu allen Möhrenge-
richten paßt.

*¼ l Apfelsinensaft*
*1 EL Honig, wenn der Saft*
*nicht süß ist*
*¼ l trockener Weißwein*
*2 EL Pfeilwurzelmehl oder*
*Speisestärke*
*1 Prise Salz*
*1 Prise Cayennepfeffer*

Apfelsinensaft, Honig und Wein mischen, erhitzen, Pfeilwurzelmehl oder
Speisestärke in dieser Mischung auflösen, alles langsam erhitzen, bis es
leicht eindickt. Mit Salz und Cayennepfeffer abschmecken.

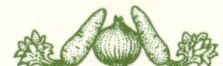

## Pastinaken

### Kandierte Pastinaken

*500 g Pastinaken, gut gebürstet,*
*ungeschält, in Stifte geschnitten*
*⅛ l Wasser*
*1 Prise Salz*
*2 EL Butter*
*2 EL Honig*
*50 g Walnußkerne, grob gehackt*

Pastinakenstifte mit Wasser und Salz
etwa 10 Minuten zugedeckt kochen,
bis die Wurzeln weich sind und das
Wasser fast verkocht ist. Butter, Honig und Nüsse dazugeben und ohne
Deckel 10 Minuten weiterschmoren.

### Würziger Pastinakensalat

*500 g Pastinaken, fein geraspelt*
*1 großer, säuerlicher Apfel,*
*ungeschält, grob geraspelt*

*Soße*
*2 EL Apfelessig*
*1 Prise Ingwer*
*1 Prise Muskatnuß, frisch gerieben*
*1 Prise Salz*
*3 EL Öl*
*2 EL Ahornsirup oder Honig*

Pastinaken und Apfel mischen. Die
Soße zubereiten und alles sofort miteinander mischen.

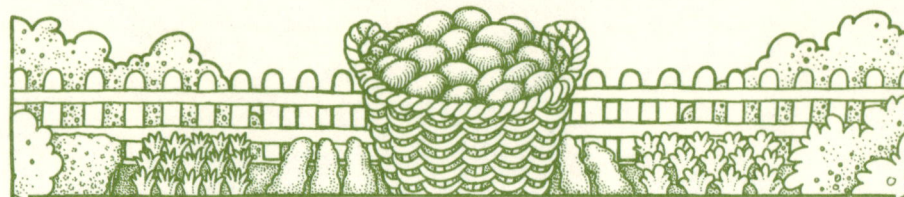

# Rote Bete

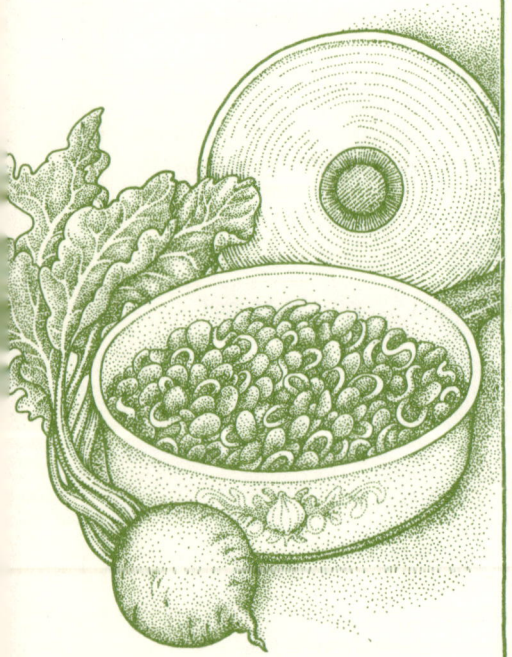

Wenn Sie einen Garten haben und nur ein einziges Gemüse anpflanzen könnten, würde ich sagen, es sollte Rote Bete sein. Nicht nur, weil die Rote Bete gesundheitsfördernd ist – sie enthält Kalium, Magnesium, Calcium, Kieselsäure, Eisen, Vitamin B und C, und die Vitalstoffe Rutin und Anthocian – sondern auch, weil frische Rote Bete aus dem Garten so süß und saftig ist, daß sie alle Vorurteile gegen diese roten Juwelen abbauen werden. Die zähen, faden, trockenen Roten Bete, die man im Laden bekommen kann, lassen die meisten Menschen in dem Glauben, daß Rote Bete zwar gesund, aber äußerst langweilig ist.

Frische Rote Bete schmecken, roh wie gekocht, ausgezeichnet. Aus dem eigenen Garten bekommt man auch die wunderschönen, rot-grünen Blätter, die man wie Mangold oder Spinat kochen kann. Für den Winter können Sie Rote Bete gut lagern, aber milchsauer eingelegt sind sie vitaminreicher und schmecken sehr pikant. Manche Naturheilkundigen behaupten, gesäuerte Rote Bete sei ein hervorragendes Mittel gegen Krebs.

## Rote Bete-Gemüse mit Zwiebeln

*5 kleine Rote Bete, geschält,*
*in dünne Scheiben geschnitten*
*2 mittelgroße Zwiebeln, geschält,*
*in dünne Ringe geschnitten*
*$\frac{1}{8}$ l Apfelessig*
*3 El Honig*
*$\frac{1}{4}$ Knolle (150 g) Sellerie, geschält,*
*in dünne Scheiben geschnitten*
*(auf der Gemüsereibe)*
*1 TL Dillsamen*
*$\frac{1}{2}$ TL Salz*
*2 TL Kurkuma (Gelbwurz)*

Alle Zutaten mischen, 15 Minuten leise köcheln lassen, abkühlen. Kalt als pikante Beilage servieren.

## Kalte Rote Bete-Suppe
### Sommerborschtsch

*4 mittelgroße Rote Bete,*
*geschält, gewürfelt*
*$\frac{1}{4}$ l Gemüsebrühe*
*1 Zwiebel, fein gehackt*
*1 Schlangengurke, geschält,*
*fein gewürfelt*
*1 l Buttermilch oder Kefir*
*1 TL Worcestershiresoße*
*Salz*

Rote Bete in Gemüsebrühe $\frac{1}{2}$ Stunde kochen. Abkühlen. Zwiebel und Schlangengurke dazugeben. Mit Buttermilch, Worcestershiresoße und Salz mischen. Kalt stellen. In kleinen Portionen servieren.

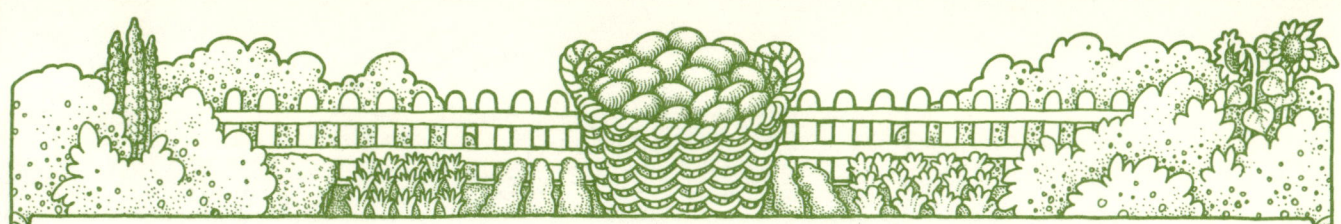

## Rote Bete-Suppe mit Äpfeln

*750 g Rote Bete, geschält,*
*gewürfelt*
*1 l Gemüsebrühe,*
*aus gekörnter Brühe*
*2–3 (150 g) säuerliche Äpfel,*
*geschält, entkernt*
*1 mittelgroße Zwiebel, fein gehackt*
*1 EL Butter*
*Saft von 1 Zitrone*
*Saft von 1 Apfelsine*
*abgeriebene Schale der Zitrone*
*und der Apfelsine (nur wenn sie*
*unbehandelt sind)*
*1/2 TL Koriander, gemahlen*
*(am besten die Körner in einer*
*Kaffeemühle frisch mahlen oder*
*in einem Tuch mit einem Hammer*
*zerkleinern, der Geschmack*
*ist viel intensiver als bei Pulver)*
*Pfeffer, frisch gemahlen*
*Salz*
*4 EL saure Sahne*

Rote Bete in Gemüsebrühe weich kochen, Äpfel dazugeben und 10 Minuten weiterkochen. Zwiebel in Butter weich dünsten. Rote Bete, Äpfel und Zwiebel pürieren oder durch ein Sieb streichen. Mit den restlichen Zutaten vermischen, mit Pfeffer und Salz abschmecken. Mit einem Eßlöffel saurer Sahne servieren.

## Rote Bete mit Joghurt

*1 Rote Bete, geschält, fein geraspelt*
*2 Becher Joghurt*
*1 TL Honig*
*1 TL Dillsamen, frisch gemahlen*
*oder 1 TL Kümmel, gemahlen*
*1 Zwiebel, fein gerieben*
*Kräutersalz*
*Pfeffer, frisch gemahlen*

Alle Zutaten vermischen und sofort servieren.

## Rote Bete mit Speck

*500 g Rote Bete, geschält,*
*gewürfelt*
*500 g Zwiebeln, gewürfelt*
*1 Scheibe (etwa 30–50 g) Speck,*
*gewürfelt*
*1 Apfel, entkernt, mit der Schale*
*gewürfelt*
*1 EL Butter*
*1/8 l Rotwein*
*Saft und abgeriebene Schale*
*von 1 unbehandelten Zitrone*
*3 Lorbeerblätter*
*5 Pfefferkörner*
*1 Schuß Tabasco*

Rote Bete, Zwiebeln, Speck und Apfel in der Butter braten, bis die Zwiebeln weich sind. Den Rotwein und Zitronensaft und -schale zugeben und mit Lorbeerblatt, Pfefferkörnern und Tabasco würzen, zudecken. 1/2 Stunde einkochen lassen.

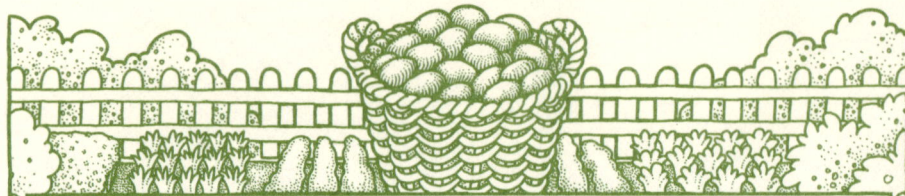

# Topinambur
## und
## Wurzelmischungen

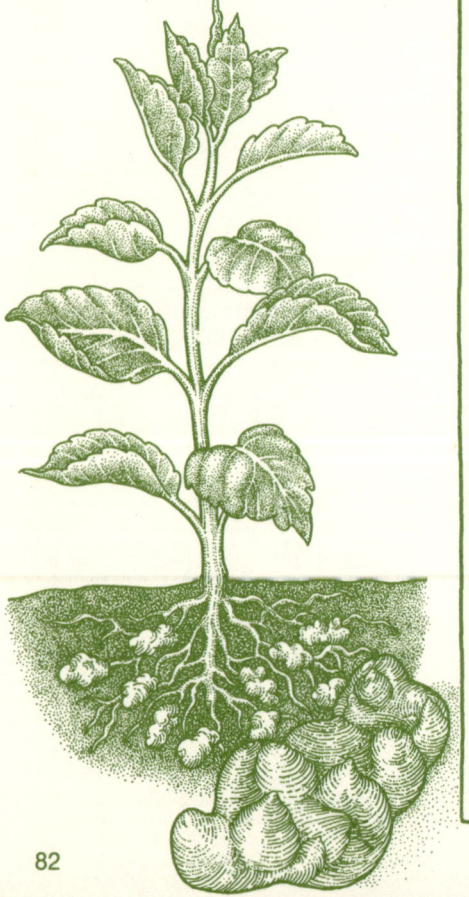

Topinambur ist eine Sonnenblumenart. Sie wächst bei uns sehr üppig und liefert eine Wurzelknolle, die sehr gut schmeckt. Man kann die Knolle, die etwa so groß wie eine Kartoffel wird, z. B. roh mit der Schale, in Salat geraffelt essen, dann schmeckt sie wie Kokosnuß. Oder man kann die Knolle kurz in Salzwasser garen, etwa 10 Minuten, und dann die Schale mit einem Messer abziehen. Die gekochte Knolle ißt man wie Salzkartoffeln, in Butter geschwenkt, unter Zugabe von Petersilie, geriebenem Käse, Crème fraîche oder gerösteten Semmelbröseln.

### Topinambursalat mit Schnittlauch

*250 g Topinambur, gut gebürstet, in dünne Scheiben gehobelt*
*2 Bund Schnittlauch, in feine Röllchen geschnitten*
*1 Becher Vollmilch-Bioghurt*
*1 TL Kräutersalz (mit Knoblauch)*
*1 TL Worcestershiresoße*

Alle Zutaten vermischen, ½ Stunde ziehen lassen, kalt servieren.

### Wurzelmischungen

### Gebackene Wurzeln

*Kartoffeln, entweder ganz kleine »Schweinekartoffeln« oder große Knollen, in walnußgroße Stücke geschnitten, gebürstet und geputzt, aber nicht geschält*

*Möhren, gut gebürstet, nicht geschält, in 5 cm lange Stücke geschnitten*
*kleine Zwiebeln, geschält, ganz*
*Sellerie, in kleinere Scheibchen geschnitten*
*Porree (Lauch) in 5 cm lange Stücke geschnitten*
*Steckrüben, in 1 cm dicke Scheiben geschnitten*
*3–4 EL Öl*
*Salz*
*Pfeffer, frisch gemahlen*
*Kümmel*
*Thymian*
*Rosmarin*

Alle Gemüsestücke sollten etwa die gleiche Größe haben, damit sie zur gleichen Zeit gar werden. Das Öl in eine Schüssel geben und die Gemüsestücke darin wenden. Auf ein Backblech legen und mit den Gewürzen bestreuen. 45 Minuten bei 220°C bakken. Mit Kräutersoße, Butter, geriebenem Käse und Salat servieren.

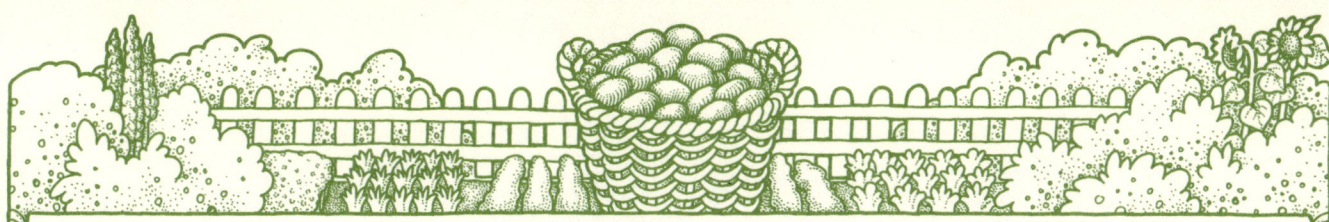

## Crudités
Französische Rohkost

Frische Gemüse (z. B. Sellerie, Möhren, Pastinaken, Radieschen, aber auch Tomaten und Paprika), was die Jahreszeit bietet, gut waschen, in mundgerechte Stücke schneiden (nicht zu fein, es wird mit den Händen gegessen) und auf einem Teller hübsch anrichten.

Folgende Tunken bereiten und jedem Gast ein kleines Schälchen an den Platz geben. Tunke in den Schälchen verteilen, Gemüseteller herumreichen. Jeder tunkt seine ausgewählten Gemüsestücke selbst ein.

▷ Sie können zusätzlich auch frische Früchte wie z. B. Melonen oder Feigen dazu reichen.

### Tunke Nr. 1: Die Beste

*50 g Roquefort oder ein anderer pikanter Blauschimmelkäse, mit der Gabel zerdrückt*
*2 EL Worcestershiresoße*
*1 Knoblauchzehe, durchgepreßt oder fein gehackt*
*1 Becher saure Sahne, Schmand oder Joghurt*
*1 Becher Magerquark*
*gehackte Kräuter – vor allem Dill und Liebstöckel (Maggikraut), wenn möglich auch Kerbel, Sauerampfer, auch Schnittlauch und Dill, soviel Sie bekommen können*

Alles im Mixer pürieren oder so fein wie möglich hacken. Mit Sahne oder Joghurt verdünnen, bis eine mayonnaiseähnliche Soße entsteht.

### Tunke Nr. 2: Die Schönste

*1 Becher (200 ml) Crème fraîche*
*1 Gewürzgurke (ca. 50 g), fein gehackt*
*1 Bund Petersilie, fein gehackt*
*3 Sardellenfilets, fein gehackt*
*1 Karton Kresse, abgeschnitten*
*½ roter Paprika, fein gehackt*
*2 Eier, hart gekocht, Eiweiß und Eigelb getrennt oder ½ gelber Paprika, fein gehackt*
*1 kleine Möhre, grob geraffelt*
*1 TL scharfer Senf*
*1–2 EL Obstessig*
*Kräutersalz nach Geschmack*

Alle Zutaten außer dem Eigelb verrühren, etwas von den Paprika zurückbehalten. In eine Schüssel geben, mit Paprika garnieren. Eigelb durch ein Sieb auf die Soße streuen.

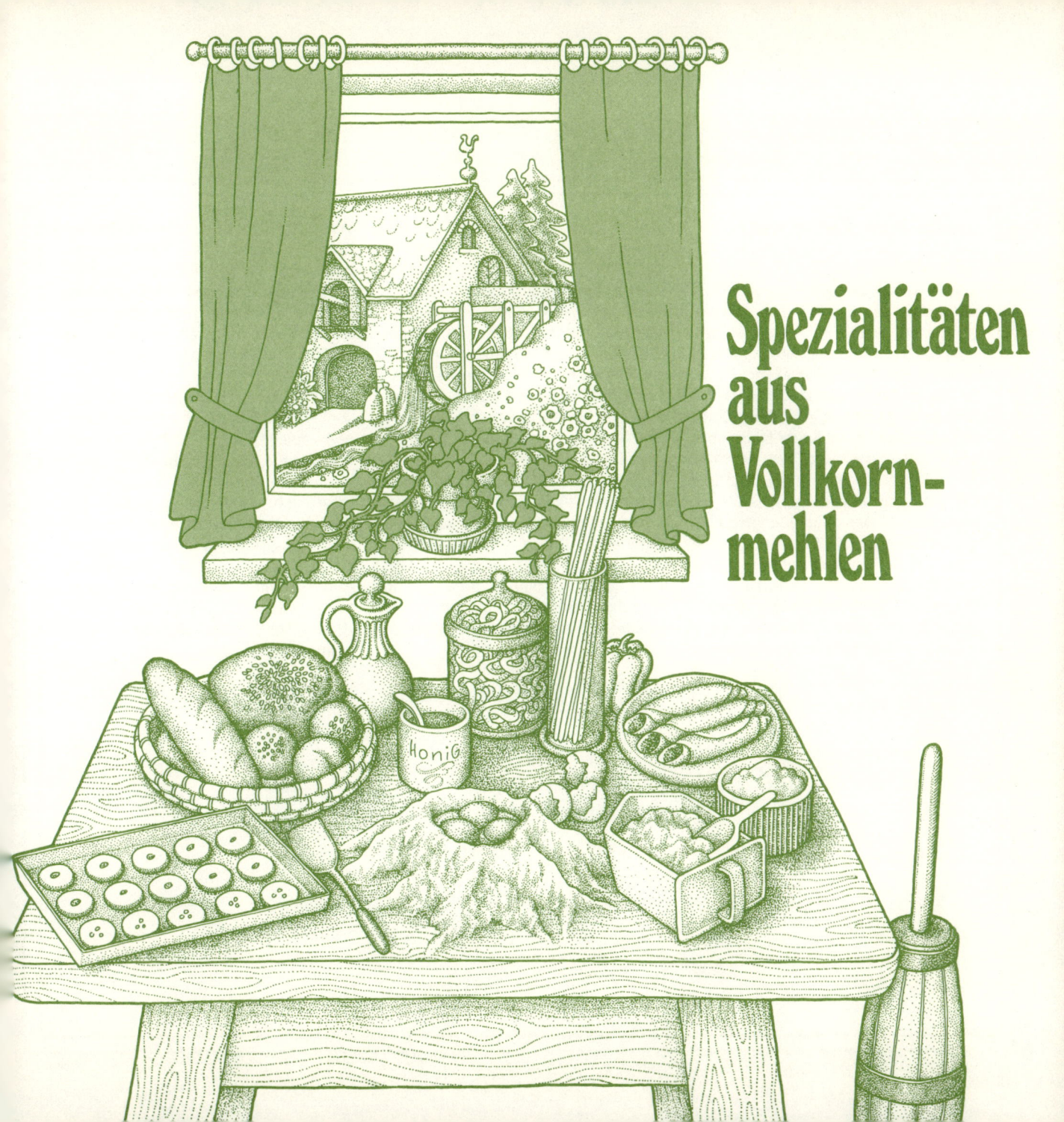

# Spezialitäten aus Vollkorn-mehlen

## Das ist doch alles so teuer . . .

Immer wieder wird der Einwand erhoben, daß es zuviel kostet, »biologisch« zu essen. Im Fernsehen war kürzlich zu hören, daß eine Familie im Jahr mindestens 3000 DM mehr ausgeben müßte, wenn sie alles im Reformhaus kaufen würde. Das glaube ich auch. Ich selbst kaufe fast nichts, außer Kräutersalz und Gemüsebrühe, im Reformhaus. Ich kaufe Obst und Gemüse vom »Bio-Bauern« oder auf dem Markt, das Getreide gleich in großen Mengen im Bioladen. Zur Zeit gebe ich viel weniger Geld für unsere Verpflegung aus, als ich es früher getan habe. Ich könnte diese Ausgaben sogar noch mehr reduzieren, wenn ich z. B. etwas mehr Mühe auf meinen Garten verwenden würde, um dort mehr zu ernten, oder mich mehr an die Gemüse halten würde, die in unserer Umgebung angebaut werden. Aber meine Familie ißt so gern Paprika, Auberginen, Zucchinis und französische Creme-Champignons, daß ich in dieser Hinsicht nicht konsequent bin. (Übrigens sagt die makrobiotische Ernährungslehre, daß man nur die Dinge essen sollte, die in der Umgebung wachsen.) Wenn wir nicht so gern guten französischen Käse und guten Wein konsumieren würden – zwar nicht notwendige, aber sehr angenehme Dinge –, könnte ich die Verpflegungskosten für meine 4-köpfige Familie auf 500 DM im Monat beschränken; und das, ohne nach preisgünstigen Sonderangeboten oder reduzierten Waren zu suchen.

Wenn ich den Preis von weißen Nudeln, die keine Vitalstoffe mehr enthalten, da sie aus Auszugsmehl hergestellt werden, mit dem höheren Preis von Vollkornnudeln vergleiche, so muß ich mit einberechnen, daß man von Vollkornnudeln viel schneller satt wird, also bedeutend weniger braucht. Dasselbe gilt für die Körner – vom weißen Reis kann ich große Mengen verschlingen, Naturreis dagegen, der gekaut werden will, sättigt mich mit einem Viertel der Menge. Und wenn ich Grünkernfrikadellen mit Hackfleischfrikadellen vergleiche, ist die »biologische« Bulette viel billiger – und schmeckt besser. Andererseits sind manche »biologische« Erzeugnisse tatsächlich etwas teurer, z. B. »biologische« Eier, d. h. Eier von freilaufenden Hühnern.

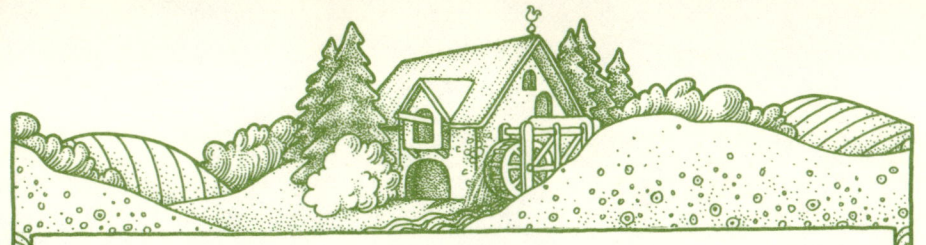

Jedes Land hat seine Pfannkuchenspezialität, die Crêpes der Franzosen, die Blinis der Russen, die Plåtteköcke der Schweden oder die anderen Hunderte von Pfannkuchengerichten, süß oder pikant, die der Mensch sich so vielfältig ausgedacht hat. Hier ist die ideale Mahlzeit für Eilige, etwas Lustiges für Kinder, etwas sehr Raffiniertes für Feinschmecker – preiswert, schmackhaft, aus fast allem herzustellen.

Die Pfannkuchen können Sie mit Eiern backen, als Crêpes oder Eierkuchen, und sie werden zart und biegsam, auch wenn sie Stunden oder gar Tage im voraus gebacken werden. Ohne Ei geht es aber auch, die Kuchen werden dann etwas deftiger.

Auf jeden Fall lohnt es sich, den Teig mehrere Stunden quellen zu lassen. Ansonsten sollten Sie ihn, wenn Sie ihn sofort verwenden wollen, im Mixer rühren oder mindestens 10 Minuten lang schlagen. Sie können ihn auch mit Natron, Backpulver oder Hefe »aufplustern«. Mit Vollkornmehl ist ein Pfannkuchen immer eine runde Sache!

# Pfann-kuchen
## eine runde Sache

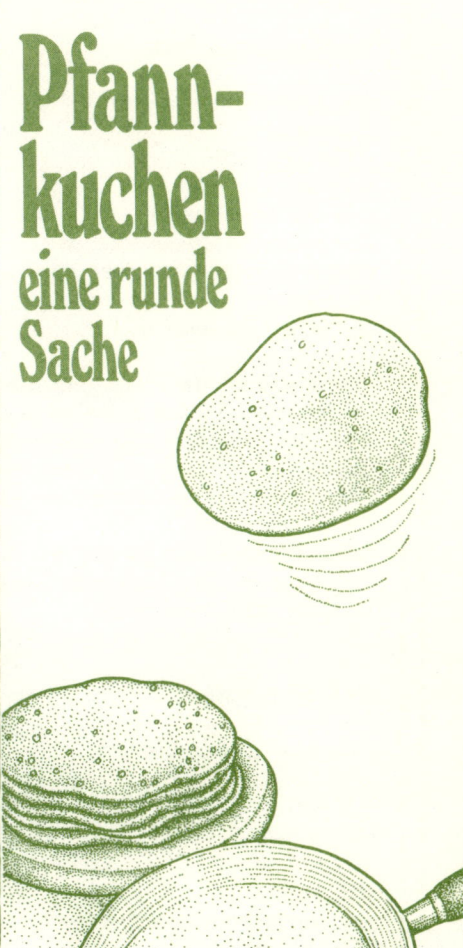

### Margos Gemüsepfannkuchen

*250 g rohes Gemüse, sehr fein geraspelt, geschnitzelt, geraffelt oder in feine Scheiben geschnitten (vor allem Zwiebeln und Möhren, aber auch Paprika, Tomaten, alle Kohlarten, Sojabohnensprossen, Petersilie usw.).*
*2 Eier, leicht geschlagen*
*½ l Wasser, evtl. mit Weißwein, Sherry oder Sojasoße vermischt*
*250 g Weizenvollkornmehl*
*1 Stück Ingwerwurzel (3 cm), fein gerieben oder 1 EL Ingwerpulver*
*Salz*
*Pfeffer, frisch gemahlen*

*Butter zum Ausbacken*

Aus Gemüse, Eiern, Flüssigkeit, Weizenvollkornmehl, Ingwer, Salz und Pfeffer einen Teig rühren und mindestens ½ Stunde, besser länger, quellen lassen. (Wenn Sie den Teig sofort verwenden wollen, sollten Sie ihn mindestens 10 Minuten kräftig schlagen.) 10–12 cm große Plinsen in Butter ausbacken. Mit Tomatensoße (siehe Seite 49) oder chinesischer Chilisoße (siehe Seite 90) servieren. Dazu einen grünen Salat reichen.

▷ Sie sollten möglichst frische Ingwerwurzeln verwenden, da Ingwerpulver nur ein schlechter Ersatz ist.

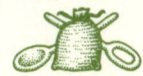

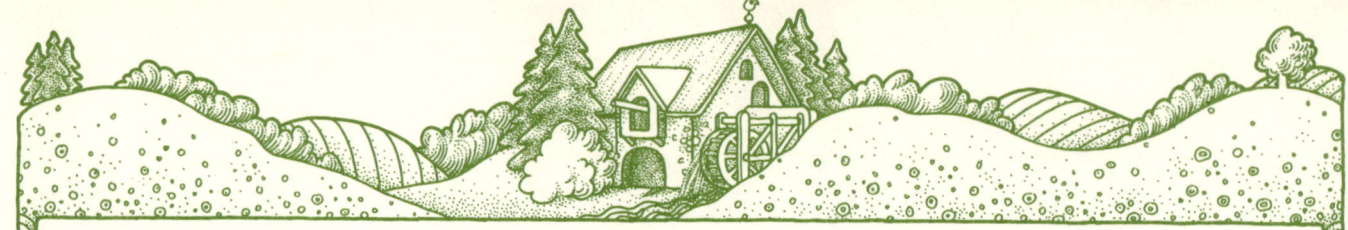

## Käsepfannkuchen

*250 g Weizenvollkornmehl*
*1 TL Salz*
*3 Eier, verquirlt*
*³/₄ l Wasser*
*3 EL Butter, zerlassen*
*150 g Käse, frisch gerieben, am besten Parmesan oder alter Gouda*

*Butter zum Ausbacken*

Weizenvollkornmehl, Salz, Eier, Wasser, zerlassene Butter und Käse zu einem dicksahnigen Teig verrühren, mindestens 1 Stunde, am besten über Nacht quellen lassen. Pfannkuchen in Butter ausbacken.
Diese Pfannkuchen können Sie mit Tomatensoße oder -scheiben servieren oder mit Kräutercreme.

## Kräutercreme

*1 Packung (200 g) Frischkäse oder Quark*
*1 Eigelb*
*100 ml Sahne*
*1 TL Kräutersalz*
*2 EL Senf*
*je 1 Bund Petersilie, Schnittlauch, Dill, fein gehackt*

Frischkäse oder Quark, Eigelb, Sahne, Kräutersalz, Senf, Petersilie, Schnittlauch und Dill zu einer Creme verrühren.

## Grüner Salat mit Avocado

*250 g frischer Blattspinat, geputzt, abgetropft*
*125 g Feldsalat, gründlich gewaschen*
*1 Kopfsalat, gewaschen und zerrupft*
*250 g grüne Bohnen, gar gekocht*
*1 Avocado, geschält, in Scheiben geschnitten*

*Soße*
*3 EL Olivenöl oder anderes kräftiges Öl*
*3 EL Weinessig*
*Salz*
*Pfeffer, frisch gemahlen*
*Bohnenkraut*

Die Zutaten für den Salat vermischen. Die Soße zubereiten und zum Salat geben.

## Gefüllte Pfannkuchen, überbacken

*Teig*
*125 g Mehl, Weizen oder Weizen-Buchweizen-Gemisch, sehr fein gemahlen*
*¹/₄ l Wasser mit 3 Eiern vermischt oder*
*¹/₂ l Wasser, kein Ei, 3 EL Sojamehl*
*1 gestrichener TL Salz*

*Butter zum Ausbacken*

*Soße*
*1 mittelgroße Zwiebel, fein gehackt*
*3 EL Butter*
*¹/₄ l Gemüsebrühe, aus gekörnter Brühe*
*1 EL Weißwein*
*3 EL Weizenvollkornmehl*
*¹/₂ Becher (100 ml) Sahne*
*100 g Emmentaler oder Gruyère, gerieben*

Aus Mehl, Wasser und Eiern (oder Wasser und Sojamehl) und Salz einen Teig rühren. Mindestens ¹/₂ Stunde, am besten über Nacht quellen lassen. Für sofortigen Verbrauch den Teig 10 Minuten schlagen oder im Mixer rühren. In einer kleinen Pfanne Pfannkuchen aus je 3 EL Teig in Butter ausbacken, warm stellen.
Zwiebeln in Butter weich dünsten. Mit Gemüsebrühe und Weißwein auffüllen und aufkochen. Weizenvollkornmehl mit einem Schneebesen einrühren, eindicken lassen. Mit Sahne und Emmentaler oder Gruyère mischen, zur Seite stellen und die Füllung zubereiten.

### Füllungen

**Erste Füllung: Luxus**
*400 g Champignons, in feine Scheiben geschnitten*
*2 mittelgroße Zwiebeln, fein gehackt*
*3 EL Butter*
*1 TL Kräuter der Provence*

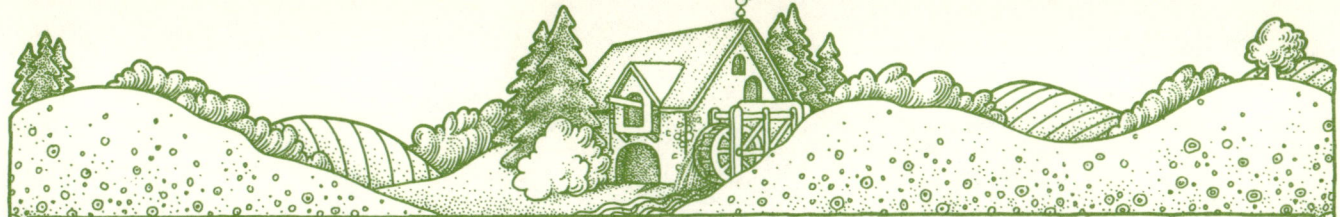

3 EL Mandeln, trocken geröstet,
grob gehackt
1 EL Weißwein
1 Ei
2 Becher (500 g) Magerquark
6 EL Parmesan, gerieben
1 Bund Petersilie, fein gehackt
Salz
Pfeffer, frisch gemahlen

Champignons und Zwiebeln in Butter
kurz dünsten, Kräuter untermischen.
In einer Schüssel Mandeln, Wein, Ei,
Quark, Parmesan und Petersilie vermischen. Mit Salz und Pfeffer würzen.
Etwa 12 Pfannkuchen ausbacken und
auf jeden Pfannkuchen je 1 EL von
der Champignon- und von der Quark-
masse geben, Pfannkuchen zusammenrollen. Die gefüllten Pfannkuchen
in eine flache Form nebeneinanderlegen, Soße darübergießen. 20 Minuten
bei 220°C auf der obersten Schiene
backen.

### Zweite Füllung: Italienisch
250 g Spinat oder Mangold,
3 Minuten blanchiert
1 Knoblauchzehe
1 Prise Muskatnuß,
frisch gerieben
½ TL Oregano
150 g Mozzarella-Käse (1 Kugel),
in dünne Scheiben geschnitten
oder grob geraffelt
125 g Rinderrauchfleisch oder
Bündnerfleisch, sehr dünn
geschnitten

Spinat mit Knoblauch, Muskatnuß
und Oregano würzen. 6–8 Pfannkuchen ausbacken, die Füllung (Käse,
Fleisch, Spinat) schichtweise auf den
Pfannkuchen verteilen, zusammenklappen, in eine flache Form legen,
mit Käsesoße (siehe Hauptrezept)
übergießen, 15 Minuten auf der obersten Schiene im Ofen bei 250°C überbacken. Mit einem italienischen Salat
(z. B. Italienischer Fenchelsalat siehe
Seite 121) servieren.

### Dritte Füllung: Hausmacherart
500 g Zwiebeln, in Ringe
geschnitten
Butter
500 g Tomaten, abgebrüht, gehäutet,
grob gehackt
100 g Gouda, in kleine Würfel
geschnitten oder grob geraffelt
Salz
Pfeffer, frisch gemahlen
Majoran
Thymian

Zwiebelringe in Butter weich dünsten.
Grob gehackte Tomaten und grob
zerkleinerten Gouda zufügen und mit
Salz, Pfeffer, Majoran und Thymian
kräftig würzen.
Füllung auf den Pfannkuchen verteilen, zusammenklappen, in eine flache
Form legen und mit Käsesoße übergießen. 20 Minuten bei 220°C auf der
obersten Schiene im Ofen backen. Mit
einem grünen Salat mit einer milden
Salatsoße (siehe Seite 94) servieren.

## Spinateierkuchen

ca. 500 g Spinat, gut gewaschen,
Stiele entfernt
½ l Milch
200 g Weizenvollkornmehl,
sehr fein gemahlen
2 EL Butter
1 TL Zitronensaft
Salz

Butter zum Ausbacken

Alle Zutaten mischen, am besten im
Mixer (sonst müssen Sie den Spinat
sehr (!) fein hacken oder durch den
Fleischwolf drehen). Den Teig
1 Stunde ruhen lassen. Dann als
dünne Kuchen in reichlich Butter ausbacken. Mit Tomatensalat servieren.

## Tomatensalat

2–3 große Fleischtomaten,
in Scheiben geschnitten
1 rote Zwiebel, fein gehackt
1 Bund Frühlingszwiebel,
in feine Ringe geschnitten
1 Handvoll Liebstöckelblätter,
grob gehackt
Olivenöl
grobes Salz (als Meersalz im Bioladen
erhältlich)

Tomatenscheiben auf einen Teller legen, mit Zwiebeln, Liebstöckel, Öl
und Salz bestreuen, ½ Stunde ziehen
lassen.

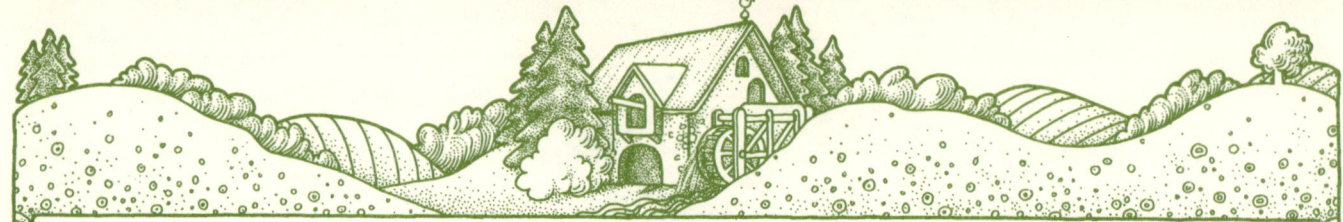

## Eier Fu-Jung
Chinesische Eierkuchen

*5 große Eier*
*500 g frisches, rohes, gemischtes*
*Gemüse, sehr fein geschnitten*
*(z. B. 100 g Champignons,*
*feinblättrig geschnitten*
*200 g Sojabohnensprossen,*
*Chinakohl, sehr fein gehobelt, 1–2*
*kleine Zwiebeln, in feine Ringe*
*geschnitten, 1 Möhre, grob geraffelt)*
*2 EL Sherry oder lieblicher Weißwein*
*1 Ingwerwurzel, frisch gerieben, oder*
*1 gehäufter TL Ingwerpulver*

*8 EL Öl zum Ausbacken*

Chinesische Chilisoße
*¼ l Gemüsebrühe,*
*aus gekörnter Brühe*
*3 EL Sojasoße*
*3 EL Sherry*
*1 TL Tabasco oder Ketchup*
*1 gehäufter EL Pfeilwurzel- oder*
*Kartoffelmehl*

Die Eier vorsichtig (nicht schlagen) unter das Gemüse heben. Die anderen Zutaten dazugeben und alles leicht vermischen. Wenn die Eier zu hettig gerührt werden, fallen die Eierkuchen auseinander. In einer großen Pfanne Öl erhitzen. ¼ von der Eiermischung in die Pfanne geben, zusammenschieben, um einen rundlichen Kuchen zu bekommen. Den Eierkuchen wenden, fertig backen. Auf Kü-chenpapier abtropfen lassen. Die anderen 3 Portionen ebenso backen. Für die Soße alle Zutaten vermischen. Aufkochen, bis sie andickt, und über die Eierkuchen gießen.

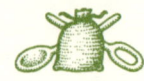

## Apfelsinenpfannkuchen

Teig
*200 g Weizenvollkornmehl,*
*fein gemahlen*
*2 Eier*
*½ l Apfelsinensaft und -fleisch*
*½ TL Natron*
*½ TL Backpulver*
*½ TL Salz*

*Butter zum Ausbacken*

Füllung
*1 Becher saure Sahne oder Crème*
*fraîche*
*abgeriebene Schale*
*von 3 unbehandelten Apfelsinen*
*100 g Walnüsse, fein gehackt*
*50 g Rosinen, in Wasser oder*
*Apfelsinenlikör eingeweicht*

Teig gründlich verrühren, 1 Stunde quellen lassen. Füllung zubereiten. Pfannkuchen ausbacken, mit Füllung bestreichen, zusammenklappen, im Ofen bis zum Servieren warm halten. Mit einem milden Salat servieren.

## Kohlrabi-Luxussalat

*500 g Kohlrabi, grob geraffelt, die*
*kleinen Innenblätter, gehackt*
*2 Äpfel, grob geraffelt*

Soße
*Saft von je 1 Apfelsine und Zitrone*
*1 Bund Schnittlauch, fein geschnitten*
*30 g Haselnüsse, trocken geröstet,*
*grob gehackt*
*30 g Cashewnüsse, grob gehackt*
*30 g Walnüsse, grob gehackt*
*Salz und Pfeffer*
*2–3 EL Öl*

Soße anrühren und mit den übrigen Zutaten vermischen.

## Blumenkohlsalat mit Paprika

*1 kleiner Kopf Blumenkohl,*
*in feine Scheiben geschnitten*
*je ½ roter und grüner Paprika,*
*gehackt*
*2 Zwiebeln, gehackt*

Soße
*1 Becher (200 ml) saure Sahne*
*3 EL Mayonnaise*
*je 1 TL scharfer Senf und Honig*
*1 Bund Dill, gehackt*
*2–3 Tropfen Tobasco*
*2 Tomaten, gehäutet, gehackt*

Soße anrühren und mit den übrigen Zutaten vermischen.

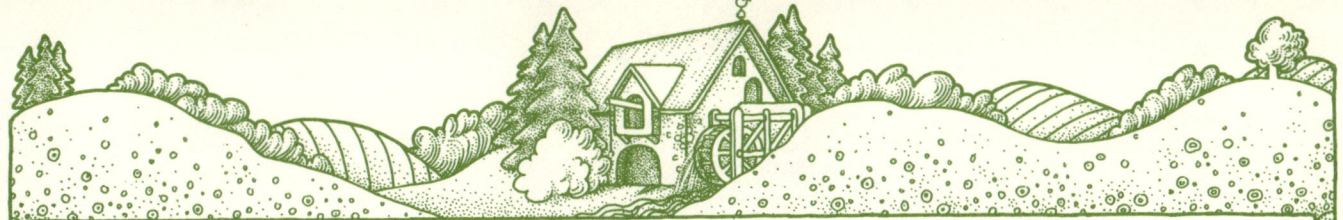

## Reis-Crêpes

*200 g Reismehl (aus Naturreis)*
*2 Eier*
*1/2 l Wasser*
*1/4 TL Salz*

*Füllung*
*1 Packung (200 g) Frischkäse*
*3 EL Honig*
*4 EL Sesamkörner, geröstet*
*Zimt*
*etwas Salz*

*Butter zum Ausbacken*

Teig aus den angegebenen Zutaten rühren, mindestens 2 Stunden (am besten über Nacht) quellen lassen. Aus Frischkäse, Honig, gerösteten Sesamkörnern, Zimt und wenig Salz eine Füllung zubereiten. Dünne Crêpes ausbacken, mit Füllung bestreichen, zusammenklappen oder zusammenrollen und servieren.

## Obstsalat mit Bananencreme

*1 großer Apfel, ungeschält,*
*entweder fein gewürfelt*
*oder grob geraffelt*
*Saft von 1 Zitrone*
*1 Birne, ungeschält, gewürfelt*
*1 Apfelsine, geschält, in grobe Stücke*
*geschnitten*
*2–3 Zwetschgen, geachtelt*
*Kirschen, Trauben, Beeren,*
*je nach Jahreszeit*

*Soße*
*1 Banane, schaumig geschlagen*
*1 Becher einfacher Bioghurt*
*2 EL Ahornsirup*
*1 Prise Vanillepulver*
*oder 1 TL Vanillezucker*

Geraffelten Apfel sofort mit dem Zitronensaft und dann mit dem übrigen Obst vermischen. In Portionschalen verteilen und die Soße darübergießen.

## Amerikanische Buchweizenpfannkuchen

*500 g Buchweizenmehl*
*1 TL Salz*
*1/2 l Wasser*
*1 TL Natron*
*1 TL Backpulver*
*Butter*

Aus Buchweizenmehl, Salz und Wasser einen Teig rühren und mindestens 2 Stunden, am besten über Nacht quellen lassen. Kurz vor dem Ausbakken mit Natron und Backpulver mischen. Löffelweise in Butter ausbakken. Mit Ahornsirup und Butter servieren.

▷ Diese Pfannkuchen werden in Amerika zum Frühstück serviert. Aber auch in anderen Ländern ißt man Buchweizenpfannkuchen, z. B. Blinis in Rußland und Galettes in Frankreich.

## Über die Milch

Es soll an dieser Stelle keine Werbung für den Verzehr von Milch gemacht werden, denn es gibt viele Menschen, die keine Milch mögen oder vertragen, weil ihnen ein Enzym für die Milchverdauung fehlt. Davon wissen auch manche Eltern ein Lied zu singen, deren Kinder absolut keine Milch trinken mögen. Eltern sollten ihre Kinder deshalb auch nicht zwingen, Milch zu trinken. Aber nur wenige Eltern kennen die Vorteile der Rohmilch gegenüber der H-Milch, denn nur selten wird darüber ehrlich aufgeklärt.

Durch chemische Analysen ist kein nennenswerter Unterschied zwischen der Rohmilch und derselben Milch, die dem Verbraucher 4 Tage später, pasteurisiert und in Beuteln verpackt, angeboten wird, festzustellen. Sogar der AID-Verbraucherdienst berichtet nur, daß H-Milch »hygienischer«, also besser sei als die Rohmilch. Verleugnet und abgelehnt werden dagegen alle Ergebnisse zahlreicher Tierversuche, die das Gegenteil bewiesen haben, nämlich, daß nur Rohmilch, d. h. ist keiner Weise behandelte Milch, die Gesundheit über Generationen hinweg sichern kann.

Es ist natürlich schwierig, Milch in rohem Zustand über weite Entfernungen vom Bauern bis zum Verbraucher zu befördern. Hier hilft die Pasteurisierung in der Tat; durch Abtötung fast des ganzen »Lebens« in der Milch können wir sie 4 Tage später kaufen, ohne daß sie schlecht ist. Aber diese relativ alte, behandelte Milch hat nicht mehr die Wertigkeit von frischer Rohmilch, weil ihr die lebendige Frische fehlt.

Noch weniger Vitalstoffe enthält die H-Milch, die weitaus höheren Temperaturen ausgesetzt ist, die länger im Handel bleiben kann und deshalb für die Milchwirtschaft eine immer größere Bedeutung gewinnt. Solche »tote« Milch nützt wirklich niemandem mehr, außer daß sie den Durst löscht, wofür sie eigentlich nicht gedacht ist. Die Rohmilch ist eine meist bekömmliche und in unserer Gesellschaft traditionelle Quelle für Eiweiß und Vitalstoffe für Kinder. Viele andere Gesellschaften verzichten jedoch völlig auf Milchprodukte nach dem 2. oder 3. Lebensjahr, ohne daß die Heranwachsenden deshalb Schaden nehmen. Wenn die Vitalstoffe der Milch durch die Molkereibehandlung sowieso nicht mehr in vollem Umfang vorhanden sind, kann die Milch ihre alte Aufgabe – die Lieferung von lebendigem Eiweiß – nicht mehr erfüllen. Sie wird zur Handelsware ohne große Bedeutung in der Vollwerternährung.

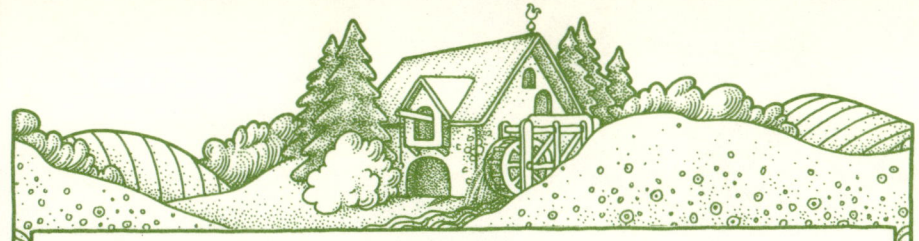

Ob Pizza, Pie, Wähe oder Teigtaschen, fast jedes Land hat seine Teiggerichte, entweder mit einer schmackhaften Füllung oder mit einem delikaten Belag. Wenn Sie den Teig aus Vollkornmehl bereiten und die Füllung oder den Belag aus hochwertigen Gemüsen und Getreiden, können Sie stolz auf diese Leckerbissen zeigen: Gesundheit im Teig!

# In und auf Teig gebacken

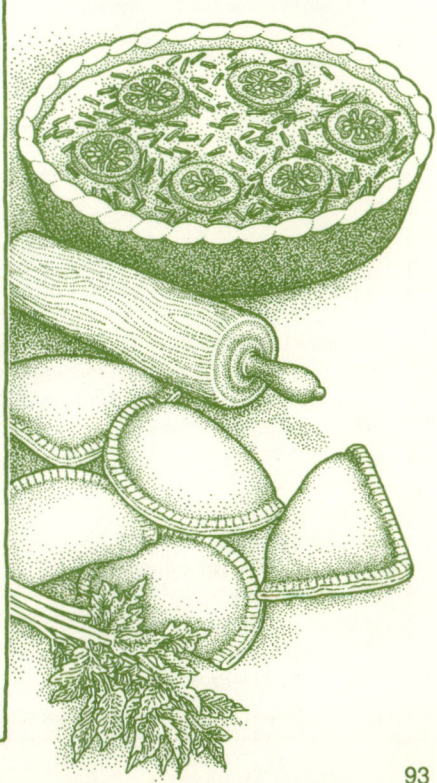

## Quarkblätterteig

*250 g Weizenvollkornmehl,*
*sehr fein gemahlen*
*2 EL Sojamehl*
*250 g Butter*
*250 g Magerquark, in einem Tuch*
*ausgepreßt*

Weizenmehl und Sojamehl mischen. Alle Zutaten kalt stellen, anschließend zusammenrühren und wieder mindestens 1/2 Stunde kalt stellen.

## Gemüse-Pie

Teig
*300 g Weizenvollkornmehl, kalt*
*150 g Butter, eiskalt*
*1–3 EL Wasser, eiskalt*
*1 TL Salz*

*500 g gemischtes Gemüse,*
*in olivengroße Stücke geschnitten*

Käsesoße
*200 g Emmentaler, Edamer*
*oder Butterkäse, gerieben*
*1 Becher (200 ml) Sahne*
*2 Eier*

*Salz*
*Pfeffer, frisch gemahlen*
*Muskatnuß, frisch gerieben*
*1/4 TL Thymian*

Salz und Mehl vermischen, die in kleine Würfel geschnittene Butter darauf verteilen und mit den Fingerspitzen zusammenkneten, bis ein haferflockenähnlicher Teig entsteht. Teelöffelweise das kalte Wasser darübersprengen und mit den Fingern vermengen, bis sich eine Kugel zusammenkneten läßt. Nicht weiter verarbeiten, denn je weniger der Teig behandelt wird, um so leichter wird er. Kalt stellen.
Inzwischen das Gemüse 2 Minuten blanchieren, abtropfen. Den gekühlten Teig in einer ungefetteten Springform (∅ 28–30 cm) zu einem Kreis flach drücken, Ränder hochziehen. 15 Minuten bei 200°C vorbacken. Gemüse auf dem Teig verteilen.
Für die Soße Käse, Sahne und Eier vermischen, mit Salz, Pfeffer und Muskatnuß würzen und über das Gemüse gießen. 40 Minuten bei 220°C backen und mit einem milden Salat servieren.

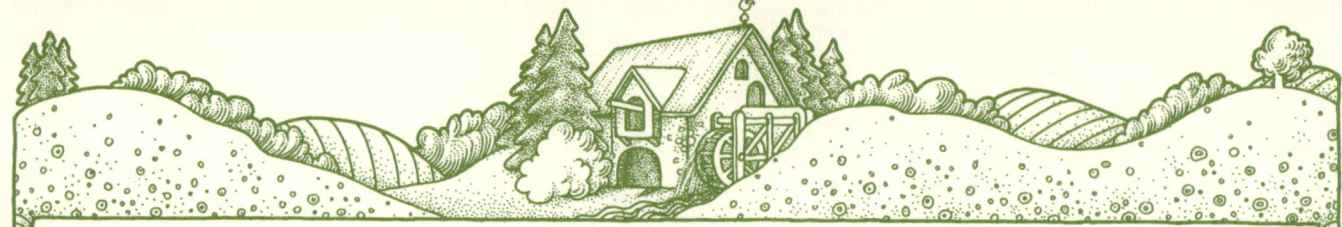

## Milde Salatsoße

Für Kopfsalat, Chicorée, Eisbergsalat

*2 Becher Joghurt*
*Saft von 1 Zitrone*
*etwas abgeriebene Schale von*
*1 unbehandelten Zitrone*
*1 EL flüssiger Honig*
*1 Bund Zitronenmelisse oder*
*frische Pfefferminze, fein gehackt*
*Salz*
*Pfeffer, frisch gemahlen*
*1 Schuß Worcestershiresoße*

Alle Zutaten für die Soße mischen und über Kopfsalat, Chicorée oder Eisbergsalat geben.

## Shepherd's Pie

Dieser Krustenauflauf hat seinen Namen, weil er ursprünglich mit Lammfleisch zubereitet wurde. Hier ist eine Variante ohne Fleisch.

*250 g Linsen*
*2 Zwiebeln, gehackt*
*¼ Sellerieknolle, gehackt*
*1 Knoblauchzehe, gehackt*
*300 ml Wasser*
*1 leicht gehäufter TL Salz*
*2 Tomaten, gehackt*
*3–6 EL Worcestershiresoße*

*500 g mehlige Kartoffeln, ungeschält*
*70–80 ml Milch oder Sahne*
*½ TL Salbei, zerbröselt*
*2 EL Butter*
*½ TL Salz*

Linsen mit Zwiebeln, Sellerie, Knoblauch und Wasser weich, aber nicht trocken kochen. Nach dem Kochen Salz, Tomaten und Worcestershiresoße dazugeben. Inzwischen die Kartoffeln kochen, schälen und mit den übrigen Zutaten zu einem Püree schlagen. Das Püree soll sehr cremig und nicht trocken sein.
Gekochte Linsen in eine flache Auflaufform oder dichte Springform geben. Kartoffelpüree als Kruste darauf verteilen. 20–30 Minuten bei 200°C backen. Beim Servieren die beiden Schichten möglichst getrennt halten.
▷ Sie können auch Pilze, Möhren oder Lauch verwenden.

## Konfettisalat

*gemischte grüne Salatblätter*
*(z. B. Endivie, Kopfsalat, Spinat,*
*Frisée), gewaschen, abgetropft,*
*klein geschnitten*
*1 Ei, hart gekocht, Eiweiß und Eigelb*
*getrennt, Eiweiß gewürfelt, Eigelb*
*zerbröselt*
*½ roter Paprika, sehr klein gehackt*
*1 Bund Petersilie, klein gehackt*
*1 Karton Kresse, abgeschnitten*
*50 g Roquefort, zerbröselt*

*Soße*
*4 EL Salatöl*
*2 EL Rotweinessig*
*1 EL Senf*
*3 EL Worcestershiresoße*
*1 Knoblauchzehe, durchgepreßt*

*Salz*
*Pfeffer, frisch gemahlen*

Die Zutaten für die Soße verrühren, über die Salatblätter geben. Mit Eiweiß, Eigelb, Paprika, Kresse und Käse bestreuen, erst am Tisch mischen und mit Salz und Pfeffer würzen.

## Möhren-Pie

*Quarkblätterteig (siehe Seite 93),*
*Pieteig (siehe Seite 93) oder Pastyteig*
*(siehe Seite 98)*
*1 kg Möhren*
*½ TL Salz*
*Speisestärke oder Pfeilwurzelmehl*
*5 EL Sesamkörner*

Quarkblätterteig oder einen anderen Teig vorbereiten und 10 Minuten in der Form vorbacken. Möhren mit Salz und wenig Wasser weich kochen, pürieren oder durch ein Sieb streichen, mit Speisestärke oder Pfeilwurzelmehl andicken, bis die Masse nicht mehr vom Löffel rinnt. Möhrenmasse auf den Teig geben, mit Sesamkörnern bestreuen und 15–20 Minuten bei 180°C backen.

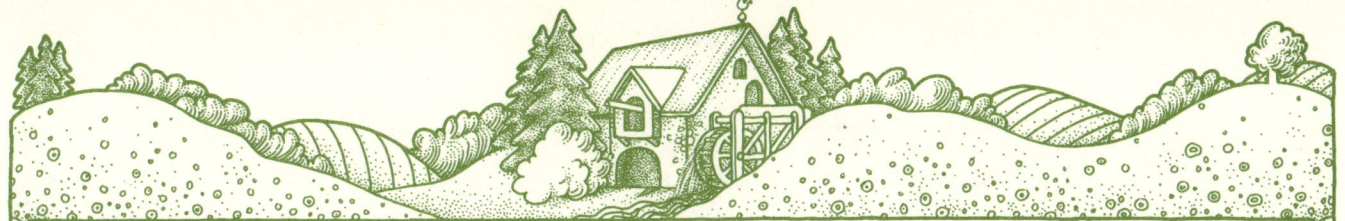

## Zwiebel-Pie
Schmeckt süß

1¼ kg Zwiebeln (am besten
Gemüsezwiebeln), in Scheiben
geschnitten
2 EL Butter
1 Prise Salz
125 g Weizenvollkornmehl
35 ml Wasser

Quarkblätterteig (siehe Seite 93)
oder Pieteig (siehe Seite 93)

Pfeffer, frisch gemahlen
Blaumohn, Sesam, Paprika
oder Curry

Zwiebeln in Butter mit Salz sehr langsam schmoren, bis sie Saft abgeben und weich werden. Mehl und Wasser
verrühren und über die Zwiebeln geben. Einkochen, bis die Masse dick
ist.
Während die Zwiebeln kochen, den
Teig zubereiten, ausrollen und eine
flache Form damit auslegen. Den Teig
ohne Füllung im Ofen bei 220°C bakken, bis er anfängt, goldbraun zu werden. Abkühlen.
Die Zwiebelmasse mit Pfeffer würzen,
auf den Teig füllen. Mit Blaumohn,
Sesam, Paprika oder Curry bestreuen
und 5 Minuten bei 180°C backen, bis
die Zwiebelmasse fest, aber nicht
trocken ist.

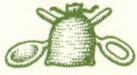

## Pizza natur

500 g Weizenvollkornmehl
½ Würfel Hefe oder 1 Tütchen
Trockenhefe
1 TL Honig
¼ l Wasser oder lauwarme Milch
1 Prise Salz oder Kräutersalz
4 El Olivenöl
1 Ei (Sie können es auch weglassen)
1 Prise Oregano oder Thymian
Kokosfett zum Fetten des Blechs

Soße
500 g Tomaten, gehäutet,
grob gehackt
3 Zwiebeln, in Ringe geschnitten,
gedünstet
1 Knoblauchzehe, fein gehackt
6 EL Sahne

Belag
Käsescheiben oder Käse, gerieben
schwarze oder grüne Oliven,
zerpflückt
Paprikastreifen
Kapern
Oregano
Basilikum
Pfeffer, frisch gemahlen

Mehl in eine Schüssel geben, in die
Mitte eine Mulde drücken. Hefe in etwas von dem Wasser auflösen und mit
dem Honig in die Mulde geben, mit
einem kleinen Teil des Mehls verrühren. 10 Minuten zugedeckt gehen lassen. Dann mit allen restlichen Zutaten

gründlich zu einem geschmeidigen
Teig verarbeiten. Je länger Sie jetzt
kneten, um so besser wird die Pizza.
Wieder 10 Minuten gehen lassen,
dann auf dem gefetteten Blech ausrollen. Nochmals gehen lassen.
Inzwischen aus den angegebenen Zutaten eine Soße mischen. Die Soße
gleichmäßig auf den Teig streichen.
Mit den aufgeführten Zutaten belegen
und würzen (viel Oregano!). Im Ofen
bei 250°C 25–30 Minuten backen. Mit
einem grünen Salat mit Knoblauch-
creme servieren.

## Knoblauchcreme
Für grünen Salat

4–5 Knoblauchzehen, ungeschält
⅛ l Sahne
1 EL Parmesan, gerieben
¼ TL Basilikum
Pfeffer, frisch gemahlen
Petersilie, gehackt
4–5 EL Weißwein

Die Knoblauchzehen 5 Minuten kochen, schälen und die Zehen in die
Sahne geben. Sehr leise einköcheln
lassen, bis die Sahne etwas eingedickt ist. Die Knoblauchzehen herausnehmen, Parmesan, Basilikum, Pfeffer und Petersilie unterrühren, mit
Weißwein etwas verdünnen.

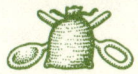

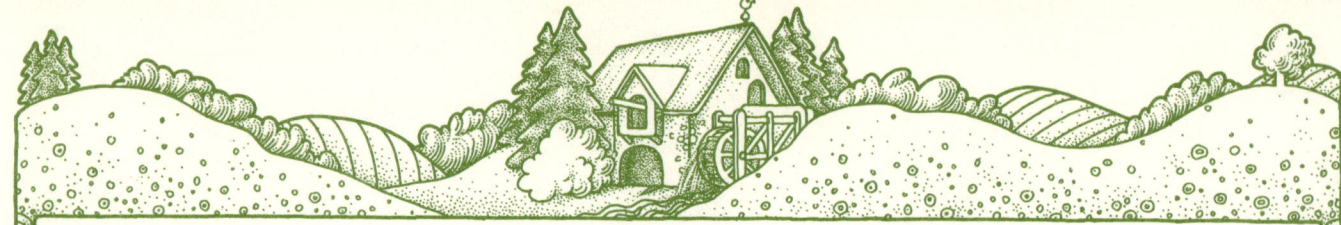

## Schweizer-Wähe

Quarkblätterteig (siehe Seite 93) oder echten Wähenteig zubereiten.

*Wähenteig*
*250 g Weizenvollkornmehl*
*15 g Hefe*
*1/8 l lauwarme Milch*
*50 g lauwarme Butter*
*Salz*

*Fett für die Form*

Mehl in eine Schüssel geben, eine Mulde hineindrücken. Hefe in der Milch auflösen. In die Mulde die Hefemilch geben, gut vermischen, 10 Minuten ruhen lassen. Danach Butter und Salz zugeben, alles gründlich zusammenkneten. Zugedeckt in einer Schüssel 30 Minuten warm gestellt gehen lassen. Teig zu einem Kreis ausrollen, eine flache, gefettete Form auslegen oder in eine gefettete Springform geben, Ränder hochziehen. Teig in der Form gehen lassen, inzwischen die Füllung zubereiten.

▷ Hefeteig wird am besten, wenn er möglichst lange geknetet wird. Sie können sich die Arbeit erleichtern, wenn Sie die Hefemilch, Butter und etwa die Hälfte des Mehls zuerst 10 Minuten mit einem Löffel oder dem Handrührgerät kräftig schlagen, bis er elastisch ist und dann erst das restliche Mehl zugeben.

## Pikante Wähen

### Käse-Wähe

*Wähenteig (siehe Seite 96)*
*1/4 l süße Sahne*
*50 g Weizenvollkornmehl*
*2 Eier*
*250 g Emmentaler, gerieben*
*1 TL Kümmel*
*etwas Salz*

Teig zubereiten. Sahne mit Mehl, Eiern, Käse und Gewürzen verrühren, auf den Teig streichen. 40 Minuten bei 200°C backen.

### Zwiebel-Wähe

*Wähenteig (siehe Seite 96)*
*1 kg Gemüsezwiebeln, in feine Scheiben geschnitten*
*3 EL Butter*
*1/8 l Bier*
*1 EL Kümmel*
*3 Eier*
*1/8 l Sahne*
*Salz*
*Pfeffer, frisch gemahlen*

Teig zubereiten. Zwiebeln mit Butter und Bier weich dünsten. Mit Kümmel würzen. Eier mit Sahne verquirlen, kräftig abschmecken, mit den Zwiebeln mischen und auf den Teig geben. 50 Minuten bei 200°C backen.

## Spinat-Wähe

*Wähenteig (siehe Seite 96)*
*1 Zwiebel, fein gehackt*
*Butter*
*200 g Frischkäse*
*Sahne*
*3 Eier*
*reichlich Muskatnuß,*
*frisch gerieben*
*1 Beutelchen (40 g) Parmesan,*
*gerieben*
*Salz*
*Pfeffer, frisch gemahlen*
*300 g tiefgefrorener Spinat, aufgetaut,*
*oder 750 g frischer Blattspinat,*
*blanchiert*

Teig zubereiten. Die Zwiebel in Butter glasig dünsten, Frischkäse mit etwas Sahne cremig rühren, mit den Eiern vermischen. Sehr viel geriebene Muskatnuß und den geriebenen Parmesan dazugeben. Mit Salz und Pfeffer würzen, den abgetropften Spinat untermischen, auf den Teig geben. 40 Minuten bei 200°C backen.

## Lauch (Porree)-Wähe

*Wähenteig (siehe Seite 96)*
*Porreefüllung der Hirsetorte (siehe Seite 39)*

Teig zubereiten. Porreefüllung vorbereiten und auf den Teig streichen. 40 Minuten bei 200°C backen.

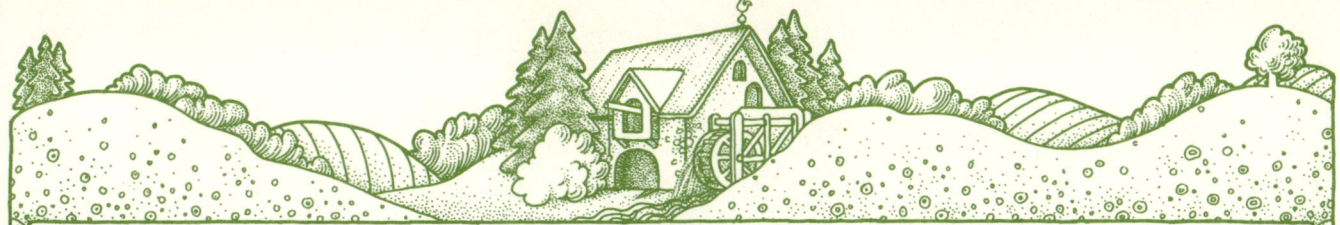

## Pilz-Wähe

*Wähenteig (siehe Seite 96)*
*150 g Zwiebeln, gewürfelt*
*2 EL Butter*
*1 Paket (62,5 g) Frischkäse*
*½ Becher (100 ml) Sahne*
*500 g Champignons, in feine*
*Scheiben geschnitten*
*2 Eier, verschlagen*
*Salz*
*Pfeffer, frisch gemahlen*

Teig zubereiten. Zwiebeln in Butter glasig dünsten. Frischkäse mit Sahne vermischen. Gedünstete Zwiebeln, angerührten Frischkäse, rohe Champignons und verschlagene Eier miteinander mischen. Abschmecken, auf den Teig streichen und 40 Minuten bei 200°C backen.

## Tomaten-Wähe

*Wähenteig (siehe Seite 96)*
*200 g Zwiebeln, in feine Ringe*
*geschnitten*
*Butter*
*3 Eier*
*⅛ l Sahne*
*Salz*
*Pfeffer, frisch gemahlen*
*1 kg Tomaten, abgebrüht, gehäutet,*
*in Scheiben geschnitten*
*1 TL Oregano*
*½ TL Basilikum*
*1 Bund Petersilie, fein gehackt*

Teig zubereiten. Zwiebeln in Butter glasig dünsten. Eier mit Sahne, Salz und Pfeffer verrühren, Tomaten und gedünstete Zwiebeln dazugeben, mit Oregano, Basilikum und Petersilie würzen, auf den Teig streichen. 40 Minuten bei 200°C backen.
▷ Die Tomaten-Wähe können Sie auch mit Majoran oder vorsichtig (!) mit Salbei würzen.

## Schinken-Wähe

*Wähenteig (siehe Seite 96)*
*4 Scheiben Schinkenspeck*
*1 TL Butter*
*1 Zwiebel, klein gewürfelt*
*200 g Gouda, gerieben*
*⅛ l Sahne*
*2 Eier, verquirlt*
*½ TL Thymian*
*1 Prise Lavendel*
*Kräutersalz*
*Pfeffer, frisch gemahlen*

Teig zubereiten. Den Schinkenspeck in der Butter bräunen, klein hacken, auf dem Teig verteilen. Zwiebeln glasig dünsten, auf den Schinken geben. Käse mit Sahne, Eiern, Thymian, Lavendel, Kräutersalz und Pfeffer verrühren, über die Zwiebeln geben. 50 Minuten bei 200°C backen.
▷ In die Eimasse können Sie auch 3–4 EL frische, gehackte Kräuter geben (z. B. Dill, Schnittlauch, Petersilie, Kerbel oder Liebstöckel).

## Süße Wähe

### Kürbis-Wähe
Pumpkin-Pie

*Wähenteig (siehe Seite 96)*
*750 g Kürbisfleisch, gewürfelt*
*100 ml Wasser*
*2 EL Honig*
*3 EL Zitronensaft*
*abgeriebene Schale*
*von 1 unbehandelten Zitrone*
*1 TL Zimt*
*1 TL Koriander, gemahlen*
*20 g Pfeilwurzelmehl oder*
*50 g Hafermehl*
*4 Eier*
*6 EL Crème fraîche*

Teig zubereiten. Kürbis 15 Minuten in Wasser und Honig weich kochen, pürieren. Zitrone und Gewürze zugeben, Mehl in einem kleinen Teil des Pürees vorsichtig einrühren, auflösen, wieder zum Püree geben und aufkochen, bis die Masse eingedickt ist. Eier einrühren und auf den Teig geben. 40 Minuten bei 200°C backen.
▷ Süße Wähen können Sie auch mit anderen Früchten zubereiten, z. B. mit Pflaumen oder Äpfeln. Sie brauchen etwa 750–1000 g Obst, Gewürze (z. B. Zimt) und einen Guß aus ⅛ l Sahne, 2 Eiern und 50 g Hafermehl.
▷ Sie können auch Rhabarber oder Kirschen verwenden.

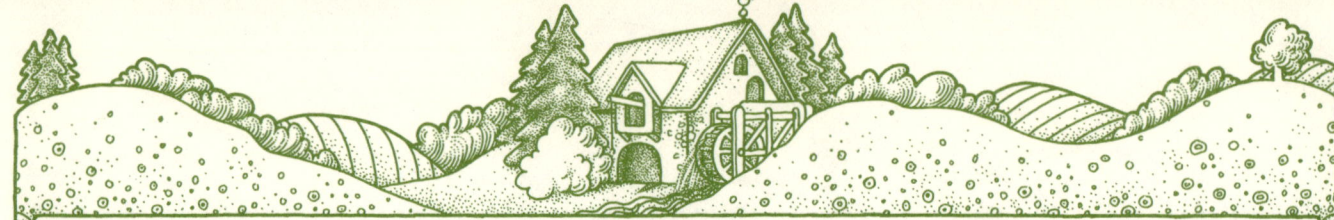

## Curry-Taschen

*Quarkblätterteig (siehe Seite 93)*

*Füllung*
*2 Zwiebeln, gewürfelt*
*Butter*
*¹⁄₄ l (Meßbecher) gekochtes Getreide,*
*am besten schmeckt Buchweizen,*
*Grünkern oder Reis*
*50 g Butter*
*100 g Vollkornbrösel*
*1 Ei, verschlagen*
*2–3 EL Currypulver oder besser die*
*gemischten Gewürze vom indischen*
*»Dal« (siehe Seite 28)*
*Salz*
*Pfeffer, frisch gemahlen*

*Milch*
*1 Ei*
*1 EL Wasser*
*Fett für das Blech*

Den Quarkblätterteig zubereiten und kalt stellen.
Zwiebeln in wenig Butter glasig dünsten und mit den anderen Zutaten zur Füllung verarbeiten. Mit Salz und Pfeffer gut abschmecken.
Quarkblätterteig sehr dünn ausrollen. Quadrate von etwa 7 x 7 cm ausschneiden. Auf jedes Quadrat in die Mitte 1 TL Füllung geben. Teigränder mit Milch bepinseln. Zusammenklappen, so daß Dreiecke entstehen. Ränder mit den Zinken einer Gabel zusammendrücken. Ei mit Wasser verquirlen und die Teigtaschen damit be-

streichen. Taschen auf ein gefettetes Blech setzen. Im vorgeheizten Ofen bei 200°C 15–20 Minuten backen.
▷ Sie können die Taschen einfrieren und dann 10 Minuten aufbacken.

## Spinat mit Knoblauchwürfeln

*750 g frischer Blattspinat, gewaschen,*
*abgetropft*
*1 Karton Kresse, mit der Schere*
*abgeschnitten*
*4 EL Olivenöl*
*1 Knoblauchzehe, zerdrückt*
*4 Scheiben Weizenvollkornbrot,*
*gewürfelt*

*Soße*
*4 EL Sahne oder Crème fraîche*
*4 EL Obstessig*
*2 EL lieblicher Rotwein*
*2 TL scharfer Senf*
*1 TL Kräutersalz*
*schwarzer Pfeffer, frisch gemahlen*

*Parmesan, gerieben*

Spinat und Kresse vermischen. Zerdrückten Knoblauch in heißem Öl anbraten, die Brotwürfel zufügen, goldgelb anrösten.
Eine Soße aus den angegebenen Zutaten anrühren, über den Spinat und die Kresse gießen und darauf die Brotwürfel verteilen. Erst am Tisch vermengen, damit alles knusprig bleibt. Mit etwas Parmesan servieren.

## Pasties
Kornische Taschen

Aus Cornwall in England kommen die Pasties, derbe Teigtaschen, die mit allerlei Gekochtem gefüllt werden.

*Teig*
*250 g Weizenvollkornmehl, sehr fein*
*gemahlen, eiskalt*
*etwa 2 EL Sojamehl*
*100 g Butter, eiskalt*
*100 ml Wasser, eiskalt*
*1 Prise Salz*

*Milch oder Eigelb*
*Ei, verschlagen*

Weizen- und Sojamehl mischen. Butter mit 2 Messern in das Mehl hacken. Die fertige Mischung soll wie Haferflocken aussehen.
Teelöffelweise das Eiswasser über die Mehl-Buttermischung träufeln, mit einer Gabel oder kalten Fingerspitzen vermengen, bis der Teig beginnt, zu einem Klumpen zusammenzukleben. Mit ein paar weiteren Tropfen Wasser jetzt eine Kugel formen, in den Kühlschrank legen, bis sie wieder kalt ist. So erhält man einen Teig, der flockig ist wie Blätterteig, der sich aber sehr gut ausrollen läßt.
Nach ¹⁄₂–1 Stunde den Teig in so viele Portionen teilen, wie Sie Gäste haben. Die Portionen rasch zu Kugeln rollen, die Kugeln mit dem Nudelholz dünn (ca. 2 mm) zu Kreisen ausrollen. In die Mitte von jedem Kreis 1 EL Füllung

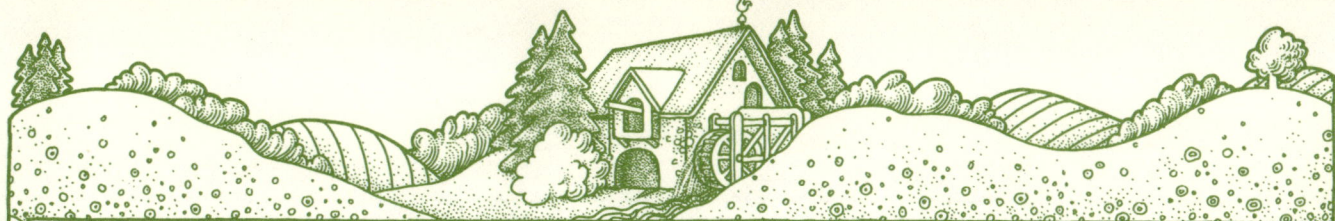

geben, die Ränder mit Milch oder Eigelb bepinseln, zusammenklappen,
um ein Halbrund zu bekommen. Mit
verschlagenem Ei bepinseln, Ränder
mit einer Gabel zusammendrücken,
auf ein Backblech legen. Einige Löcher mit der Gabel einstechen, 20–30
Minuten bei 225°C backen.

### Füllung 1: Gebackene Bohnen

*250 g Bohnen, über Nacht eingeweicht*
*2 Tomaten*
*1 Zwiebel*
*1 roter Paprika*
*3 EL Tomatenmark*
*1 TL Honig*
*2 EL Essig*
*Paprika*
*Ingwer*
*Kurkuma*
*Cayennepfeffer*

Die Bohnen zusammen mit Tomaten,
Zwiebeln, Paprika, Tomatenmark, Honig und Essig kochen oder backen
und mit den übrigen Zutaten abschmecken.

### Füllung 2: Käse

*125 g Vollkornbrösel*
*¼ l (Meßbecher) Käse, gerieben*
*Kümmel*
*Salz*
*Sahne*

Vollkornbrösel mit Käse vermischen,
Kümmel, Salz und genug Sahne zufügen, damit die Mischung zusammenhält.

### Füllung 3: Gemüse

Möhren (siehe Möhrenpie Seite 94),
Pastinaken, Zwiebeln oder andere
Wurzeln kochen, pürieren und an-
dicken.

### Füllung 4: Pilze

*250 g Champignons, Steinpilze,*
*Butterpilze oder auch Dosenpilze*
*1 Ei*
*1 Bund Petersilie, fein gehackt*
*Salz*
*Pfeffer*

Pilze mit Ei binden und mit Petersilie
würzen.

### Füllung 5: Kartoffeln

Übriggebliebene Kartoffeln pürieren,
mit Käse, Ei, Quark oder Gemüse vermischen und würzen.

### Füllung 6: Getreide

(Siehe rote Paprika mit Grünkernfül-
lung, Seite 35, Kohlrouladen mit
Buchweizenfüllung, Seite 52.) Auch
mit Hirse kann man die Teigtaschen
sehr gut füllen.
▷ Pasties brauchen eine saftige Beilage, am besten ein Salat mit viel
Soße oder eine eigene Soße zum
Tunken. Wenn Sie ein Mixgerät
haben, können Sie eine herrliche
rohe Soße, auf der Basis von Joghurt oder Tomaten zubereiten,
z. B. rohe Tomatensoße (siehe
Seite 38) oder Joghurt-Möhren-
Petersiliensoße.

## Joghurt-Möhren-Petersiliensoße

*1 Becher Joghurt*
*1 Möhre, gehackt*
*1 Bund Petersilie, von den Stengeln*
*gepflückt*
*Kräutersalz*
*1 TL Sojasoße*
*Cayennepfeffer*

Joghurt, Möhre und Petersilie im Mix-
becher pürieren. Abschmecken.

## Grüner Göttinsalat

*2 Kopfsalat, gewaschen, in große*
*Stücke zerpflückt*
*1 Bund Frühlingszwiebeln mit Grün,*
*in 1 cm lange Stücke geschnitten*
*1 Zucchini, gebürstet, nicht geschält,*
*in feine Scheiben geschnitten.*

*Soße*
*1 Avocado, gehäutet, das Fleisch mit*
*einer Gabel zerdrückt*
*Saft von 1 Limette oder Zitrone*
*1 Knoblauchzehe, zerdrückt*
*5 EL Apfelessig*
*1 TL Kräutersalz*
*1–2 EL scharfer Senf*

Die Zutaten für den Salat mischen.
Avocadofleisch sofort mit dem Limet-
tensaft vermischen und zusammen
mit den übrigen Zutaten eine dickflüs-
sige Soße zubereiten. Die Soße vorsichtig unter den Salat heben.

## Über Butter und Margarine

Es wird Ihnen sicherlich aufgefallen sein, daß ich fast nur Butter verwende oder empfehle.

Dagegen höre ich sehr oft die Meinung, daß tierische Fette ungesund seien und man sie deshalb besser durch pflanzliche Fette, wie Margarine oder Distelöl, ersetzen solle. Auch Ärzte vertreten häufig die Theorie, daß cholesterinhaltige, tierische Fette verantwortlich seien für einen überhöhten Cholesterinspiegel im Blut von fehlernährten Menschen.

Es ist natürlich die Tatsache verwunderlich, daß unsere Vorfahren, die sicherlich wenige Pflanzenfette gebraucht haben, gesund geblieben sind, während heute immer mehr Menschen an zu hohen Blutfetten leiden. Die These, daß tierische Fette stets erhöhte Blutfettwerte hervorrufen, wirft also Zweifel auf. 80% des Cholesterins werden vom Körper selbst produziert. Unter normalen Bedingungen kontrolliert unser Körper die Blutfettmenge selbst, z. B. indem er weniger produziert, wenn wir gerade mehr Fett gegessen hatten. Man hat einen Versuch unternommen, bei dem mehrere Patienten eine Diät essen mußten, die 6 Eier und 500 g Butter enthielt; dabei haben sich die Blutfettwerte nicht verändert. Auch zeigen Patienten mit einem erhöhten Cholesterinspiegel oft überhaupt keine Besserung, wenn sie eine völlig fettfreie Diät zu sich nehmen. Die Blutfettregulierung oder ihr Versagen wird wohl auch von anderen Faktoren abhängig sein als ausschließlich vom Konsum tierischer Fette. Vermutlich ist es eine Fehlfunktion des Fettstoffwechsels, verursacht durch eine jahrelange Fehlernährung. Hier werden u. a. das Fehlen von Ballaststoffen und der übermäßige Verzehr von Zucker und Fleisch als Risikofaktoren verdächtigt.

In der Butter befinden sich zahlreiche Fettsäuren. Die Capronsäure, die einzige Fettsäure, die bewiesenermaßen eine Erhöhung der Blutfette verursachen kann, ist nur in einem winzigen Anteil vorhanden. Mit ihrem reichlichen Gehalt an den Vitaminen A, D und E ist Butter jedoch eine wichtige Vitalstoffquelle.

Die Butter, befreit vom Vorwurf der Gesundheitsschädigung, kann an ihre alte Stelle als hochgeschätztes und bekömmliches Fett zurückkehren. Noch besser wäre es allerdings, Butter aus roher, gesäuerter Sahne zu verwenden, die dann alle lebenswichtigen Vitamine und Vitalstoffe enthält. Immerhin, auch Butter aus pasteurisierter Sahne ist besser als künstlich hergestellte Fette, wie Margarine und raffinierte Speiseöle! Und schmeckt wunderbar!

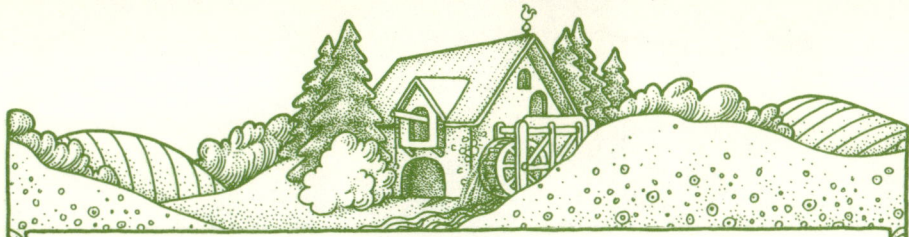

Gefülltes Gemüse ist für mich eine Wonne! Aus einem ganz gewöhnlichen Gemüse kann man durch interessante Füllungen ein Gourmetgericht machen – ohne viel Arbeit und meist sehr preiswert.
Tomatenpaprika, gefüllt mit Hackfleisch, kennt fast jeder. Auch gefüllte Tomaten, gefüllte Zwiebeln und gefüllte Auberginen werden häufig zubereitet. Sie können aber eigentlich alles füllen, was Sie aushöhlen können. Auch die Füllungen können Sie endlos variieren. Reis, Hirse, Buchweizen und Grünkern eignen sich hervorragend dafür.

# Gefüllte Gemüse

## Hackmisch für Bällchen, Klöße, Füllungen
### Grundrezept

*150 g Vollkornbrösel (altes Brot können Sie einweichen oder im Mixer zerkleinern)*
*100 g Nüsse, gehackt*
*¼ l (Meßbecher) Zwiebeln, gehackt*
*1 Bund Petersilie, gehackt*
*400 g Champignons, gehackt, gedünstet*
*1–2 Eier*
*Salz*
*Pfeffer, frisch gemahlen*
*Majoran*
*Estragon*
*Thymian*
*Knoblauch*

Vollkornbrösel, Nüsse, Zwiebeln, Petersilie und Champignons mischen, mit den Eiern binden. Abschmecken. Durch Zugabe von Vollkornmehl oder Wasser erreicht man die gewünschte Konsistenz.

## Gefüllte Champignons
### Meine Leibspeise

Am besten geeignet sind hierfür die großen, fleischigen Rosa- oder Creme-Champignons, die man jetzt öfter auf dem Markt findet. Die kleinen, weißen Champignons können Sie aber auch verwenden, nur müssen Sie die Füllung dann auf die Champignons streuen.

*500 g möglichst große Champignons, nicht gewaschen, mit einem feuchten Tuch abgewischt, die Stiele herausgedreht*
*Öl*
*Hackmisch (siehe Seite 101)*
*Crème fraîche oder saure Sahne*

Hüte der Champignons mit der Aushöhlung nach oben dicht nebeneinander, aber nicht aufeinander, in eine flache, geölte Auflaufform legen. Nehmen Sie eine Form, die nicht viel größer als die ausgebreitete Schicht

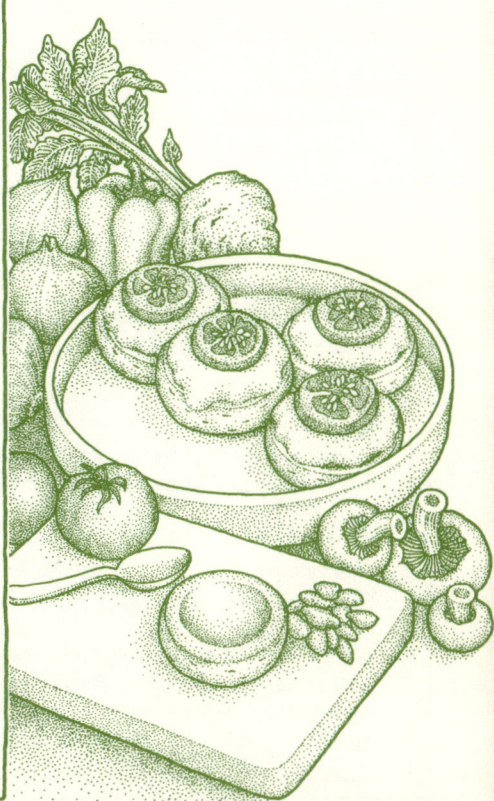

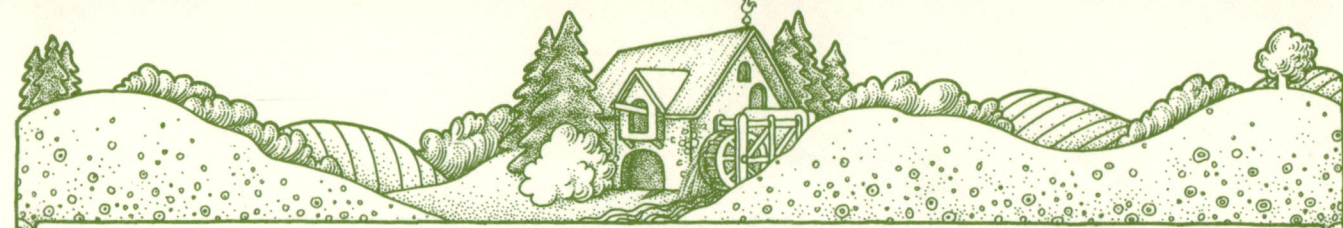

Champignons ist, oder legen Sie die Pilze auf Alufolie aus. Stiele waschen, hacken und zum Hackmisch geben. Das Hackmisch in die Aushöhlungen drücken und zwischen die Hüte streuen. Auf jeden Hut einen Klecks Crème fraîche oder saure Sahne geben. Bei 200°C 30 Minuten im Ofen backen. Die Champignons schmecken sehr gut zu Kartoffelgerichten.

## Gefüllte Auberginen

Pro Person
*1 Aubergine, heiß abgewaschen, der Länge nach halbiert*

*Salzwasser*
*Öl*
*Knoblauch*
*Zwiebeln, gehackt*
*Hackmisch (siehe Seite 101)*
*Muskatnuß, frisch gerieben*
*Zimt*
*Piment*
*Tomatenmark*
*1 Beutelchen (40 g) Parmesan*
*¼ l (Meßbecher) Tomatensaft oder pürierte Tomaten*
*Koriander*
*Kräutersalz*
*Käse, gerieben*

Aus den halbierten Auberginen mit einem Löffel das Fleisch so herauskratzen, daß die Schale noch 1 cm dick ist. Die Schalen in kochendem Salz-

wasser 10 Minuten kochen, abgießen, abtropfen lassen. Das herausgekratzte Fleisch würfeln, in Öl mit Knoblauch und gehackten Zwiebeln dünsten. Hackmisch mit Muskatnuß, Zimt, Piment, Tomatenmark und Parmesan würzen. Mit der gedünsteten Auberginen-Zwiebelmischung vermengen und in die ausgehöhlten Schalen füllen. Dicht nebeneinander in eine flache Form legen. Tomatensaft mit Koriander und Kräutersalz würzen und vorsichtig zwischen die Auberginen gießen. Bei 200°C 30 Minuten backen. Mit geriebenem Käse bestreuen, 10 Minuten weiterbacken. Mit einem grünen Salat servieren (z. B. Seite 64).

## Gefüllte Zwiebeln

Pro Person
*1 große Gemüsezwiebel*

*Hackmisch, statt mit Vollkornbröseln mit Brotwürfeln zubereitet (siehe Seite 101)*
*Salbei*
*Majoran*
*Knoblauch*
*2 EL Öl*
*2 EL Wasser*

Die Gemüsezwiebel schälen, quer halbieren, dann in kochendem Wasser 5 Minuten blanchieren, abgießen. Mit einem scharfen Messer die Mittelschichten vorsichtig herausheben.

Hackmisch zubereiten. Die ausgehobenen Zwiebelstücke fein hacken und dazugeben. Mit Salbei, Majoran und Knoblauch würzen. Hackmisch in die ausgehöhlten Zwiebeln füllen, die Zwiebeln mit Öl und Wasser in eine Auflaufform mit Deckel legen. Zugedeckt 45 Minuten bei 200°C im Ofen backen. Deckel abnehmen und 15 Minuten ohne Deckel weiterbacken. Zu diesem Gericht passen Reis und Tomatensoße (siehe Seite 49).

## »Gefüllter« Spinat

Einmal habe ich tatsächlich versucht, Spinatblätter zu füllen. Aber mir ist dieses Vorhaben mißlungen. Stattdessen habe ich einen Auflauf mit »Zwischenschicht« gebacken.

*1 kg Spinat, geputzt, die Blätter klein gehackt*
*⅛ l (Meßbecher) Hafer- oder Weizenvollkornmehl*
*2 Tomaten, in Scheiben geschnitten*
*Hackmisch, mit Oregano gewürzt (siehe Seite 101)*
*1 Beutelchen (40 g) Parmesan*
*1 Becher Crème fraîche*

*Fett für die Form*

Den Spinat mit dem Mehl vermischen. Die Hälfte des Spinats in eine gefettete Auflaufform geben und mit einer in Scheiben geschnittenen Tomate bele-

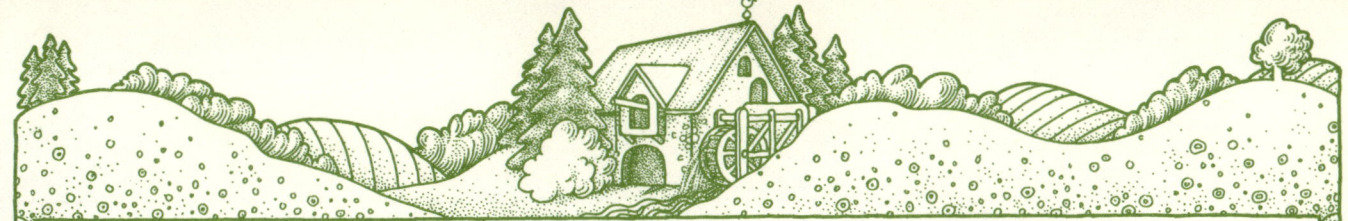

gen. Hackmisch auf den Blättern und den Tomatenscheiben verteilen. Den restlichen Spinat auf das Hackmisch geben. Nochmals mit einer in Scheiben geschnittenen Tomate belegen. Parmesan und Crème fraîche vermischen. Auf dem Auflauf verteilen und ausstreichen. Den Auflauf bei 220° C 30 Minuten backen.

## Gefüllte Sellerie

1 kleine Sellerieknolle reicht aus für 2 Portionen.

*2 Sellerieknollen*
*Hackmisch (siehe Seite 101)*
*Thymian*
*Zitronensaft*
*1 Fleischtomate, in dicke Scheiben*
*geschnitten*
*Gouda, grob gerieben*

Die Sellerieknollen halbieren, etwa 10–12 Minuten bißfest kochen (nicht zu weich!). Mit einem Löffel die Selleriehälften aushöhlen, so daß eine etwa 2 cm dicke »Schale« übrigbleibt. Die ausgeschabten Stücke klein hakken, mit Hackmisch vermengen. Diese Masse mit Thymian und Zitronensaft würzen, in die Aushöhlungen fest eindrücken. Sellerie auf ein Blech legen und auf jede gefüllte Selleriehälfte eine Tomatenscheibe legen. Käse auf die Tomatenscheiben streuen und alles bei 200° C 20 Minuten backen.

## Gefüllte Kohlrabi

*4 Kohlrabi, geputzt, geschält, halbiert*
*Salzwasser*

*Füllung*
*200 g Champignons, feinblättrig*
*geschnitten*
*1 Zwiebel, fein gewürfelt*
*2 EL Butter*
*2 EL Weißwein*
*100 ml Sahne*
*3 EL Vollkornbrösel*
*Salz*
*Pfeffer, frisch gemahlen*
*Thymian*
*1 Bund Petersilie, sehr fein gehackt*
*1–2 TL Zitronensaft*
*1 Karton Kresse*

Die Kohlrabi in Salzwasser 20 Minuten kochen. Mit einem Löffel etwas aushöhlen. Champignons und Zwiebeln in Butter dünsten, mit Weißwein ablöschen, Sahne dazugeben und leicht einkochen lassen. Brösel, Gewürze, Petersilie und Zitronensaft vermischen, zu der Champignon-Zwiebelmasse geben und in die ausgehöhlten Kohlrabi füllen. Mit Kresse bestreut servieren.
▷ Wenn Sie gerne Steckrüben essen – etwas was ich nicht verstehen kann – können Sie dieses Rezept auch für gefüllte Steckrüben verwenden, allerdings müssen Sie die Steckrüben länger kochen und kräftig würzen.

## Gefüllte Broccoli

*1 kg Broccoli, geputzt*
*¹/₂ l Wasser*
*1 Knoblauchzehe, geschält*

*Füllung*
*50 g schwarze Oliven, entsteint,*
*gekocht*
*50 g grüne (gefüllte) Oliven, gehackt*
*1 kleines Glas (3 EL) Kapern*
*50 g Korinthen*
*1 Knoblauchzehe, zerdrückt*
*Oregano*
*Petersilie, fein gehackt*
*Salz*
*Pfeffer, frisch gemahlen*
*150 g Vollkornbrösel*

*Olivenöl oder Butter*

Vom Broccoli die Stiele kurz unter den »Blumen« abschneiden, die Blumen in große Rosetten teilen. Die Stielenden abschneiden und mit einem scharfen Messer die Haut abziehen. Die Blätter fein hacken. Wasser zum Kochen bringen. Die Stiele hineingeben, 5 Minuten kochen. Die Knoblauchzehe und die Blumenrosetten dazugeben, weitere 5 Minuten kochen. Sofort abgießen und mit den gehackten Blättern vermischt in eine flache, gefettete Auflaufform geben.
Für die Füllung alle Zutaten vermischen, über die Broccoli und in die Zwischenräume geben und Butterflöckchen oder Olivenöl daraufgeben. 30 Minuten bei 200° C backen.

## Über das Öl

Es ist das Interesse der Nahrungsmittelindustrie, Produkte herzustellen, die hygienisch einwandfrei, von konstanter Beschaffenheit und lange lagerfähig sind. Die langen Handelswege, die Notwendigkeit, Gewinne zu erwirtschaften, die Konzentration des Lebensmittelhandels in Ketten und Genossenschaften, welche standardisierte Markenwaren verlangen, das sind die Zwänge der Nahrungsmittelindustrie.

Es ist andererseits aber ein Bedürfnis des menschlichen Organismus, ein Lebensmittel zu bekommen, das lebendig, frisch, unverfälscht und natürlich ist. Ohne diese naturbelassenen, frischen, ganzen Lebensmittel kann er seine Vitalität und Gesundheit nicht erhalten und kann seinen Kindern keine ausreichende Kraft vererben.

In vielen Geschäften finden Sie Öle, die farblos, geruchlos und kristallklar sind. Eine Flasche sieht aus wie die andere, und Sie erhalten standardisierte Produkte. Dieses Öl hat immer einen neutralen Geschmack, ist lange haltbar und bedarf keiner besonderen Aufbewahrung. Es ist ein reines, hygienisches Ölprodukt, das keine Spur von Leben mehr aufweist.

Andererseits können Sie kaltgepreßte Öle kaufen, die nach der jeweiligen Ölfrucht mehr oder weniger stark schmecken, z. B. nach Oliven. Sie sind oft milchig trübe, mit einer Vielzahl von lebenden Substanzen, Vitaminen, Geruchs-, Geschmacks- und Farbstoffen, die sie empfindlich machen. Sie können bei warmen Temperaturen ranzig werden, müssen im Kühlschrank aufbewahrt und schnell aufgebraucht werden. Solche Öle beinhalten jedoch mehr oder weniger das ganze Spektrum der lebendigen Nährstoffe, die in der Ölfrucht vorhanden sind und liefern so dem Körper wichtige Vitalstoffe.

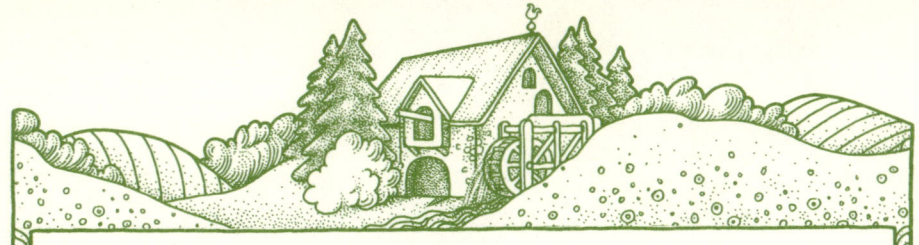

# Teigwaren

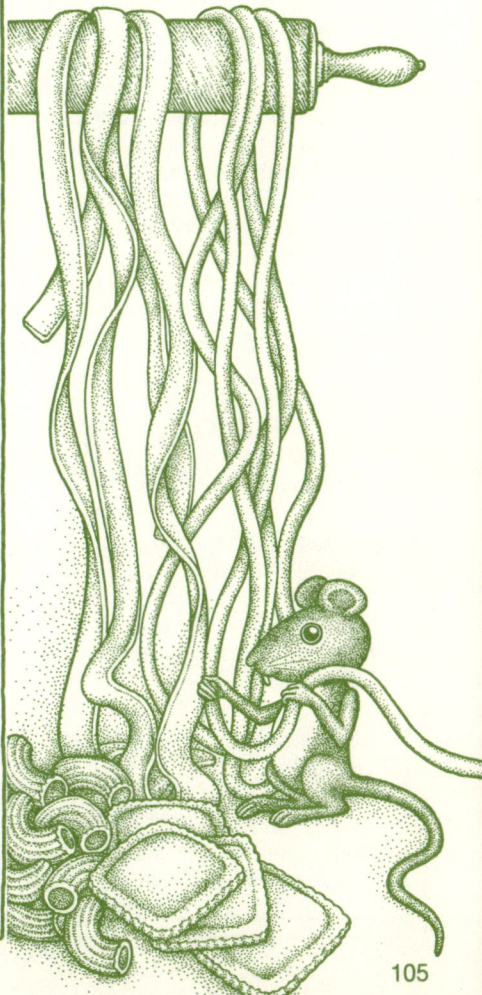

Sie haben einen schlechten Ruf – die Teigwaren, sie machen dick, wird gemunkelt, sie seien ungesund. Aber die schönen Teigwaren aus Vollkornmehl sind etwas anderes – herzhaft, nahrhaft, nicht zum Verschlingen da, sondern zum freudigen, bedächtigen Genießen.

Sie können in den Bioläden und Reformhäusern eine ganze Reihe verschiedener Vollkornnudeln kaufen, aus Hirse, aus Grünkern, aus Weizen, mit Spinat, mit Ei, aber Sie können sie auch selber herstellen. Das verlangt etwas Mühe, macht aber auch großen Spaß, besonders wenn Sie mit den Kindern arbeiten. Frische Nudeln, Teigtaschen, Spätzle und einige außergewöhnliche Gerichte finden Sie auf den nächsten Seiten. Aber bedenken Sie immer: Von den Vollkornnudeln sollten Sie viel weniger kochen als von Nudeln aus Weißmehl. Sie müssen gekaut werden, daher sollten Sie Ihrer Familie kleinere Portionen vorsetzen!

## Nudeln, selbst gemacht

Das Wichtigste ist, daß Sie den Teig hauchdünn ausrollen können. Das gelingt auch bei der Vollwertküche nur, wenn Sie einen Teil der Kleie aussieben. Das hat mich immer geärgert. Jetzt verwende ich die Kleie für die Füllungen.

*400 g Weizenmehl, fein gemahlen, ausgesiebt*
*1 gehäufter TL Salz*
*¼ l kochendes Wasser*
*Mehl zum Kneten*

Salz und Mehl vermischen. Kochendes Wasser zugeben und sehr schnell zu einem Teig verrühren. Mindestens 10 Minuten kneten – wenn Sie eine Küchenmaschine haben, ist das leicht getan, sonst müssen Sie arbeiten! Den Teig können Sie erst ausrollen, wenn er elastisch, d. h. gut geknetet ist. Den gekneteten Teig in 3 Bällchen teilen, zugedeckt ½ Stunde stehen lassen. Auf einer bemehlten Fläche hauchdünn ausrollen, die ausgerollten Teigplatten 15 Minuten antrocknen lassen. Mit Mehl bestäuben. Für Bandnudeln die Platten zusammenrollen, in Streifen schneiden, Streifen wieder auseinanderrollen. Für Raviolis oder Lasagne die Platten in Kreise oder Rechtecke schneiden.

▷ Die Nudeln werden besser, wenn Sie den Teig richtig dünn ausrollen können, dazu müssen Sie ihn jedoch gut geknetet haben. Lassen Sie sich nicht entmutigen, wenn es nicht sofort gelingt, auch dickere Nudeln schmecken!

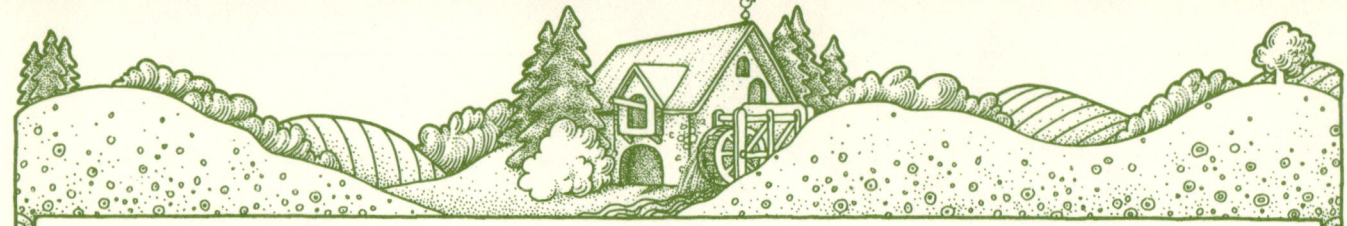

## Ravioli oder Maultaschen
Teigtaschen aus 2 Ländern

Ob Sie sich für italienische oder schwäbische Teigtaschen entscheiden – der Teig ist der gleiche. Nach dem Rezept »Nudeln selbst gemacht« 2 Teigplatten ausrollen und 10 cm große Quadrate (Raviolis kann man auch kreisrund ausschneiden) schneiden. Auf jedes Teigstück 1 TL Füllung setzen, übereck zusammenfalten. Ränder mit einer Gabel zusammendrücken – Ränder erst mit Wasser, Milch oder Ei bepinseln, wenn sie nicht zusammenhalten wollen! In reichlich kochendem Salzwasser garen, mit Soße übergießen, mit einem grünen Salat servieren!

Ravioli-Füllung
*1 Päckchen (62,5 g) Frischkäse*
*250 g Magerquark, in einem*
*Küchentuch ausgepreßt*
*100 g Parmesan oder Gouda,*
*gerieben*
*1 Ei*
*5 EL Kleie*
*Salz*
*Muskatnuß, frisch gerieben*
*¹/₂ TL Fenchel*

Alle Zutaten mischen und in die Ravioli füllen.

Ravioli-Soße
Rohe Tomatensoße mit Oregano und Knoblauch (siehe Seite 38).

Maultaschen-Füllung
*50 g Vollkornbrösel*
*¹/₈ l (Meßbecher) Kleie*
*500 g Spinat, gekocht und gehackt,*
*oder ein kleines Paket (150 g)*
*tiefgefrorener Spinat, aufgetaut*
*2 Knoblauchzehen, durchgepreßt*
*1 Bund Petersilie, fein gehackt*
*3 Eier*
*Pfeffer, frisch gemahlen*
*Salz*
*Majoran*

Brösel, Kleie, Spinat, Knoblauch, Petersilie und Eier mischen, würzen und in die Maultaschen füllen.

Maultaschen-Soße
*500 g Zwiebeln, in Ringe geschnitten*
*125 g Butter*
*Käse, gerieben*

Zwiebeln in Butter bräunen und mit Käse bestreuen.
▷ Sie können die Maultaschen auch in Brühe servieren.


## Spätzle, einfach
In 20 Minuten fertig

Teig
*300 g Weizenvollkornmehl,*
*sehr fein gemahlen*
*2 Eier oder 4 EL Sojamehl*
*1 TL Salz*
*200 ml Wasser*

*Butter*
*Käse, gerieben*

Alle Zutaten zu einem Teig zusammenmischen, 10 Minuten quellen lassen, wenn nötig etwas mehr Wasser dazugeben. Inzwischen einen großen Topf Salzwasser zum Kochen bringen. Teig durch einen Spätzlehobel in das kochende Wasser schaben, aufkochen lassen, abschöpfen, kalt abschrecken. Auf einem Servierteller, mit Butterflocken belegt, im Ofen warm halten. Wiederholen, bis der ganze Teig aufgebraucht ist. Mit Käse bestreuen und zusammen mit einer Tomatencremesoße (siehe Seite 34) servieren.


## Grüne Knöpfe
Variante zu Spätzle

Teig
*3 Bund Petersilie*
*200 ml Wasser*
*300 g Weizenvollkornmehl,*
*sehr fein gemahlen*
*3 Eier*
*1 TL Salz*

*Butter*
*Käse, gerieben*

Die Petersilie zusammen mit dem Wasser im Mixer oder mit dem Handrührgerät pürieren, mit dem Mehl und den Eiern vermengen und weiter verarbeiten wie einfache Spätzle.
▷ Die Petersilie muß sehr fein püriert sein, sonst fallen die Knöpfe auseinander.

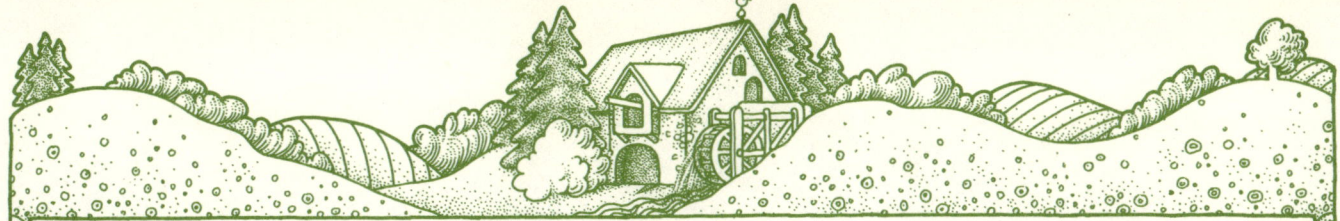

## Möhrensalat mit Grand Marnier

*500 g Möhren, gut gebürstet,*
*fein geraspelt*
*Saft von 1 Apfelsine*
*1 Mandarine, geschält, in Spalten*
*geteilt, die Spalten grob zerschnitten*

*Soße*
*6 TL Sahne oder Crème fraîche*
*3 EL Grand Marnier, Cointreau oder*
*ein anderer Apfelsinenlikör*
*Saft von 1 Zitrone*
*Kräutersalz*
*weißer Pfeffer, frisch gemahlen*
*Honig*

*3 EL Cashewnüsse, trocken*
*(ohne Fett) geröstet, grob gehackt*

Möhren sofort mit dem Apfelsinensaft mischen, dann die Mandarinenstücke dazugeben. Die Soße aus Sahne oder Crème fraîche, Apfelsinenlikör (Grand Marnier, Cointreau o. ä.), Zitronensaft, Kräutersalz, Pfeffer und, wenn nötig, etwas Honig anrühren, abschmecken und über die Möhren geben. Die Cashewnüsse darüberstreuen und den Salat etwa 20 Minuten ziehen lassen, servieren.

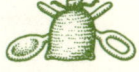

## Pastitchio
### Ein griechisches Nudelfest

Pastitchio ist ein geschichtetes Gericht – unten Nudeln, in der Mitte Füllung aus Nüssen, Linsen und Auberginen, noch eine Schicht Nudeln und zwei Cremesoßen – eine mit und eine ohne Eier. Dieses Rezept ist sehr aufwendig, deshalb ist es für 10–12 Personen gedacht (Sie können es natürlich vereinfachen).

*Nudeln*
*500 g Vollkornhörnchennudeln*

*Füllung*
*¼ l (Meßbecher) orange Linsen*
*½ l Wasser*
*1 große Aubergine, gewaschen,*
*gewürfelt*
*Salzwasser*
*3 mittelgroße Zwiebeln, klein gehackt*
*3 EL Olivenöl*
*3 EL Butter*
*200 g Haselnüsse, gehackt*
*1 TL Zimt*
*1 TL Oregano*
*Salz*
*Pfeffer, frisch gemahlen*
*1 kleine Dose Tomatenmark*

*Cremesoße 1: Die Dünne*
*3 EL Butter*
*½ l Milch*
*3 EL Weizenvollkornmehl*
*Muskatnuß, frisch gerieben*
*Zimt*

*Cremesoße 2: Die Dicke*
*3 EL Butter*
*½ l Milch*
*4 EL Weizenvollkornmehl*
*3 Eier*

*Fett für die Form*
*Käse, gerieben, zum Bestreuen*

Nudeln ca. 15 Minuten in sprudelndem Wasser kochen. Abgießen.
Linsen in Wasser ca. 15 Minuten weich kochen. Die Aubergine in reichlich Salzwasser in 10 Minuten weich kochen. Zwiebeln in Olivenöl und Butter glasig dünsten. Linsen, Auberginen, Zwiebeln und Nüsse vermischen, abschmecken.
Butter und Milch für die dünne Soße erhitzen, Mehl mit einem Schneebesen einrühren, einkochen lassen, bis die Soße dicklich ist. Mit Muskatnuß und Zimt leicht würzen.
Für die dicke Soße Butter und Milch erhitzen, Mehl einrühren. Die Eier verschlagen und zu der Masse geben, unter ständigem Rühren einkochen lassen, bis die Soße eingedickt ist (die Eier dürfen nicht gerinnen!)
Eine große Auflaufform ausfetten. Die Hälfte der Nudeln hineingeben, die Hälfte der dünnen Soße darübergießen. Die Füllung darüber verteilen. Die restlichen Nudeln und dann den Rest der dünnen Soße daraufgeben. Darüber die dicke Soße verteilen, mit Käse bestreuen. 1 Stunde bei 250°C backen, abkühlen lassen. Warm servieren. In Quadrate schneiden.

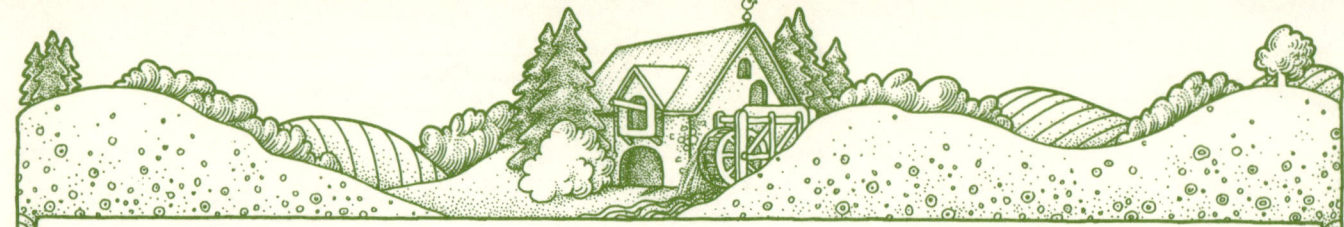

## Grüner Salat mit Schafskäse
Paßt gut zu griechischen Speisen

*250 g grüne Salatblätter: Feldsalat,*
*Spinat, Kopf- oder Endiviensalat*
*1 Bund Frühlingszwiebeln,*
*rote Zwiebeln oder 1 große*
*Gemüsezwiebel, in feine Ringe*
*geschnitten*

*Soße*
*1 Eigelb*
*50–70 g Schafskäse, zerbröselt*
*5 EL Olivenöl*
*1 EL Rotweinessig*
*Salz*
*schwarzer Pfeffer, frisch gemahlen*
*Oregano*

Salatblätter und Zwiebeln mischen.
Salatsoße mit viel schwarzem Pfeffer
und Oregano zubereiten und mit dem
Salat vermischen.

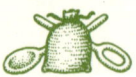

## Nudeln Stroganoff

*400 g Champignons, abgewischt,*
*in dicke Scheiben geschnitten*
*5 mittelgroße Zwiebeln, in dicke*
*Scheiben geschnitten*
*3 EL Butter*
*3 EL Wasser*
*3 EL Sojasoße*
*1 Becher saure Sahne*

*1 TL Basilikum*
*¼ TL Muskatnuß*
*Salz*
*Pfeffer, frisch gemahlen*
*250 g Weizenvollkornbandnudeln*

Pilze und Zwiebeln in Butter und Wasser zugedeckt weich dünsten. Sojasoße und saure Sahne dazugeben, nicht
mehr kochen. Mit Basilikum, Muskatnuß, Salz und frisch gemahlenem
Pfeffer abschmecken und mit den
Bandnudeln, nicht zu weich gekocht,
servieren. Dazu einen russischen Salat servieren.

## Rote Bete, russisch

*2 Möhren, fein geraspelt*
*Kräutersalz*
*1 Bund Dill, fein gehackt*
*3 EL saure Sahne*

*1 Rote Bete, roh, fein geraspelt*
*Salz*
*Pfeffer, frisch gemahlen*
*1 Bund Schnittlauch,*
*fein gehackt*
*3 EL saure Sahne*
*1 Ei, hart gekocht, gehackt*

Möhren mit Kräutersalz, Dill und saurer Sahne vermischen, auf einer Platte
anrichten. Rote Bete mit Salz, Pfeffer,
Schnittlauch und saurer Sahne vermengen, auf die Möhren häufen. Das
Ei darüberstreuen.

## Traumnudeln

*250 g Vollkornnudeln, am*
*schönsten für dieses Rezept sind*
*Spinatbandnudeln*

*Kruste*
*50 g Vollkornbrösel*
*100 g Walnüsse, gehackt,*
*ersatzweise Haselnüsse*
*1 mittelgroße Zwiebel, gehackt*
*Butter*
*½ TL Kräutersalz*
*Pfeffer, frisch gemahlen*
*1 Prise Muskatnuß, frisch gerieben*
*1 kleine Dose Tomatenmark*
*Sahne*

*Füllung*
*125 g Magerquark*
*1 kleines Päckchen (62,5 g)*
*Frischkäse*
*3 EL Crème fraîche*
*1 Frühlingszwiebel oder 1 Bund*
*Schnittlauch, fein gehackt*
*2 EL grüne Paprika, fein gehackt*

*Fett für die Form*
*2 EL Butter, flüssig*

Die Vollkornnudeln 12 Minuten kochen (nicht zu weich kochen!)
Für die Kruste Brösel und Walnüsse
mischen, Zwiebel in Butter dünsten
und alles mit Kräutersalz, Pfeffer,
Muskatnuß und Tomatenmark, mit
Sahne auf ¼ l verdünnt, vermischen.
Für die Füllung Quark, Käse, Crème
fraîche und Gemüse mischen.

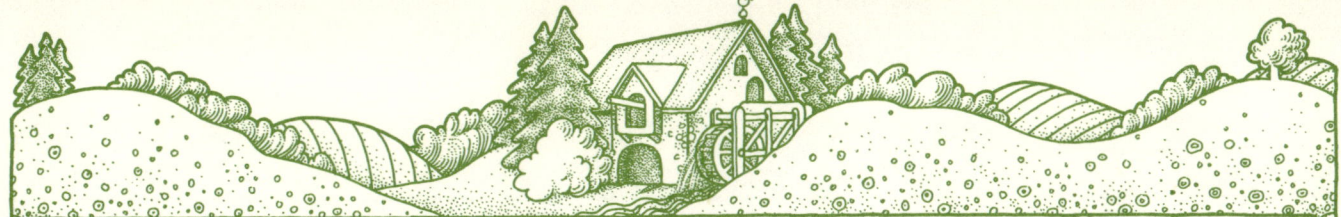

In eine ausgefettete, ofenfeste 1-Liter-Form die Hälfte der Nudeln geben. Die Füllung auf den Nudeln verteilen. Die restlichen Nudeln einschichten, mit der Butter begießen und die Kruste darüber verteilen. 20–30 Minuten bei 180° C backen.

## Blumenkohlsalat

*1 kleiner Kopf Blumenkohl,*
*in Röschen geteilt, in Scheiben*
*geschnitten*
*1 Apfel, in feine Scheiben geschnitten*
*1 rote Zwiebel, in feine Ringe*
*geschnitten*

*Soße*
*2 Eigelb*
*6 EL kaltgepreßtes Öl*
*1 TL scharfer Senf*
*Kräutersalz*
*weißer Pfeffer, frisch gemahlen*

*Petersilie, Kresse oder Schnittlauch,*
*gehackt*

Blumenkohl, Apfelscheiben und Zwiebelringe mischen.
Für die Soße die Eigelb mit einem Schneebesen schaumig schlagen. Sehr langsam teelöffelweise das Öl einrühren, den Senf dazuschlagen. Mit Kräutersalz und weißem Pfeffer würzen. Soße über den Salat geben und gut durchmischen. 20 Minuten ziehen lassen. Mit Petersilie, Kresse oder Schnittlauch bestreuen.

## Nudelsuppe mit Miso

Miso ist ein würziges, dunkelbraunes Sojabohnenmus aus fermentierten Sojabohnen, das man in vielen Bioläden bekommen kann. Es schmeckt salzig-pikant, ist sehr eiweißreich und eine der Hauptzutaten der chinesischen und japanischen Küche. Es eignet sich hervorragend als Suppenextrakt, wird allerdings nie gekocht, sondern immer in die fertige Suppe gegeben, wie im folgenden Rezept.

*125 g feine Vollkornsuppennudeln*
*1 l Wasser*
*2 EL gekörnte Gemüsebrühe*

*1 Möhre, in hauchdünne Scheiben*
*gehobelt*
*1 Zwiebel oder 2–3 Frühlings-*
*zwiebeln, in feine Ringe*
*geschnitten*
*150 g Gemüse, zerkleinert*
*(z. B. feingehobelter Weißkohl,*
*geschnittene Spinatblätter,*
*geraffelte Kohlrabi, feingeschnittener*
*Sellerie o. ä.)*

*2 EL Miso*
*¼ l warmes Wasser*

Suppennudeln in Gemüsebrühe kochen (nicht ganz gar!). Möhre, Zwiebeln und zerkleinertes Gemüse zu den Nudeln geben und 5 Minuten mitkochen. Vom Feuer nehmen. Miso in Wasser auflösen, in die Suppe geben, umrühren, Suppe servieren.

## Lasagne mit Ricotta

*500 g Vollkorn-Lasagne*
*½ l Tomatensoße (siehe Malfatti*
*Seite 121)*

*Füllung*
*500 g Ricotta oder 500 g Magerquark*
*und 2 Eier*
*1 Bund Petersilie, fein gehackt*
*2 Eigelb, wenn Sie Ricotta verwenden*
*½ TL Fenchelkörner*
*1 TL Kräutersalz*
*½ TL Oregano*

*Bechamelsoße*
*3 EL Weizenvollkornmehl*
*⅛ l Wasser*
*⅛ l Sahne*
*100 g Parmesan, gerieben*
*Salz*
*Pfeffer*
*¼ TL Muskatnuß, gerieben*

*Butter für die Form*

Lasagne nach Anweisung kochen. Eine flache Auflaufform ausbuttern. 2–3 EL Tomatensoße auf dem Boden verteilen. 1 Schicht Lasagne darauflegen, 3 EL Tomatensoße darüber verteilen. Die Hälfte der Nudeln und der Soße so schichten. Käsefüllung darüber verteilen. Mit weiteren Schichten Lasagne und Soße bedecken, bis alle Lasagne aufgebraucht sind. Mit Bechamelsoße übergießen und ohne Deckel 1 Stunde bei 200° C backen.

## Über das Ei

Heute stellt sich die Frage, ob ein frisches Ei wirklich gesund ist? Laut einem Bericht in der Presse: Sogenannte Frischeier, die wirklich nur frisch sind, wenn sie vor weniger als 3–4 Tagen gelegt wurden, können im Handel 4 und mehr Wochen alt sein – und werden immer noch als Frischeier verkauft. »Verkaufstricks«, wie z. B. vordatierte Packungen oder Abpackanstelle von Legedatum, verhindern die sichere Auskunft über das tatsächliche Alter des Eies.

Bei Eiern wird durch die Lagerung nicht nur der Geschmack, sondern auch der gesundheitliche Wert sehr stark beeinträchtigt. Die Schale des Eies ist nämlich durchlässig – wie ein Pergament – und Fäulnisbazillen vermehren sich rasch in dem rohen Eiweiß.

Åre Waerland, der schwedische Ernährungsreformer, behauptet, daß Millionen von Fäulnisbazillen sich in einem Ei vermehren und zu starker Darmdysbiose (Fäulnis- anstatt Verdauungs-Bazillen) führen können. Die Darmdysbiose wiederum wird heute u. a. als Ursache für Rheuma, Krebs und andere chronische Erkrankungen angesehen.

Dazu kommt noch, daß die meisten Eier, die wir im Handel bekommen, aus Legebatterien stammen. Diese Batterie-Hühner werden »gezwungen«, durch Futterzusätze und künstliches Licht täglich 1–2 Eier zu legen. Ein normales, freilaufendes Huhn legt meistens nur jeden zweiten Tag. Für Eier von freilaufenden Hühnern einen höheren Preis zu verlangen, ist gerechtfertigt, denn Zusatzfutter und Lebensraum für diese Hühner kosten Geld. Wir sollten einfach weniger Eier essen, um den höheren Preis auszugleichen – niemand braucht jeden Tag ein Ei! Wir sollten aus Eiern wieder eine Delikatesse machen, so wie es früher einmal war. Oder, wenn Sie einen Garten haben, versuchen Sie selbst, ein paar Hühner zu halten – sie sind viel problemloser als ein Hund!

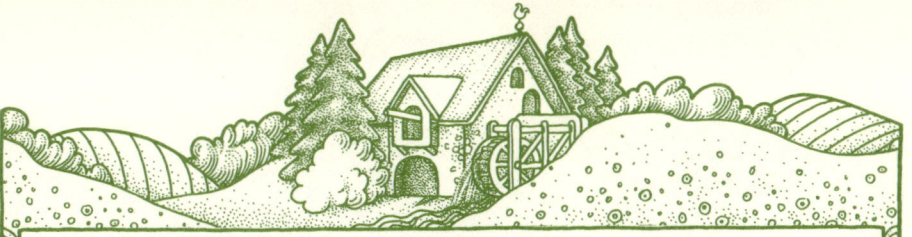

# Allerlei für Eigenbrötler

Früher war ein »Eigenbrötler« ein Sonderling, ein Junggeselle, der allein lebte, gegen alle normalen Sitten, und sein eigenes Brot backen mußte, weil er keine Frau hatte, die für ihn diese lebenswichtige Arbeit erledigte. Heutzutage aber gibt es eine neue Sorte »Eigenbrötler« – die moderne Hausfrau, die die Gesundheit ihrer Familie schützen will, die bereit ist, sich an die anfangs schwierige Arbeit heranzutrauen, und die in kurzer Zeit lernt, aus frisch gemahlenem Vollkornmehl leckeres, lockeres, duftendes Brot zu backen. Diese Eigenbrötlerin kann sich freuen, weil sie nichts als Begeisterung ernten will für ihre Arbeit und eben diese Begeisterung in reichlichen Mengen bekommt. Ich habe niemanden kennengelernt, der dem Geschmack von frischem Brot widerstehen kann. Während das festere Roggensauerteigbrot vielleicht zu körnig für verwöhnte, abgeschwächte Kaumuskeln ist, wird das knusprige, lockere Vollkornweizenbrötchen immer gern gegessen. Mit der Zeit und ein bißchen Training sind auch die anfangs kauschwachen Familienmitglieder meist bereit, ein herzhaftes, bißfestes Brot zu akzeptieren. Hinterher will der Mensch nie wieder das »pappige«, gewöhnliche Weichbrot essen!

Aber ein gutes Brot zu backen, muß gelernt werden. Sie sollten nicht verzweifeln, wenn der erste Versuch nicht so gut gelingt. Meist sind die »Anfangsbrote« zu hart und trocken, weil sie nicht lang genug gegangen sind, bevor sie in den Ofen kommen. Der neue Bäcker muß ein bißchen Geduld lernen. Am besten ist, wenn Sie mit Hefeweizenbrötchen anfangen, diese sind am leichtesten zu backen. Befolgen Sie die Anleitung genau, dann werden Sie Erfolg haben. Danach können Sie denselben Teig zu Brot verarbeiten. Hierbei bleiben die Proportionen gleich, nur wird der Teig zu einem Laib geformt und in den Ofen geschoben. Am besten gelingt das, wenn Sie eine Brotform oder eine Kastenform benutzen, damit der Laib nicht auseinanderläuft.

Wenn Sie 1–2 mal ein einfaches Weizenbrot gebacken haben, sollten Sie mit Mischmehl ein Hefebrot probieren. Mindestens die Hälfte des Mehls muß Weizen sein, wenn Sie ein leichtes Brot bekommen wollen, da Hefe nicht kräftig genug ist, um ein Roggenbrot zu treiben. Für Roggenbrote oder Mischbrote mit weniger als 50% Weizen sollten Sie Backferment probieren. Backferment, normalerweise in jedem gut geführten Reformhaus oder Bioladen zu bekommen, ist ein gezüchtetes Säuerungsmittel,

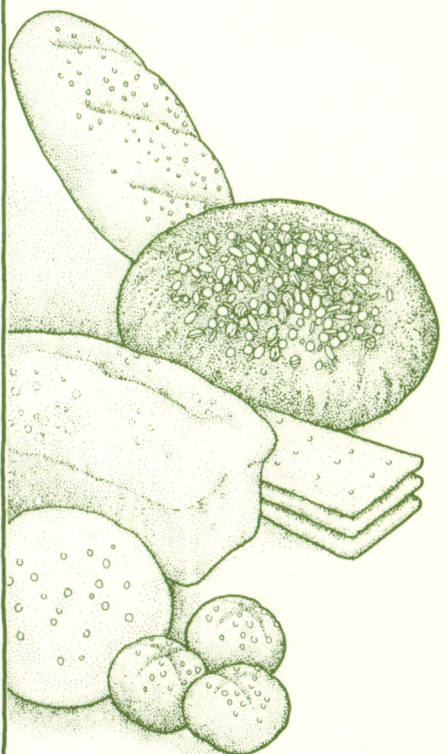

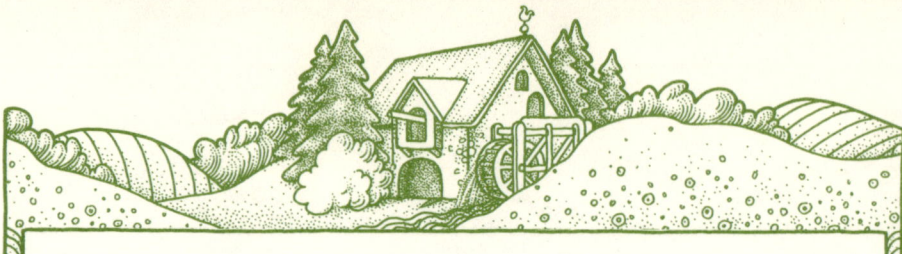

# Allerlei für Eigenbrötler

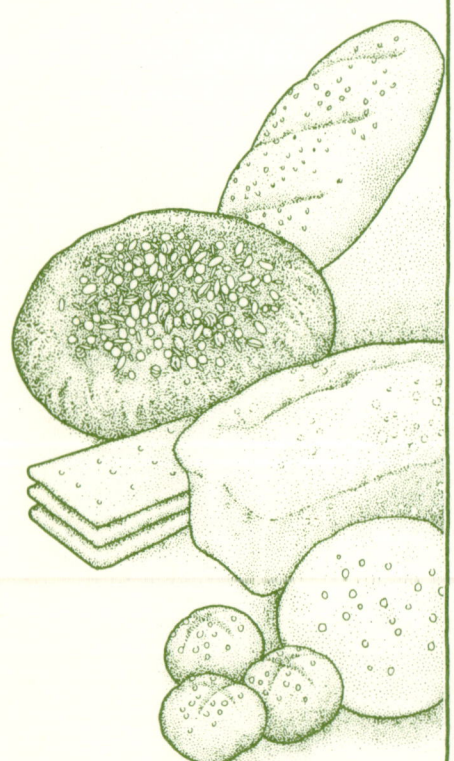

das sich für jede Art von Brot hervorragend eignet. Es hat den Vorteil gegenüber normalem, »wildem« Sauerteig, daß es weniger empfindlich ist, d. h. es kann länger stehen, ohne schlecht zu werden, und verlangt auch keine bestimmte Temperatur, um zu gehen. Ich habe öfter mit selbstgezüchtetem, »wildem« Sauerteig gearbeitet, finde aber, daß ich dabei sehr genau auf die richtige Temperatur und die genaue Einhaltung der Zeit achten muß. Mit Backferment ist das alles viel einfacher, und das Resultat ist gleich – mit einer Ausnahme: Backfermentbrote sollten immer in einer Form gebacken werden, als Laib neigen sie dazu, zu Fladen auseinanderzulaufen. Ich hoffe, daß meine Beschreibung der Teigführung mit Backferment die Arbeit mit diesem hervorragenden Mittel erleichtert.

Ich habe auch mehrere Rezepte für Backpulverbrote angegeben. Diese Brote, bei denen der Teig dickflüssig ist und in einer Form gebacken wird, sind schnell zu backen, weil der Teig nicht geknetet werden muß. Allerdings halten sie nicht allzulange, sondern sollten relativ schnell aufgegessen werden. Mit Backpulver können Sie wunderbare Obstbrote backen, die statt Kuchen auf den Kaffeetisch kommen. Und wenn Sie einmal gar keine Zeit haben, um ein Brot zuzubereiten, versuchen Sie mein Bierbrot, das schnellste, das ich kenne. Oder die Schnellbrötchen mit Backpulver (oder auch mit Hefe), die mit der nassen Hand auf ein Blech »geklatscht« werden und nur sehr wenig aufgehen. Dies sind ideale Brötchen für jüngere Bäcker und für alle, die es eilig haben.

## Vollkornbrötchen

Grundrezept

Sie brauchen etwa 1½ Stunden, um diese schönen, knusprigen Hefebrötchen zuzubereiten, d. h. Mehl aus den Weizenkörnern zu mahlen, den Teig zu kneten und die Brötchen zu bakken. Ergebnis: 25–30 Brötchen, bei deren Abwandlung Ihrer Phantasie keine Grenzen gesetzt sind.

*1,2 kg Weizenvollkornmehl,
so fein wie möglich gemahlen
1 gestrichener EL Meersalz
¾ l kaltes Wasser oder Milch,
Buttermilch, sogar Suppenreste
können Sie verwerten
1 Würfel Hefe oder 2 Päckchen
Trockenhefe
2 EL Butter*

*Milch oder Dosenmilch
Fett für das Blech*

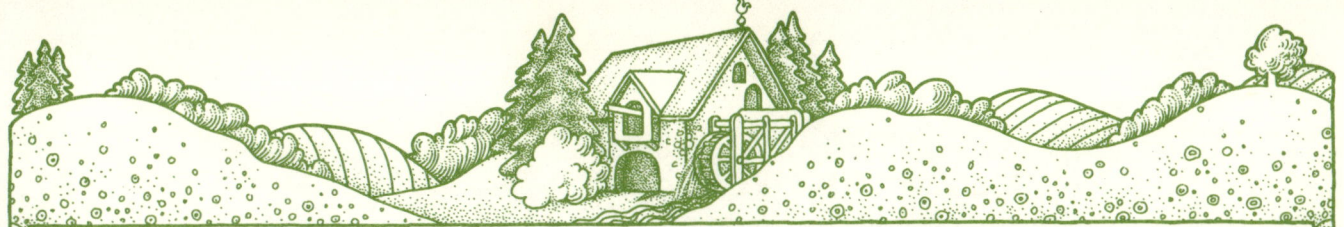

800 g (etwa ²/₃) des Mehls in eine Rührschüssel geben. Salz, das ganze Wasser, die aufgelöste Hefe und die Butter dazugeben und die Mischung 15 Minuten lang kräftig rühren – am besten mit dem Knethaken der Küchenmaschine oder des Handrührgerätes, sonst mit der Hand. Je länger und kräftiger Sie diesen Teig schlagen, um so schöner und runder werden die Brötchen!

Wenn der Teig elastisch und etwas glänzend geworden ist, das restliche Mehl in kleinen Mengen dazugeben, bis alles zu fest zum Rühren wird. Restliches Mehl auf die Arbeitsfläche schütten, den Teig darauf mit der Hand kneten, bis das ganze Mehl aufgebraucht ist. Einen runden Kloß formen und zugedeckt gehen lassen, bis er das doppelte Volumen erreicht hat. Diesen Kloß jetzt zu einer langen Wurst formen und die Wurst in 25–30 gleich große Stücke schneiden. Die Stücke zu glatten Kugeln rollen, wobei Sie versuchen müssen, mindestens auf einer Seite keine Risse zu lassen (sonst reißen die Brötchen beim Backen auf). Die glatteste Seite mit Milch oder Dosenmilch bestreichen, mit der glatten Seite nach oben auf ein gefettetes Backblech legen (Abstand zwischen den Brötchen etwa 2–3 cm). Wenn Sie Körner auf den Brötchen verteilen wollen, geben Sie die Milch in eine kleine Tasse, tauchen Sie das Brötchen hinein und rollen Sie es hinterher in den Körnern.

Das volle Backblech mit einem Tuch abdecken, den Ofen auf 200°C vorwärmen. Nach 15–20 Minuten sind die Brötchen aufgegangen und der Ofen ist heiß. Blech hineinschieben und 30 Minuten bei 200°C backen.

Diese Brötchen können Sie endlos variieren:

### Mohnbrötchen
Die Teigkugeln in Dosenmilch tauchen, in Mohnsamen drücken – die Milch sorgt dafür, daß die Körner nicht wieder abfallen

### Kümmelbrötchen
Statt in Mohn in Kümmel tauchen.

### Sesambrötchen
Statt in Mohn in Sesam tauchen. Sie können auch ein paar Löffel Sesamkörner leicht rösten, damit sie Geschmack entwickeln, und in die Brötchen hineinkneten.

### Nußbrötchen
Gehackte Walnüsse oder Pekannüsse in den Teig hineinkneten, eine Walnuß (Pekannuß) mit Dosenmilch oben auf das Brötchen kleben. Oder: Haselnüsse in einer trockenen Pfanne anrösten, mit einem Hammer grob zerschlagen und in den Teig hineinkneten.

### Käsebrötchen
Geriebenen Käse in den Teig hineinkneten, einige Käsebröckchen oben auf den Brötchen mit Milch »befestigen«.

### Rosinenbrötchen
Rosinen 15 Minuten in Wasser oder Obstsaft quellen lassen, in den Teig kneten. Es sollen keine Rosinen aus den Brötchen herausschauen, da sie sonst im Ofen verbrennen.

### Zwiebelbrötchen
1 Zwiebel fein hacken, in Butter weich dünsten, in den Teig mischen.

### Speckbrötchen
1 Scheibe Speck würfeln, ausbraten, die ausgebratenen Würfel in den Teig kneten.

### Apfel-Zimt-Brötchen
1 Apfel schälen, fein hacken oder raspeln, mit 1 Prise Zimt vermischen, in den Teig mischen.

### Pfefferbrötchen
Eingelegte grüne Pfefferkörner in den Teig kneten.

### Kräuterbrötchen
Majoran, Thymian, etwas Salbei, Petersilie, Schnittlauch, Liebstöckel, wenn möglich frisch, fein schneiden und mit dem Teig verkneten.
▷ Wenn Sie viele Sorten backen, können Sie damit ein schönes Rad auf dem Backblech arrangieren: Die Brötchen so nah aneinanderlegen, daß sie zusammenquellen und nachher zusammenbacken. Das sieht z. B. für eine Party wunderbar aus!

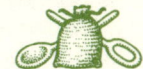

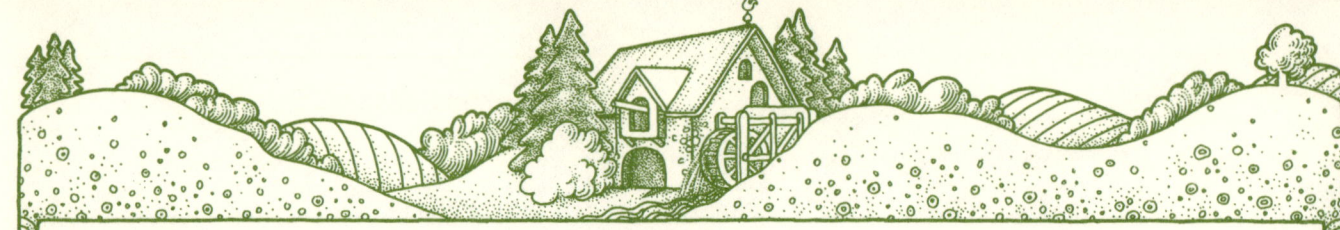

# Schnellbrötchen

Wenn Sie einmal keine 1¹/₂ Stunden Zeit haben, um Hefebrötchen zu bakken oder nicht gern so lange in der Küche stehen wollen, brauchen Sie trotzdem nicht auf frische Vollkornbrötchen zu verzichten. Sie können Schnellbrötchen backen. Hiervon gibt es 3 Varianten, die alle einen großen Vorteil haben: Sie müssen nicht geknetet werden.

## Schnellbrötchen Nr. 1
## Backpulverbrötchen

*500 g Weizenvollkornmehl*
*1 TL Salz*
*1 TL Backpulver*
*1 TL Natron*
*3 EL Butter*
*¹/₄ l Wasser*

*Mohn, Sesam, Buchweizenkörner*
*oder gehackte Nüsse*
*Fett für das Blech*

Die Zutaten für den Teig vermischen. Mit einem Eßlöffel Häufchen abstechen und auf ein gefettetes Backblech setzen, flach drücken. Nach Belieben mit Mohn, Sesam, Buchweizen oder Nüssen bestreuen. 30 Minuten bei 200°C backen.
▷ Sie können die Brötchen zur Abwechslung auch einmal mit Dilloder Anissamen bestreuen.

## Schnellbrötchen Nr. 2
## Überfahrene Brötchen

Als ich diese Brötchen zum ersten Mal gesehen habe, meinte ich, das wären wohl Vollkornbrötchen, die unter einen Lastwagen gekommen sind. Sie schmecken köstlich, besonders wenn sie frisch sind, halten aber auch wochenlang und sind im Nu gemischt und gebacken. Sie erinnern mich an das Tiroler Flachbrot.

*500 g Mehl, am besten Roggen- und*
*Weizenvollkornmehl, grob gemahlen*
*1 EL Salz*
*2 EL Butter*
*200–300 g Körnermischung aus*
*Leinsamen, gehackten Nüssen,*
*Buchweizenkörnern,*
*Sonnenblumenkernen, Mohn oder*
*Kümmel*
*etwa ¹/₄ l Wasser*

*Fett für das Blech*

Mehl, Salz, Butter, Körner und so viel Wasser verrühren, daß ein dicker Teig entsteht. Mit einem Eßlöffel Häufchen aus dem Teig abstechen und auf ein gefettetes Backblech setzen. Die Häufchen mit einer Gabel oder mit nassen Händen flach drücken. Verschiedene Körner oder Nüsse auf die Fladen streuen, mit den Fingerspitzen etwas andrücken. Bei 180°C etwa 15–20 Minuten backen, bis sie knusprig und gebräunt sind. Luftig aufbewahren.

## Schnellbrötchen Nr. 3
## Hefefladen

*500 g Weizenvollkornmehl,*
*frisch gemahlen*
*1 Würfel Hefe*
*2–3 EL weiche Butter*
*¹/₂ EL Salz*
*¹/₄ l Wasser*

*Mohn, Leinsamen, Kümmel*
*oder Sesam*
*Fett für das Blech*

Die Hefe in das Mehl bröckeln. Butter und Salz dazugeben. Das Wasser hineingeben und so lange rühren, bis die Hefe sich aufgelöst hat. Mit einem Eßlöffel Häufchen aus dem nassen Teig abstechen und auf ein eingefettetes Backblech setzen. Mit Mohn, Leinsamen, Kümmel oder Sesam bestreuen. Körner mit einem nassen Löffel etwas andrücken. Sofort im vorgeheizten Ofen bei 200°C 30 Minuten backen.
▷ Die Brötchen bleiben etwas unförmig und flach, sind aber trotzdem innen weich und außen knusprig und schmecken ausgezeichnet.

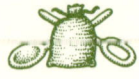

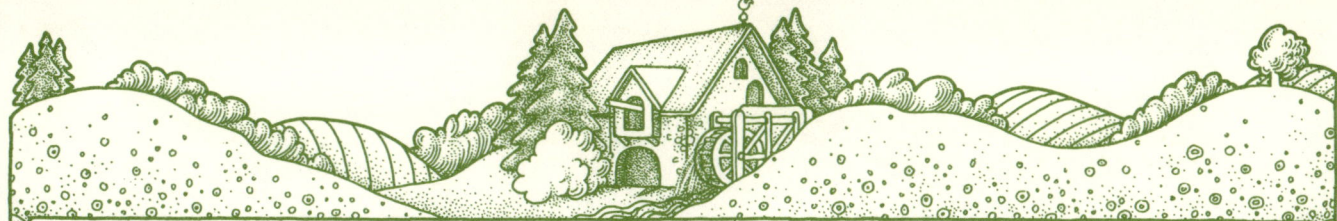

# Oatcakes
### Schottische Haferbrötli

Die Schotten und die Iren leben seit Jahrhunderten von Hafer. »Oatcakes« werden zu fast jeder Mahlzeit gegessen und werden auch als Pausenbrot zur Arbeit oder Schule mitgenommen. Am besten schmecken sie warm aus der Pfanne, mit Butter bestrichen.

*ca. 125 g Hafermehl, am besten in einer Kaffeemühle gemahlen*
*1/4 TL Backpulver oder Natron*
*1/2 TL Salz*
*1 Ei, geschlagen*
*1/16 l Wasser*

*Butter zum Ausbacken*

Die trockenen Zutaten vermischen und die flüssigen dazugeben – mit etwas mehr oder weniger Mehl und Wasser, um einen Teig zu bekommen, der mit dem Nudelholz auf einer bemehlten Fläche etwa 1 cm dick ausgerollt wird. Mit einem Glas Kreise aus dem Teig stechen und wie Pfannkuchen in einer gebutterten Pfanne ausbacken. Sie brauchen etwa 5 Minuten pro Seite. Warm servieren. Schmecken köstlich mit Marmelade!

# Knäckebrot

Weil es völlig durchgebacken wird, ist Knäckebrot, auch aus Vollkorn, nicht ganz so wertvoll wie Vollkornbrot, denn die hitzeempfindlichen Vitamine werden mehr oder weniger zerstört. Allerdings kann auch Knäckebrot viele hitzeunempfindliche Vitalstoffe, Mineralien und vor allem wichtige Ballaststoffe liefern. Es ist als Abwechslung zu Brot als Snack sehr lekker. Sie können es gut als Käseknäcke anstelle von Chips oder Brezeln anbieten.

*1 Würfel Hefe*
*200 ml Wasser*
*1 TL Malzextrakt, Honig oder Melasse*
*500 g Weizen- und Roggenvollkornmehl, fein gemahlen, gemischt (überwiegend Weizen)*
*1 TL Salz*
*1 TL Kümmel, gemahlen*

Hefe in Wasser auflösen, mit Malzextrakt verrühren. Nach und nach das Mehl dazugeben, 15 Minuten kneten. Salz und Kümmel einarbeiten, Teig sehr dünn ausrollen, in Rechtecke schneiden. 20 Minuten bei 180°C auf ungefettetem Blech backen.

# Käse-Bannocks

Gebackener Käseteig, der wie Brot oder Chips gegessen wird.

*150 g Hafer, grob gemahlen*
*75 g Hafermehl*
*1/4 TL Salz*
*5 EL Butter*
*125 g alter Gouda oder anderer scharfer Käse (z. B. Cheddar)*
*1/8 l Wasser*

*Fett für das Blech*

Alle Zutaten gründlich zu einem festen Teig zusammenkneten. Den Teig in 2 Teile teilen und 1 cm dicke Scheiben ausrollen. Jede Scheibe in 4 Teile schneiden, diese auf einem gefetteten Backblech 20 Minuten bei 225°C backen.

▷ Bannocks sind eine schottische Spezialität, etwa wie Knäcke. Sie müssen den Teig unbedingt mindestens 10 Minuten quellen lassen, bevor Sie ihn ausrollen. Hafer braucht seine Zeit, um das Wasser aufzunehmen, nimmt aber viel Wasser auf. Sie müssen Geduld haben, sonst geben Sie zu viel Mehl zum Teig und haben trockene Bannocks.

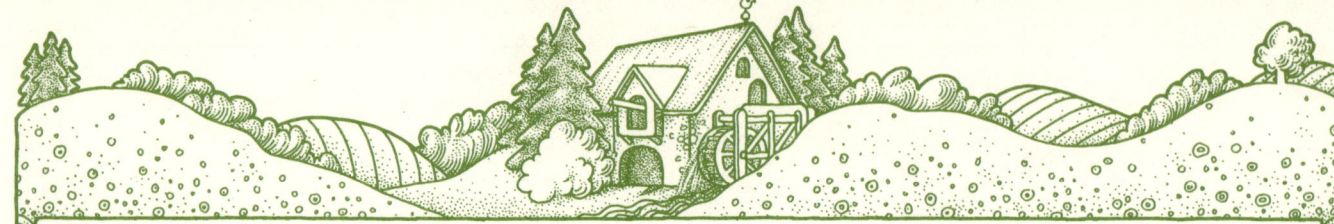

## Sonntagsbrot
Stuten

*500 g Weizenvollkornmehl*
*¹/₄ l Milch*
*1 Würfel Hefe*
*25 g Honig*
*70 g Butter*
*1 TL Salz*
*75 g Rosinen*

*Fett für das Blech*
*¹/₈ l Wasser*
*2 EL Honig*
*2 EL Butter*
*2 EL Mandeln, gehackt*

Hefe in etwas Milch auflösen. Mehl in eine Schüssel geben, in die Mitte eine Mulde drücken. Hefe-Milchmischung in der Mulde 10 Minuten gehen lassen. Dann die restliche Milch, Honig, Butter, Salz und Rosinen dazugeben, alles gründlich 15 Minuten kneten, am besten in der Küchenmaschine (klebrig!). Wenn der Teig elastisch genug ist, zu einem Laib formen, ¹/₂ Stunde auf einem eingefetteten Blech zugedeckt gehen lassen. Ofen auf 300°C vorheizen, beim Einschieben auf 200°C herunterschalten und ¹/₂ Tasse Wasser auf den Ofenboden schütten, um Dampf zu erzeugen. 30 Minuten backen. Die Kruste erst mit Honig und Butter bestreichen und dann mit gehackten Mandeln bestreuen, weitere 15 Minuten backen.
▷ Sie können aus diesem Teig auch süße Brötchen backen.

## Olivenbrot

*500 g Weizen- und*
*Roggenvollkornmehl,*
*gemischt*
*1 Würfel Hefe*
*200 ml Wasser*
*1 EL Salz*
*100 g Walnüsse, grob gehackt*
*100 g schwarze Oliven, entsteint,*
*grob geschnitten*
*2 EL kräftiges Olivenöl*
*1 EL Kräuter der Provence*

Mehl in eine Schüssel geben, eine Mulde in die Mitte drücken. Hefe in einem Teil des Wassers auflösen und in die Mulde gießen. 15 Minuten zugedeckt gehen lassen. Dann das restliche Wasser, Salz, Walnüsse, Oliven, Olivenöl und Kräuter dazugeben, 15 Minuten kneten. Einen Laib oder Kranz formen und auf ein gefettetes Backblech heben. Ofen auf 180°C vorheizen, während das zugedeckte Brot nochmals 45 Minuten geht. 45 Minuten bei 180°C backen.

## Lauch- oder Zwiebelbrot

*1,2 kg Weizenvollkornmehl*
*3 TL Salz*
*1 Würfel Hefe*
*¹/₄ l Wasser*
*500 g Lauch (Porree), geputzt,*
*in Ringe geschnitten,*
*oder 500 g Zwiebeln, gehackt*

*200 g Butter, geschmolzen*
*50 g Käse, gerieben, am besten*
*alter Gouda oder Parmesan oder ein*
*anderer kräftiger Käse*

*Fett für das Blech*

Mehl in eine Rührschüssel geben und mit Salz vermischen. Hefe in etwas Wasser auflösen, eine Mulde in das Mehl drücken Hefe-Wassermischung in die Mulde gießen, mit einem Tuch die Schüssel zudecken, 15 Minuten gehen lassen. Inzwischen die Lauchstücke in kochendem Wasser 5 Minuten blanchieren, durch ein Sieb abgießen, gut abtropfen und abkühlen lassen. Das restliche Wasser, Butter, Käse und Lauch jetzt zum Mehl geben, 15 Minuten durchkneten. Backblech einfetten, Teig zu einem Laib formen, auf das Blech legen, 15–30 Minuten gehen lassen. Ofen inzwischen auf 200°C vorheizen. 1¹/₂ Stunden backen.
▷ Je nachdem, wieviel Flüssigkeit im Lauch bleibt, werden Sie mehr oder weniger viel Mehl zu diesem Brot geben müssen. Seien Sie nicht überrascht, wie groß und luftig dieses Brot werden kann. Dies zeigt die Eigenschaften des Lauchs. Der herrliche Duft und der Geschmack des Lauchs machen dieses Brot zum Lieblingsbrot vieler meiner Backkursteilnehmerinnen und ich bin sicher, daß auch Ihre Familie und Ihre Freunde davon begeistert sind.

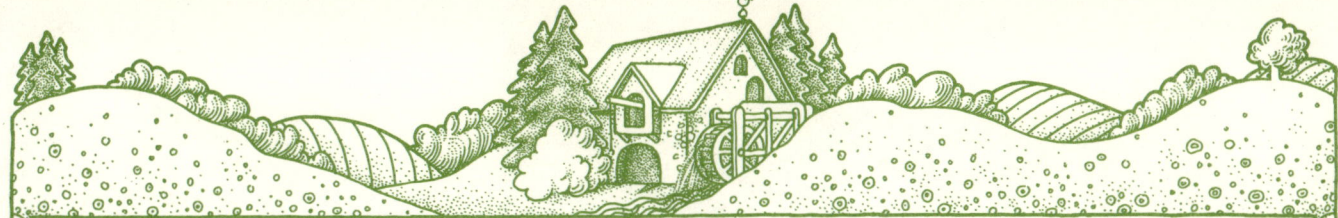

## Apfelmus-Zimtbrot

*500 g Weizenvollkornmehl*
*1/8 l (Meßbecher) Honig*
*75 g Butter*
*2 Eier*
*1/2 TL Vanilleextrakt oder 1 Päckchen*
*Vanillinzucker*
*1/4 l (Meßbecher) Apfelmus*
*1/4 l (Meßbecher) Rosinen*
*1/2 TL Zimt*
*100 g Nüsse, gehackt*
*1 TL Salz*
*1 TL Backpulver*
*1 TL Natron*

*Fett für die Form*

Ofen auf 180°C vorheizen. Kastenform einfetten. Alle Zutaten gründlich
vermischen, Teig in die Kastenform
geben. 1 Stunde bei 180°C backen.
▷ Sie können statt Apfelmus gehackte, frische Äpfel nehmen,
   dann brauchen Sie etwas weniger
   Mehl.

## Bierbrot
Das schnellste, das ich kenne

*500 g Weizenvollkornmehl,*
*fein gemahlen*
*2 TL Backpulver*
*1 TL Salz*
*1–2 EL Honig*
*1 Flasche Bier, am besten Pils*
*100 g Butter*

*Fett für die Form*

Vollkornmehl, Backpulver und Salz
mischen. Honig und Pils dazugeben
und gut verrühren. In eine gefettete
Kastenform füllen. Butter schmelzen
und auf dem Teig verteilen. 1 Stunde
bei 180°C backen. Warm essen.
▷ Ich gebe manchmal 1 TL Kümmel
   dazu. Auch habe ich schon etwa
   200 g des Mehls durch gemahlene
   Haselnüsse ersetzt (lecker!).
   Nehmen Sie möglichst Pils, da es
   stärker schäumt.

## Apfelsinenbrot

*250 g Weizenvollkornmehl*
*1 TL Natron*
*1 TL Salz*
*1 TL Backpulver*
*100 g Rosinen oder Datteln, gehackt*
*1/8 l (Meßbecher) Weizenkeime*
*1/4 l Apfelsinensaft*
*abgeriebene Schale von*
*1 unbehandelten Apfelsine*
*1/8 l (Meßbecher) Honig*
*3 EL Sonnenblumenöl*
*1 Ei*

*Fett für die Form*

Die trockenen Zutaten vermischen.
Apfelsinensaft und -schale, Honig, Öl
und Ei in einer zweiten Schüssel vermischen. Ofen auf 180°C vorwärmen.
Flüssige und trockene Zutaten zusammenrühren, in eine gefettete Kastenform gießen. 1 Stunde bei 180°C
backen.

▷ Natronbrote sollten erst zusam-
   mengerührt werden, wenn die
   Form vorbereitet und der Ofen
   warm ist, da die Natron-Salz-But-
   termischung sehr schnell aufgeht,
   aber auch leicht wieder zusam-
   menfällt.

## Erntebrot mit Mais

*125 g Weizenvollkornmehl*
*125 g Maismehl oder Maisgrieß*
*(Polenta), am besten frisch gemahlen*
*2 TL Backpulver*
*1/2 TL Salz*
*1 Ei*
*1/4 l Milch*
*1 TL Honig*
*6 EL Butter, geschmolzen*
*100–150 g gemischtes Gemüse,*
*(z. B. rote Paprika, fein gehackt*
*1 Zwiebel, fein gehackt*
*2 Tomaten, abgezogen, fein gehackt*
*1 Stück Möhre, grob geraffelt*
*1 Bund Petersilie, sehr fein gehackt*
*Schnittlauch, Dill o. ä.)*
*50 g mittelalter Gouda, gerieben*

*Fett für die Form*

Ofen auf 220°C vorheizen, Kastenform einfetten. Trockene Zutaten vermischen, feuchte Zutaten in einer
zweiten Schüssel verrühren, dazugeben, Gemüsestückchen unterrühren,
in die Kastenform gießen und den
Käse darüber verteilen. 30 Minuten
bei 220°C backen. Warm servieren.

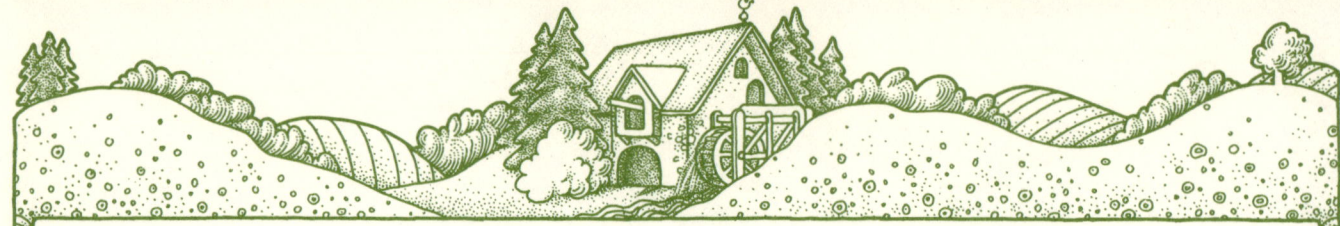

## Zitronenbrot

*500 g Weizenvollkornmehl*
*1/2 TL Natron*
*2 TL Backpulver*
*1/2 TL Salz*
*6 EL Butter*
*6 EL Honig*
*2 Eier*
*3–4 EL abgeriebene Schale*
*von unbehandelten Zitronen*
*je 1/8 l Zitronensaft und Wasser*

*Butter für die Form*

Ofen auf 180°C vorheizen. Eine Kastenform einfetten. Mehl, Backpulver, Natron und Salz vermischen. In einer zweiten Schüssel Butter, Honig, Eier, Zitronensaft und -schale und Wasser zusammenrühren, zu den trockenen Zutaten gießen, kurz vermischen. Teig in die Kastenform geben. Sofort 1 Stunde bei 180°C backen.

## Bananenbrot

*4 überreife Bananen, zerdrückt*
*4 EL Öl*
*1/8 l (Meßbecher) Honig*
*2 Eier, verschlagen*
*1 TL Vanille, gemahlen*
*250 g Weizenvollkornmehl*
*60 g Weizenkeime*
*1 TL Salz*
*1 TL Backpulver*
*100 g Nüsse, gehackt*

*Fett für die Form*

Alle Zutaten in der angegebenen Reihenfolge vermischen, in eine gefettete Kastenform gießen. 1 Stunde im auf 180°C vorgeheizten Ofen backen.

## Möhrenbrot

*250 g Weizenvollkornmehl*
*1 TL Backpulver*
*1 TL Natron*
*1 TL Salz*
*100 g Walnüsse, gehackt, oder*
*Haselnüsse, geröstet und grob*
*gehackt, oder Sonnenblumenkerne,*
*leicht geröstet*
*100 g Rosinen*
*1 TL Zimt*
*1 Päckchen Vanillinzucker*
*oder 1 Prise Vanille, gemahlen,*
*oder 1 TL Vanilleextrakt*
*2 Eier*
*1/8 l Öl oder Butter, geschmolzen*
*1/8 l (Meßbecher) Honig*
*1/2 l (Meßbecher) Möhren,*
*fein gerieben*

*Butter für die Form*

Ofen auf 180°C vorheizen, Kastenform einfetten. Trockene Zutaten in einer Schüssel vermischen, flüssige Zutaten in einer zweiten Schüssel verrühren. Zusammenmischen, sofort in die Kastenform füllen. 1 Stunde bei 180°C backen.

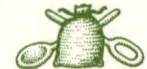

## Backfermentbrot
Sauerteig ohne Probleme

Starter
*3 EL Backferment*
*1/4 l Wasser*
*125 g Weizenvollkornmehl*
*1 TL Honig*

Brot
*Starter, 1/4 TL Backferment*
*1–1,5 kg Weizenvollkornmehl*
*1/2 l Wasser*
*1 EL Salz pro kg Mehl*
*Kräuter, Gewürze, nach Geschmack*

*Öl oder Butter für die Teigkugel*
*Fett für die Form*
*Milch zum Bestreichen*
*Körner oder Kräuter zum Bestreuen*

Backferment, Wasser, Mehl und Honig in einer Schüssel vermischen, mit Alu- oder Plastikfolie gut zudecken und 24–48 Stunden gären lassen. Dies ergibt den aufgegangenen Starter, wenn er schäumt, ist er gut! Starter, Backferment und 500 g Mehl und das Wasser 8 Stunden, am besten über Nacht gehen lassen. Dies ergibt den Sauerteig für 1 kg Brot (von diesem Sauerteig 1/4 l Starter wegnehmen und bis zum nächsten Backtag im Kühlschrank aufbewahren, zugedeckt, aber nicht fest verschlossen, er muß atmen können!). Den Sauerteig mit Salz, Kräutern und Gewürzen abschmecken. 125 g Mehl dazurühren und 10–15 Minuten mit der Küchen-

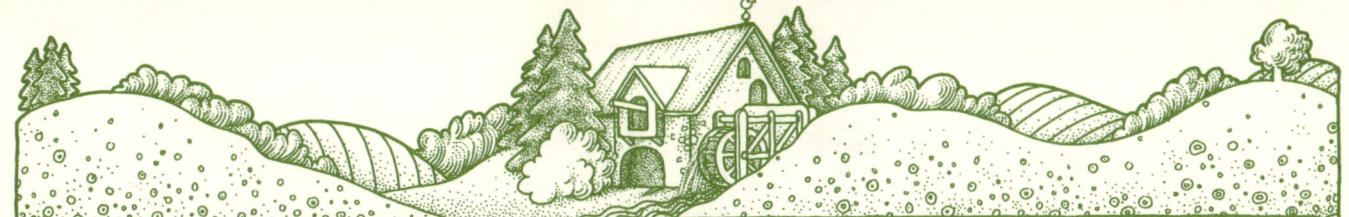

maschine, dem Handrührgerät oder mit der Hand ununterbrochen rühren. Nach und nach kleine Mengen Mehl dazugeben, bis etwa 250 g verbraucht sind und der Teig zu fest ist, um ihn weiter zu rühren. Jetzt den Rest des Mehls (125 g) auf eine Arbeitsfläche schütten, den Teig daraufgeben und mit der Hand kneten, bis alles Mehl eingearbeitet ist. Eine Kugel formen, die Kugel einfetten, in eine Schüssel geben und die Schüssel gut zudecken (ein Tuch genügt nicht, am besten in eine große Plastiktüte stecken!) und 1 Stunde gehen lassen. Die Kugel dann zu 1 oder 2 Brotlaiben formen, mit Milch bestreichen, in Körnern oder Kräutern wälzen und in eine Kastenform legen. Gehen lassen, bis sich kleine Risse auf der Oberfläche zeigen (etwa 1–2 Stunden, je nach Temperatur). 1 Stunde bei 200° C im vorgeheizten Ofen backen.

## Weizen-Roggen-Mischbrot

*ca. ¼ l Backferment-Starter*
*(siehe Seite 118), ¼ TL Backferment*
*¾ l warmes Wasser*
*500 g Mehl*

*500 g Roggenschrot, grob gemahlen*
*250 g Weizenschrot, mittelgrob gemahlen*
*250 g Weizenvollkornmehl, fein gemahlen*
*20 g Salz oder Kräutersalz*
*1 TL Honig*

*Fett für das Blech oder*
*die Form*

Zu dem gut ausgereiften Starter am Abend vor dem Backen das Backferment, das Wasser und das Mehl geben und gut vermischen. Über Nacht (8–12 Stunden) bei Zimmertemperatur zugedeckt gehen lassen.
(Am nächsten Tag ca. ¼ l aufgegangenen Teig wegnehmen und aufbewahren als Starter fürs nächste Brot.) Zu dem Vorteig zunächst 250 g Mehl oder Schrot, Salz und Honig geben. Den Teig mit der Küchenmaschine, mit dem Handrührgerät oder mit der Hand 10–15 Minuten kräftig schlagen, bis er elastisch und glänzend wird. Dann das restliche Mehl nach und nach dazugeben, bis sich ein Kloß gebildet hat. Zugedeckt 1 Stunde gehen lassen. Einen Laib formen. Wenn der Laib sehr weich ist, den Teig in eine Kastenform geben. Wenn er fest genug ist, um seine Form zu halten, auf ein gefettetes Backblech oder auf ein mit Backpapier ausgelegtes Blech legen. Zugedeckt gehen lassen, bis sich kleine Risse auf der Oberfläche zeigen. 1 Stunde bei 200° C backen. Der Teig ergibt etwa 2 kg Brot.
▷ Wenn Sie auf dem Brot gern Kümmel, Mohn, Fenchel, Sonnenblumenkerne o. ä. »befestigen« möchten, bestreichen Sie den Laib mit Dosenmilch oder Sahne und drücken Sie die Körner ganz fest in die feuchte Oberfläche.

## Haberbrot mit Korn, 1799

Das klassische, bergische Brot wurde aus 3 Teilen Hafer- und 1 Teil Roggenmehl gebacken. Reine Roggenbrote waren damals selten, weil nur wenig Roggen angebaut wurde. Diese Brote, zusammen mit Mehlspeisen aus gedörrtem (geröstetem) Hafermehl, waren jahrhundertelang die Hauptnahrung der bergischen Bevölkerung. Das Brot ist schwer, aber außerordentlich schmackhaft, besonders wenn es mit würzigem Backferment gebacken wird!

*ca. ½ l Backferment-Starter*
*(siehe Seite 118, doppelte Menge)*
*1 kg Mehl, ¼ TL Backferment*
*1½ l warmes Wasser*

*500 g Roggenmehl, grob gemahlen*
*1,5 kg Hafermehl, so fein wie möglich gemahlen*
*30 g Meersalz*
*4 EL Honig*
*Kümmel, Dillsamen, Fenchel oder Zimt, nach Geschmack*

Am Abend vor dem Backen den Starter mit dem Mehl, dem Backferment und dem Wasser vermischen, gut durchrühren und zudecken. Diesen Vorteig über Nacht (8–12 Stunden) gehen lassen, bis er am nächsten Tag schaumig ist.
(Am nächsten Tag ca. ¼ l aufgegangenen Teig wegnehmen und aufbewahren als Starter fürs nächste Brot.) Zu

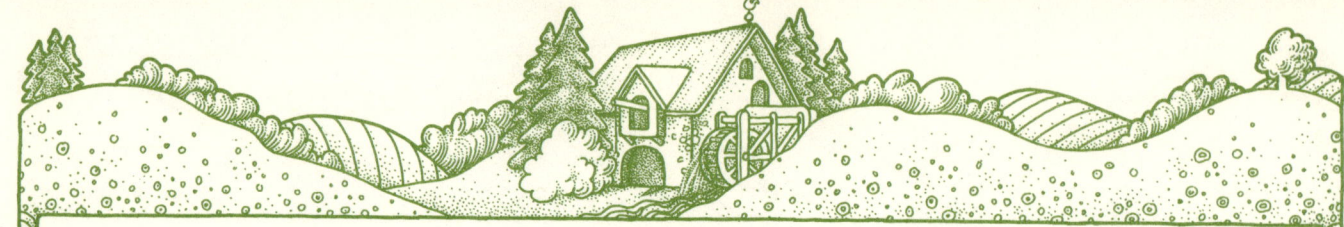

dem restlichen Vorteig zunächst 500 g Mehl, Salz und Honig geben und so lange rühren, bis der Teig anfängt, elastisch und geschmeidig zu werden. Mit der Küchenmaschine oder dem Handrührgerät dauert das etwa 10–15 Minuten. Dann nochmals etwa 500 g Mehl zugeben, bis sich ein Kloß bildet. 1 Stunde gut zugedeckt (am besten in einer großen Plastiktüte) gehen lassen. Das restliche Mehl dazukneten und 1–2 Laibe formen oder in Brotformen geben. Nochmals 1 Stunde gehen lassen, dann 1 Stunde bei 200°C im vorgeheizten Ofen backen.

▷ Wenn Sie nur 1 großen Laib haben, müssen Sie ihn bis zu 1½ Stunden backen.

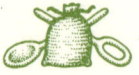

## Altbackenes Brot, zu gut für die Hühner

Beim Brotbacken und -essen, im Brotkorb und im Brotkasten, habe ich oft Krümel und kleine, zu hart gewordene Brotstücke. Weil es sich um selbstgebackene Vollkornbrote und -brötchen handelt, sind mir auch die schäbigsten Reste zu wertvoll, um sie an die Tiere zu verfüttern. Hier habe ich eine Reihe von Rezepten entwickelt, die so gut sind, daß ich manchmal, auch für Gäste, ein frisches Brot dazu verwende. Die Möglichkeiten, die Sie haben, aus altbackenem Brot neue Köstlichkeiten zu zaubern, reichen von Suppen über Klöße und Aufläufe bis zu Süßspeisen. Wenn Ihnen die hier angegebenen Rezepte nicht ausreichen, probieren Sie doch auch einmal den Süß-sauren Roggenbrotauflauf von Seite 59 oder wandeln Sie die vorliegenden Rezepte ab. Voraussetzung für die Rezepte: immer würzige Vollkornmehlerzeugnisse verwenden! Mit Graubrot schmeckt's langweilig und sättigt nicht.

Wenn Sie einen starken Mixer haben, können Sie auch steinharte Brotkanten zu Bröseln verarbeiten. Sonst können Sie das Brot in ein Tuch einwickeln und mit einem Hammer zerschlagen. Oder das Brot in Wasser, Milch, Sahne oder (verdünntem) Alkohol einweichen – und für das Rezept weniger Flüssigkeit nehmen.

## Brot- und Knoblauchsuppe

*4 Knoblauchzehen oder mehr (nach Geschmack), ungeschält*
*⅛ l Olivenöl*
*ca. 200 g Vollkornbrösel*
*1 l Gemüsebrühe (4 TL gekörnte Brühe auf 1 l Wasser)*
*1 Prise Cayennepfeffer*
*100–200 g Gemüse und Kräuter, roh, fein gehackt*

Die Knoblauchzehen 20 Minuten sehr sanft in Olivenöl schmoren lassen, nicht bräunen. Zehen aus dem Öl nehmen, zur Seite legen. Vollkornbrösel in das Öl geben, leicht anrösten. Die Gemüsebrühe aufkochen. Die Brösel mit dem Öl, den durchgepreßten Knoblauchzehen und dem Cayennepfeffer dazugeben. Die Suppe sollte scharf sein. Zusammen 10 Minuten kochen. Rohes Gemüse und Kräuter, was Sie gerade zur Hand haben, in die heiße Suppe aufwärmen und servieren.

▷ Sie können z. B. 1 Stange Porree, 1 Möhre, 1 kleines Stück Sellerie und Petersilienwurzel verwenden.

▷ Sie können auch 3 verquirlte Eier in die Suppe geben und die Suppe ziehen lassen, bis die Eier gestockt sind, oder die Suppe mit etwas Sahne oder geriebenem Käse verfeinern.

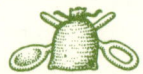

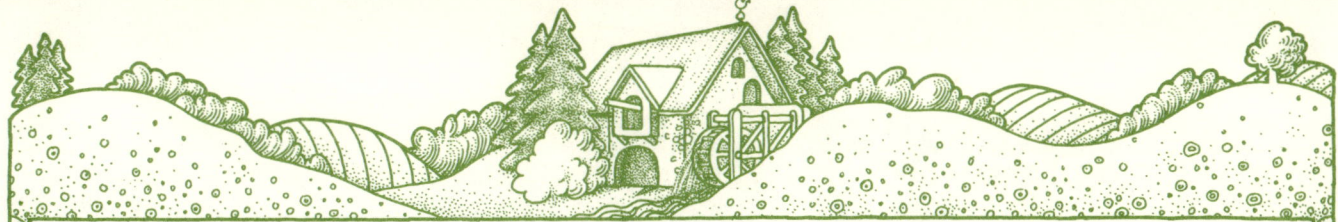

## Malfatti
Italienische überbackene Klöße

Soße
*1 kg frische Tomaten*
*3 Zwiebeln, gehackt*
*Öl*
*1 Knoblauchzehe, fein gehackt*
*Oregano*
*Basilikum*
*Salz*
*Pfeffer, frisch gemahlen*

Klöße
*500 g Spinat*
*2 mittelgroße Zwiebeln*
*1 Knoblauchzehe*
*2 EL Olivenöl*
*300 g Vollkornbrösel*
*40 g Parmesan, gerieben*
*200 g frischer Gouda, gerieben*
*1 Bund Petersilie, fein gehackt*
*Salz*
*Pfeffer, frisch gemahlen*
*2 TL Basilikum, getrocknet*
*3–4 Eier oder mehr*
*Vollkornmehl und Wasser oder*
*Brühe, nach Bedarf*

*Öl für die Form*
*100 g Käse, gerieben, oder Käse und*
*Semmelbrösel, gemischt*

Aus Tomaten, in Öl gebratenen Zwiebeln und Knoblauch eine Tomatensoße kochen und kräftig würzen. Einkochen lassen und inzwischen die Klöße zubereiten. Den Spinat kochen. Zwiebeln und Knoblauch in Olivenöl glasig dünsten und mit dem Spinat vermischen. Vollkornbrösel, geriebenen Käse, Petersilie, Salz, Pfeffer und Basilikum dazugeben. Eier hinzufügen, um einen Teig zu bekommen, der sich zu Klößen formen läßt. Wenn der Teig zu feucht ist, Vollkornmehl dazugeben, wenn er zu trocken ist, etwas Wasser oder Brühe. Aus dem Teig mit nassen Händen längliche Klöße formen und in siedendem Wasser ziehen lassen, bis sie oben schwimmen. Die fertigen Klöße in eine flache, geölte, feuerfeste Form nebeneinanderlegen, die eingekochte Tomatensoße darübergießen und mit Käse bestreuen. Überbacken, bis der Käse geschmolzen ist. Heiß servieren.
▷ Wegen des Spinats können Sie die Klöße nicht wieder aufwärmen.

## Italienischer Fenchelsalat

*1 kg Fenchelknollen, geputzt,*
*von oben nach unten in dünne*
*Streifen geschnitten*
*2 säuerliche Äpfel, in dünne Scheiben*
*geschnitten*

Soße
*2 EL Weinessig*
*1 EL scharfer Senf*
*4 EL Olivenöl*
*1 Knoblauchzehe, zerdrückt*
*3 EL Crème fraîche*
*Salz*
*Pfeffer, frisch gemahlen*

Fenchelstreifen und Apfelscheiben mischen.
Aus Weinessig, scharfem Senf, Olivenöl, Knoblauch und Crème fraîche eine Soße zubereiten. Mit Salz und Pfeffer abschmecken und über den Salat geben.

## Kaasschotel
Holländischer Käseauflauf

*6–8 Scheiben trockenes Vollkornbrot*
*¼ l Milch*
*1 mittelgroße Zwiebel, fein gehackt*
*2 EL Butter*
*6–8 Scheiben Edamer oder Gouda*
*2 Eier*
*⅛ l Milch*
*Salz*
*Pfeffer, frisch gemahlen*
*Muskatnuß, frisch gerieben*

*Butter für die Form*

Das Vollkornbrot in Milch einweichen. Die Zwiebel in der Butter goldgelb braten. Auf jede Scheibe Brot eine Scheibe Käse und 1 EL gebratene Zwiebel legen und in eine gebutterte Auflaufform (1½ l) schichten. Eier mit Milch verschlagen, mit Salz, Pfeffer und Muskatnuß würzen, über das Brot gießen und bei 200°C 30–40 Minuten backen, bis der Auflauf goldgelb aufgegangen ist. Mit einem grünen Salat servieren.

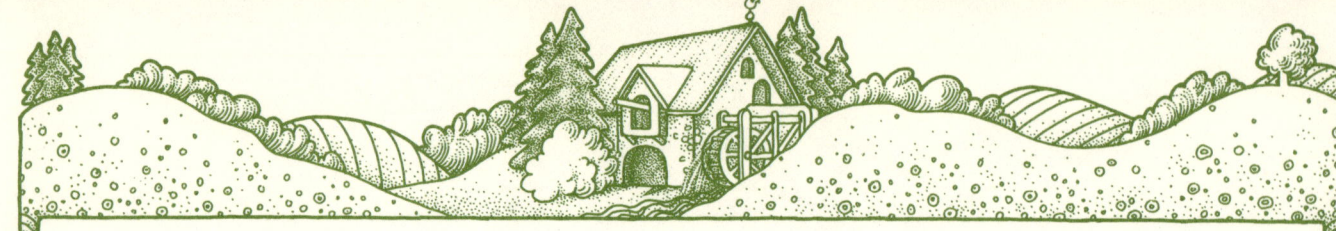

## Endiviensalat mit Oliven

*1 Endivie, gewaschen, nicht zu fein
geschnitten
50 g schwarze Oliven, entsteint*

*Soße
1 EL Rotweinessig
4 EL kräftiges Olivenöl
1 kleine Zwiebel, in Ringe geschnitten
1 TL scharfer Senf
1 Knoblauchzehe, durchgepreßt
Salz
Pfeffer, frisch gemahlen
1 TL Oregano*

Endivie und Oliven mischen und mit
der Soße anrichten.

## Frittata

*1 mittelgroße Zwiebel, gehackt
1 Knoblauchzehe, gehackt
4 EL Butter
150 g frischer Spinat
½ TL Basilikum
½ TL Rosmarin
Salz
Pfeffer, frisch gemahlen
6 kleine Zucchinis oder 750 g anderes,
frisches, mildes Gemüse (z. B.
Fenchel, Blumenkohl, Chicorée)
4 Eier
300 g Käse, gerieben, darunter
mindestens 50 g Parmesan
300 g Vollkornbrotwürfel oder -brösel*

*Fett für die Form*

Zwiebel und Knoblauch in der Butter
weich dünsten, den Spinat dazugeben, kurz mitdünsten, mit Basilikum,
Rosmarin, Salz und Pfeffer würzen.
Gemüse in nicht zu feine Stückchen
schneiden, halbgar kochen, in einem
Sieb abtropfen lassen. Eier mit Käse
und Vollkornbrotwürfeln mischen
und zu den übrigen Zutaten geben. In
eine gut ausgefettete Brot- oder Auflaufform (ca. 1½ l) füllen und bei 225° C
30 Minuten backen, bis die Masse fest
ist. Wie Brot schneiden oder auslöf-
feln. Mit Kräutersoße und einem Tomatensalat servieren.

## Grüne Soße

Dies ist eine Variante der berühmten
Frankfurter Soße.

*1 Becher saure Sahne oder Crème
fraîche
1 Bund Petersilie
100 g junger Spinat
1 Bund Schnittlauch
1 Bund Dill
Liebstöckel
Pimpernell
Kerbel
100 g Feldsalat
1 Karton Kresse
2 EL Worcestershiresoße
1 TL Kräutersalz
1 TL süßer Senf (Weißwurstsenf)
Salz
Pfeffer, frisch gemahlen*

Sahne mit den feingehackten Kräutern und Gemüsen vermischen. Am
besten alle Zutaten im Mixer oder mit
dem Handrührgerät pürieren, sonst
ist es viel Arbeit! Wenn die Soße zu
dick ist, mit Sahne verdünnen. Nicht
kochen, höchstens leicht erwärmen.

## Venezianischer Tomatensalat

Hierfür müssen Sie entweder frisches
Basilikum oder frischen Liebstöckel
haben. Mit getrockneten Kräutern
schmeckt der Salat weniger gut.

*Tomaten, in dicke Scheiben
geschnitten
Zwiebeln, in sehr dünne Scheiben
geschnitten
Mozzarella-Käse, in dünne Scheiben
geschnitten
grobes Salz
Pfeffer, grob gemahlen
frische Basilikumblätter oder frischer
Liebstöckel
Olivenöl*

Auf einem flachen, länglichen Teller
schichtweise Scheiben von Tomaten,
Zwiebeln und Mozzarella legen. Mit
Salz, Pfeffer und Basilikum bestreu-
en, mit Olivenöl beträufeln. 10 Minuten ziehen lassen.

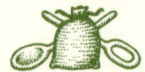

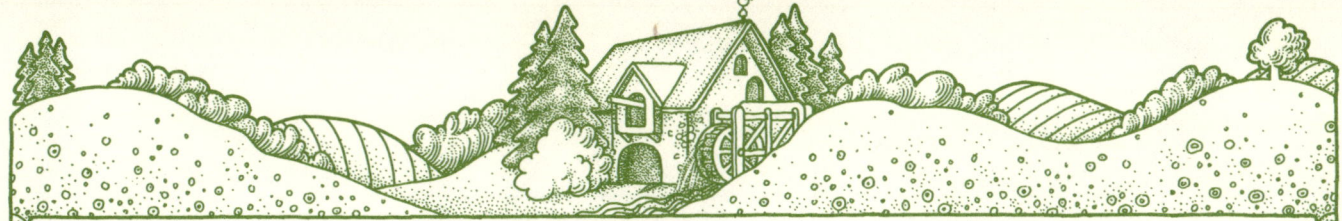

## Brotpudding

6 Scheiben altes Weizenvollkornbrot, gewürfelt
$^1/_8$ l Milch
$^1/_8$ l Rum
3 Eier, getrennt
6 EL Melasse
100 g Walnüsse, gehackt
100 g Rosinen oder eingeweichte Feigen
$^1/_2$ TL Muskatnuß, gerieben
$^1/_2$ TL Zimt
$^1/_2$ TL Nelken, gemahlen

Butter für die Form

Brotwürfel in Milch und Rum einweichen, bis die Würfel feucht, aber nicht naß sind. Eiweiß steif schlagen, zur Seite stellen. Eigelb mit Melasse, Walnüssen und Rosinen mischen und mit Muskatnuß, Zimt und Nelken würzen, mit den Brotwürfeln vorsichtig mischen (nicht zermusen!), Eiweiß unterheben. Masse in eine gefettete Kastenform füllen, diese in eine zweite, etwas größere Form mit kaltem Wasser setzen. Den Pudding im Ofen bei 200°C 1 Stunde backen. Etwas abkühlen lassen und lauwarm mit Vanille-Obstmus servieren.

## Apfel-Brotpudding

500 g Weizenvollkornbrot, in 10 Scheiben geschnitten, die Krusten abgeschnitten
125 g Butter
125 g Marzipanrohmasse (nur aus Mandeln und Honig!)
200 g Backpflaumen, entsteint, eingeweicht, zerpflückt oder die gleiche Menge Pflaumenmus ohne Zucker
750 g Äpfel, in Spalten geschnitten
1 Prise Vanille, gemahlen
abgeriebene Schale von 1 unbehandelten Apfelsine

Butter für die Form

Kastenform dick ausbuttern, Brotscheiben ebenfalls buttern. Boden und Wände der Kastenform mit Brotscheiben (gebutterte Seite nach außen) lückenlos auslegen. Marzipan, Backpflaumen, Apfelspalten, Vanille und Apfelsinenschale gründlich vermischen, auf die Brotscheiben geben. Restliche Brotscheiben als Deckel (gebutterte Seite nach oben) auflegen. Alle Lücken ausfüllen. 40 Minuten bei 200°C backen. Warm mit Vanille-Obstmus servieren.

## Vanille-Obstmus

500 g gemischtes Obst der Saison, gesäubert, entkernt oder entsteint
$^1/_4$ l Obstsaft oder Sahne oder
6 EL Crème fraîche
1 Prise Vanille, gemahlen oder
1 Päckchen Vanillinzucker oder Mark
1 Vanilleschote

Obst im Mixer pürieren. Wenn das Obst zu trocken ist, bis zu $^1/_4$ l Obstsaft oder Sahne dazugeben. Gibt das Obst dagegen selbst viel Saft ab, Crème fraîche zufügen. Mit Vanille abschmecken. Zu Puddings, Kuchen o. ä. reichen. Es schmeckt besonders gut kalt zu einer warmen Obstspeise.

▷ Sie können den Obstsaft auch durch einen $^1/_4$ l Weißwein ersetzen und statt der Vanille abgeriebene Zitronenschale oder Zimt verwenden oder das Obstmus mit dem passenden Obstgeist oder -likör verfeinern.
▷ Im Winter können Sie eingeweichtes Trockenobst, z. B. in Rum eingeweicht, verwenden.

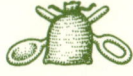

## Krank durch Zucker

Unzählige Bücher und Artikel sind schon über die Zuckerfrage geschrieben worden, und man müßte meinen, heute weiß jeder Mensch, daß Zucker gesundheitsschädlich ist. Trotzdem treffe ich kaum einen Menschen, der akzeptieren möchte, daß Zucker wirklich ein schädlicher Stoff ist. Und auch mir passiert es immer wieder, daß ich einer Tafel Schokolade oder einem Stück süßen Kuchen nicht widerstehen kann, obwohl ich sehr gut weiß, wie sehr der Zucker unseren Stoffwechsel durcheinanderbringt. Selber backe und süße ich nur mit Obst und Honig!

Das Problem ist für uns schwache Menschen deshalb so groß, weil Zukker, wie Tabak und Alkohol, für viele Menschen nicht nur ein Genußmittel, sondern auch ein Suchtmittel ist, etwas, wovon der Körper abhängig wird und von dem man nur schwer loskommt, auch wenn man es gern möchte. Diese Behauptung wird zunächst bestritten, wenn ich meinen Kursteilnehmern davon berichte.

Wenn ich aber frage, wer von ihnen bereit ist, eine Woche ohne Zucker auszukommen, geben die meisten zu, daß sie sich eine zuckerlose Woche als recht grausam, wenn nicht unmöglich vorstellen. Und daß, obwohl sie gelernt haben, daß Zuckerkonsum zu starkem Vitamin- und Mineralmangel führt, degenerative Krankheiten mitverursacht, vielleicht sogar die Erbmasse schädigt.

Natürlich gibt es auch Menschen, denen es nicht schwerfällt, auf Zucker zu verzichten. Die Sucht ist immer von der Persönlichkeit abhängig, es sind auch nicht alle Menschen Zigarettenraucher oder Alkoholiker. Aber wegen der allgemeinen Vorliebe für Zucker werden seine schädlichen Auswirkungen von den meisten Menschen verkannt und bagatellisiert.

Mehrere Untersuchungen haben ergeben, daß der Zucker verheerende Auswirkungen auf unsere Gesundheit hat. Daß er, allein oder in Verbindung mit weißem Mehl, »verdächtigt« wird, die Ursache für eine Reihe von schweren Krankheiten zu sein, u. a. für Rheumatismus und den Herzinfarkt. Versuche, diese Erkenntnisse an die Öffentlichkeit zu bringen, scheitern meist.

Professor YUDKIN sagt: »Wenn es einen neuentdeckten Stoff gäbe, der so gesundheitsschädlich wäre wie der Fabrikzucker, wäre er schon längst verboten.«

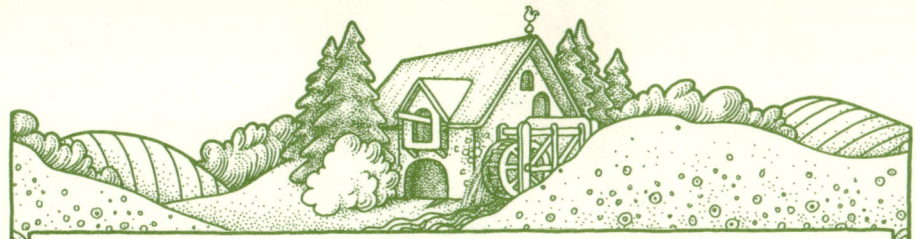

Früher habe ich gemeint, Backen mit Honig sei die gesunde Antwort auf die Frage, »wie kann ich Zucker vermeiden und trotzdem meine Torte essen?« Heute weiß ich es leider besser. – Honig hat nur dann einen Vorteil gegenüber Zucker, wenn er nicht erhitzt wird. Aber schon bei Erhitzung über 45°C werden die wichtigen Enzyme zerstört, die den Honig so wertvoll machen.

Wie sollte man dann Torten backen? Meine Lösung: Plätzchen und Torten, auch Konfekt, nicht immer backen, sondern aus rohen Zutaten zusammensetzen. Oder den Honig erst nach dem Backen über den abgekühlten Kuchen geben. Oder nur mit Trockenfrüchten und frischem Obst süßen. Ansonsten kann man sich natürlich auch darauf besinnen, daß Torten nicht zur »Pflege« der Gesundheit da sind, sondern zum Genuß.

# Plätzchen, Kuchen und Konfekt

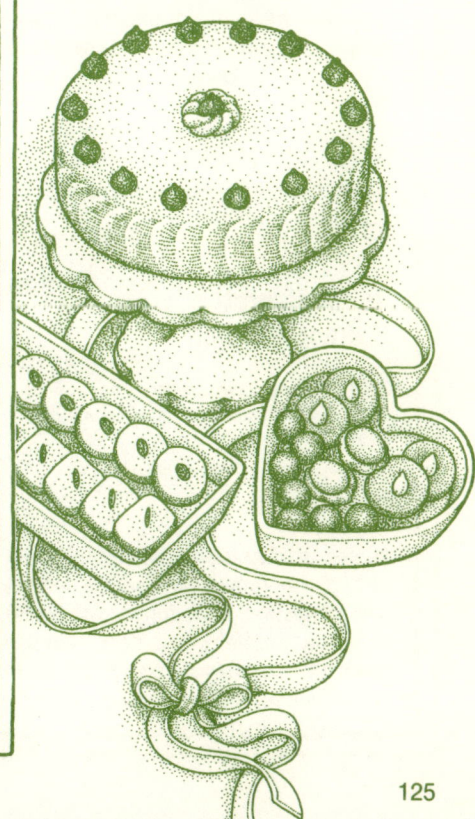

## Konfekt und ungebackene Kuchen

### Frischkäseplätzchen

*1 Packung (200 g) Sahnefrischkäse*
*200 g Rosinen, gehackt*
*abgeriebene Schale von*
*1 unbehandelten Zitrone*
*½ TL Piment, gemahlen*
*fester Honig*

*Sesam, geröstet oder Pistazienkerne, gehackt*

Frischkäse mit einer Gabel zerdrücken. Rosinen, Zitronenschale und Piment unterheben, mit etwas Honig süßen. Zu Kugeln formen und in Sesam wälzen. Im Kühlschrank fest werden lassen und aufbewahren!

### Amarettoplätzchen

*150 g Mandeln, gemahlen*
*150 g Honig*
*abgeriebene Schale*
*von 1 unbehandelten Apfelsine*
*2–3 EL Weizen oder Hafer,*
*fein geschrotet, geröstet*
*2–3 EL Amaretto (Mandellikör) oder*
*1–2 Tropfen Mandelextrakt*

Gemahlene Mandeln, Honig, Apfelsinenschale, gerösteten Getreideschrot und Mandellikör miteinander verkneten. Aus der Masse Kugeln formen, flach drücken, einige Stunden im Kühlschrank fest werden lassen. Kühl aufbewahren.
▷ Man kann auch jedes Plätzchen mit einer halben, abgezogenen Mandel verzieren oder mit gehackten Mandeln bestreuen.

125

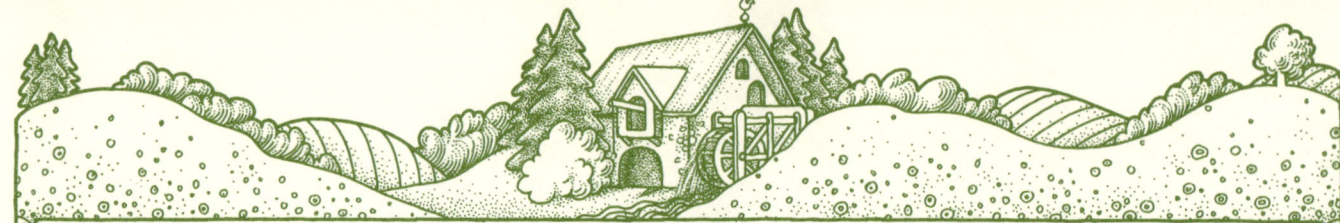

## Paranußplätzchen

*225 g Honig*
*50 g Butter*
*125 g Kokosflocken*
*250 g Weizenkeime*
*200 g Paranüsse, gehackt*
*100 g Datteln, gehackt, oder Rosinen*
*½ TL Anis, gemahlen (nach Geschmack)*

*Paranüsse, gemahlen*

Honig mit Butter schaumig rühren. Kokosflocken, Weizenkeime, Paranüsse, Datteln und Anis dazugeben. Alles gut verkneten und zu einer Wurst rollen. In Folie einwickeln und 1 Stunde im Kühlschrank fest werden lassen. In Scheiben schneiden und die Scheiben in den gemahlenen Paranüssen »panieren«.

## Johannisbrot- oder Kakaoplätzchen

*150 g Nüsse, gemahlen*
*6 EL Johannisbrotmehl oder Kakao*
*150 g Honig*
*1 Prise Vanille, gemahlen*
*Kokosflocken*

Nüsse, Johannisbrotmehl oder Kakao, Honig und Vanille vermischen und soviel Kokosflocken zufügen, daß ein fester Teig entsteht. Aus dem Teig Kugeln drehen, etwas flach drücken, in Kokosflocken rollen und kalt stellen.

## Winterkuchen, ungebacken

Boden
*100 g Datteln, gemahlen*
*250 g Weizenkeime*
*abgeriebene Schale*
*von 1 unbehandelten Zitrone*
*1 Msp Salz*
*50 g Butter, geschmolzen*

Füllung
*200 g Rosinen*
*200 g Aprikosen oder Pflaumen, getrocknet*
*Wasser, Saft oder Rum zum Einweichen*
*2–4 TL Kudzu oder Pfeilwurzelmehl oder Speisestärke*

*1 Becher Sahne*
*100 g Mandeln, geröstet, gestiftelt*
*Honig, flüssig, oder Melasse*

*Butter für die Form*

Rosinen und Aprikosen über Nacht einweichen.
In eine gebutterte Springform eine Mischung aus Datteln, Weizenkeimen, Zitronenschale, Salz und etwas geschmolzener Butter geben. Rand hochziehen und kalt stellen.
Den Saft von den Früchten abgießen, zum Kochen bringen, mit Kudzu oder Pfeilwurzelmehl eindicken und abkühlen lassen. Das Obst zerhacken oder pürieren, in den eingedickten Saft geben, auf dem Boden verteilen und glatt streichen. Kalt stellen.

Die Sahne steif schlagen. Von den Mandeln ein paar zum Garnieren zurücklassen, den Rest unter die Sahne heben. Über das Obst verteilen, mit Honig oder Melasse ein »Kritzelmuster« auf die Sahne auftragen und mit Mandeln bestreuen.

## Marmeladen- oder Trockenobstkuchen
»Nicht-backen«-Kuchen

Teig
*18 Vollkornplätzchen, möglichst ohne Zucker*
*2 EL Honig*
*½ TL Zimt oder Kardamom, gemahlen*
*75 g Butter oder Kokosfett, geschmolzen*

Pudding
*400 ml Milch oder Sahne (kein ½ l)*
*1 Päckchen Puddingpulver, Vanillegeschmack*

*1 Glas zuckerfreie Marmelade (siehe Seite 139) oder 150 g Trockenobst (am besten Aprikosen), über Nacht eingeweicht, im Mixer püriert*
*100 g Nüsse, gemahlen*

*Butter für die Form*

Eine Springform von 24 cm Durchmesser einfetten. Die Plätzchen mit einem Nudelholz fein zerbröseln. Die Brösel mit Honig, Zimt und Butter verkneten, in die Springform drücken

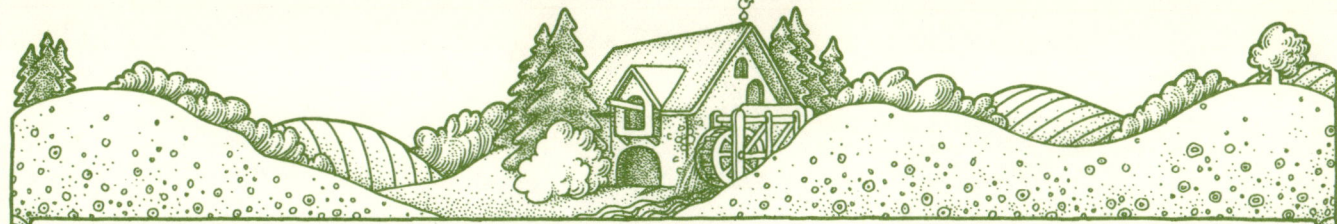

und einen Rand hochziehen. Kalt stellen, bis der Teig fest ist. Mit der Milch einen Vanillepudding kochen. Nicht süßen! Erkalten lassen. Auf den Boden streichen.

Marmelade oder Trockenobstpüree auf dem Pudding verteilen. Die Nüsse darübergeben. (Wenn das Trockenobstpüree zu flüssig ist, mit Agar-Agar andicken, nicht mehr bewegen, bis es fest geliert ist.)

## Weihnachts-Wunderkugeln

*150 g Paranüsse, gemahlen*
*150 g Pekannüsse, ersatzweise*
*Walnüsse, gemahlen*
*200 g Rosinen, gemahlen oder*
*gehackt*
*200 g Datteln, gemahlen oder gehackt*
*2 EL Honig*
*2 TL abgeriebene Apfelsinenschale*
*1 Prise Nelken, gemahlen*
*1 Prise Piment, gemahlen*
*1 Prise Kardamom, gemahlen*

*Kakao oder Johannisbrotmehl*
*Kokosflocken*
*Instant-Kaffeepulver*

Nüsse, Trockenfrüchte, Honig, Apfelsinenschale und Gewürze gründlich vermischen. Kugeln von 2 cm Durchmesser aus dem Teig formen und abwechselnd in Kakao oder Johannisbrotmehl, Kokosflocken oder in Kaffeepulver wälzen. Etwas flach drükken und kalt stellen, bis sie fest sind.

## Aprikosen-Leckerlis

*Aprikosen, getrocknet*
*Walnüsse*
*Aprikosenlikör*
*Walnußhälften, zum Verzieren*

Gleiche Mengen Aprikosen und Walnüsse durch den Fleischwolf drehen, gründlich mischen, mit etwas Aprikosenlikör aromatisieren. Die Masse zu Kugeln formen und auf jede Kugel eine Walnußhälfte drücken. Wunderbare Alkoholpralinen (nicht für Kinder!)!

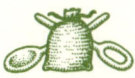

# Plätzchen und Kuchen, mit Honig gebacken

## Haselnußplätzchen

*2 Eier, getrennt*
*250 g Weizenvollkornmehl*
*250 g Haselnüsse, gemahlen*
*40 g Kakao*
*250 g Butter*
*150 g Rosinen, gehackt*
*50 g Honig*
*1 Päckchen Vanillinzucker*
*1 EL Backpulver*
*1 Prise Salz*

*Fett für das Blech*

Eiweiß steif schlagen. Die übrigen Zutaten außer Backpulver und Salz zu einem Teig verkneten. Den Eischnee unterziehen. Backpulver und Salz mischen, dazugeben und verkneten. Mit einem Teelöffel Kugeln formen und auf einem gefetteten Backblech 15 Minuten bei 175°C backen.

## Honigküchlein

*500 g Honig*
*250 g Roggenvollkornmehl*
*250 g Weizenvollkornmehl*
*1 TL Zimt*
*1 TL Muskatnuß, frisch gerieben*
*1 TL Nelken*
*1 TL Koriander*
*¼ TL weißer Pfeffer, frisch gemahlen*
*¼ TL Macis*
*¼ TL Ingwer*
*¼ TL Piment*
*180 g Butter*

*Mandeln, abgezogen, halbiert*
*Portwein*
*Backtrennpapier*

Aus Honig, Mehl, gemahlenen Gewürzen und Butter einen Teig kneten, über Nacht ruhen lassen. ½ cm dick ausrollen, beliebig ausstechen. Mit halbierten Mandeln verzieren und mit Portwein bestreichen. Auf ein mit Backtrennpapier ausgelegtes Blech streichen und 15–20 Minuten bei 175°C backen, zwischendurch nochmals mit Portwein bestreichen.

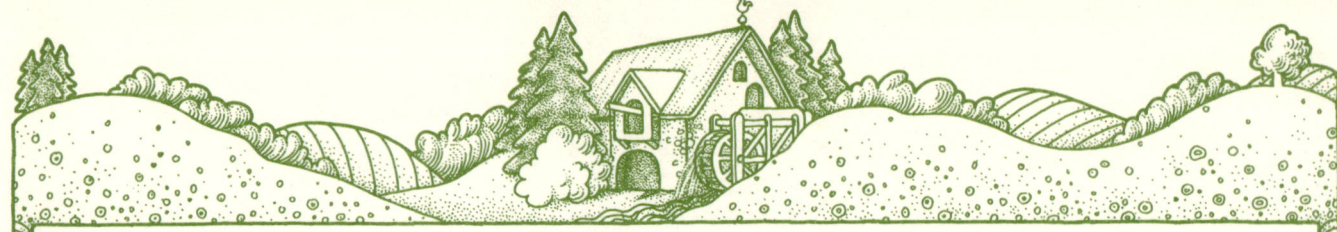

## Obstknusperriegel

ca. 150 g getrocknete Aprikosen
³/₈ l Wasser

Teig
250 g Weizenkeime
125 g Weizenvollkornmehl
6 EL Butter
2 EL Öl
3 EL Rosinen, gehackt
2–3 EL Wasser

2 Eier
3 EL Honig
3 Tropfen Mandelextrakt
100 g Weizenvollkornmehl
1 TL Backpulver
½ TL Salz
100 g Walnüsse, gehackt

Aprikosen in Stücke schneiden und etwa 20 Minuten in Wasser weich kochen oder über Nacht einweichen. Weizenkeime und Mehl mit Butter, Öl, Rosinen und Wasser verkneten, bis der Teig zusammenhält. In einer viereckigen Form den Teig flach ausdrükken. 10 Minuten bei 180°C backen. Aprikosen mit Eiern, Honig und Mandelextrakt verrühren. Weizenmehl mit Backpulver, Salz und Walnüssen vermischen, zu der Aprikosenmischung geben. Diese Masse auf dem gebakkenen Teig verstreichen und 25 Minuten bei 180°C backen. In beliebig große Stücke schneiden, abkühlen lassen.

## Holländische Butterscheiben

200 g Butter
ca. 75 g Honig
1 Eigelb
100 g Haselnüsse, grob gehackt
gut 100 g Mohn, in der Kaffeemühle gemahlen
½ TL Zimt, gemahlen
½ TL Ingwer, gemahlen
1 TL Vanillezucker oder Mark von 1 Vanilleschote
1 Msp Salz
325 g Weizenvollkornmehl, fein gemahlen

Butter, Honig und Eigelb verrühren. Nüsse, Mohn, Gewürze und Mehl dazugeben. Den Teig zu einer Rolle formen, in Butterbrotpapier einwickeln, etwa 2 Stunden kalt stellen. Die Rolle in 1 cm dicke Scheiben schneiden und 12 Minuten bei 180°C auf einem ungefetteten Blech backen.

## Erdnußmusplätzchen

150 g Honig
100 g Butter
1 Ei
200 g Erdnußmus
50 g Erdnüsse, gehackt
½ TL Salz
½ TL Natron
200 g Weizenvollkornmehl
1 Prise Vanille, gemahlen

Fett für das Blech

Honig, Butter und Ei schaumig schlagen, mit den übrigen Zutaten vermischen. Teig zu kleinen Kugeln rollen. Auf ein gefettetes Backblech legen, mit einer Gabel flach drücken. Bei 200°C 15 Minuten backen.

▷ Erdnußmus, das manchmal fälschlicherweise als Erdnußbutter bezeichnet wird, wird aus gerösteten oder ungerösteten Erdnüssen hergestellt. Diese kremartige, streichfähige Masse kann auch als Füllmasse oder Brotaufstrich verwendet werden.

## Bananen-Erdnußmusplätzchen

1 Ei
3 EL Honig
1 Banane, sehr reif (am besten schon schwarz!)
100 g Erdnußmus

200 g Weizenvollkornmehl
½ TL Backpulver
1 TL Natron
½ TL Salz
1½ TL Zimt, gemahlen
½ TL Muskatnuß, frisch gerieben
200 g Sonnenblumenkerne

Fett für das Blech

Ei, Honig, Banane und Erdnußmus schaumig rühren. Die übrigen Zutaten trocken vermischen und dann mit der Eimasse verrühren. Teelöffelweise auf ein gefettetes Blech tropfen. 10–12 Minuten bei 180°C backen.

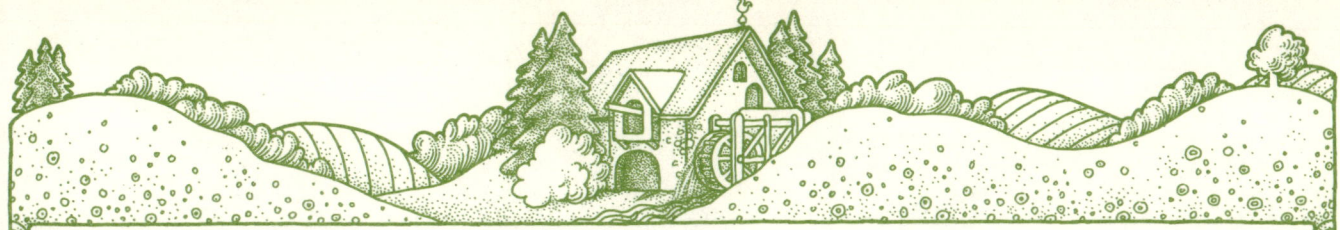

## Waschbeckenplätzchen

200 g Weizenvollkornmehl
100 g Haferflocken
ca. 60 g Kokosflocken
ca. 60 g Mandeln, gemahlen
1¹/₂ TL Zimt, gemahlen
¹/₂ TL Salz
1 TL trockener Ingwer, gemahlen
ca. 150 g Rosinen
¹/₃ l (Meßbecher) halbbittere
Schokoladenglasur, gehackt

4 EL Öl
ca. 75 g Melasse
ca. 75 g Honig
3 Eier, verschlagen

Milch
Fett für das Blech

Die trockenen Zutaten vermischen. Öl, Melasse, Honig und Eier verrühren, zu den trockenen Zutaten geben. So viel Milch dazugeben, daß ein Teig entsteht, der sich teelöffelweise auf ein gefettetes Backblech tropfen läßt. 10–12 Minuten bei 180° C backen.

## Haferkekse mit Ei

100 g Butter
50 g Rosinen, über Nacht eingeweicht, ohne Wasser püriert
1 Ei
1 Prise Vanille, gemahlen
250 g Haferflocken

Fett für das Blech

Zutaten vermischen. Den Teig wie die Holländischen Butterscheiben weiterverarbeiten und ca. 15 Minuten bei 200° C auf gefettetem Blech backen.

## Haferkekse ohne Ei

100 g Butter, 50 g Honig
250 g Haferflocken
250 g Weizenvollkornmehl
8 EL Milch
1 Prise Vanille, gemahlen
1 Päckchen Backpulver

Fett für das Blech

Zutaten vermischen. Den Teig wie die Holländischen Butterscheiben weiterverarbeiten und ca. 15 Minuten bei 200° C auf gefettetem Blech backen.

## Ingwerbrot

125 g Weizenvollkornmehl
125 g Roggenvollkornmehl
1 TL Ingwerwurzel, frisch gerieben
¹/₂ TL Salz
1 TL Backpulver
2 TL Natron

2 Eier
ca. 80 ml Öl
150 g Melasse
300 g Honig
4 EL heißes Wasser

Fett für das Blech
30 Mandeln, abgezogen

Trockene Zutaten vermischen. Eier, Öl, Melasse, Honig und Wasser verschlagen und zu den trockenen Zutaten geben. Einen Teig rühren und sofort auf das gefettete Blech streichen. Mit den Mandeln, in Reihen gelegt, verzieren. 20–30 Minuten bei 170° C backen. Etwas abkühlen lassen, in Quadrate schneiden, gut kühlen.

## Kaffeekuchen

250 g Weizenvollkornmehl
200 g Feigen, eingeweicht, gehackt
oder püriert
2 EL Instant-Kaffeepulver
2 TL Zimt, gemahlen
¹/₂ TL Muskatnuß, frisch gerieben
1 Prise Koriander, gemahlen
100 g Butter
1–2 Becher saure Sahne
1 Ei, verschlagen
1 TL Backpulver
100 g Walnüsse, gehackt

Fett für die Form

Mehl, Feigen, Kaffeepulver und Gewürze mischen. Butter in der Mehlmischung mit zwei Messern oder den Fingerspitzen zerkrümeln. Die Hälfte dieser Mischung in eine gefettete Springform geben und flach drücken. Die andere Hälfte mit saurer Sahne, Ei, Backpulver und Nüssen mischen, darübergießen. Bei 250° C 20–30 Minuten backen, bis die Masse fest ist.

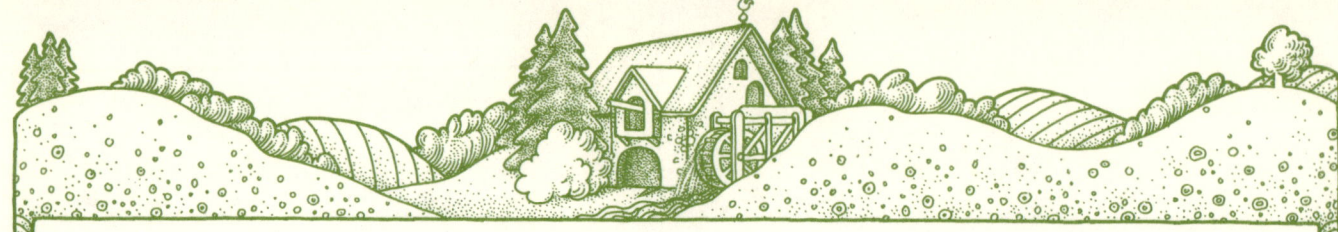

# Frischkäsetorte

**Boden**
3 EL Butter
3 EL Honig
2 Eigelb
125 g Weizenvollkornmehl,
sehr fein gemahlen
1 Msp Salz

**Füllung**
250 g Doppelrahmfrischkäse
3 Eier, getrennt
1 Becher Sahne
2 EL Honig
1 TL abgeriebene Schale von
unbehandelter Zitrone
3 Tropfen Bittermandelaroma

Butter, Honig, Eigelb, Weizenvollkornmehl und Salz für den Boden miteinander verrühren und 1 Stunde kalt
stellen. Den kalten Teig mit den Fingerspitzen in einer ungefetteten
Springform von 24 cm Durchmesser
gleichmäßig ausdrücken. Einen Rand
hochziehen. Mit einer Gabel mehrmals einstechen, damit der Teig sich
beim Backen nicht wölbt. Im vorgeheizten Ofen genau 10 Minuten
backen.
Doppelrahmfrischkäse, Eigelb, Sahne, Honig, Zitronenschale und Bittermandelaroma im Mixer verrühren. Eiweiß steif schlagen und unterheben.
Auf dem vorgebackenen Boden verteilen und 20 Minuten bei 180°C bakken. Abkühlen lassen.

# Schnellobstkuchen

*300 g Äpfel, in Spalten geschnitten*
*300 g Birnen, in Spalten geschnitten*
*1 Prise Vanille, gemahlen*
*150 g Weizenvollkornmehl*
*3 Eier*
*¹⁄₈ l Sahne oder Milch*

*4–8 EL Honig*
*Sahne*

*Fett für die Form*

Eine Springform von 28 cm Durchmesser fetten. Ofen auf 200°C vorheizen. Obst in die Springform legen.
Aus Mehl, Eiern, Milch oder Sahne einen flüssigen Teig rühren, mit Vanille
würzen und über das Obst gießen. 45
Minuten bei 200°C backen. Den Kuchen auf ein Kuchengitter stürzen,
noch warm die Oberfläche mit Honig
beträufeln. Mit geschlagener Sahne
servieren.

# Apfelkuchen

*750–1000 g Äpfel, gewürfelt*
*¹⁄₈ l Öl, ca. 75 g Honig*
*200 g Nüsse (Haselnüsse),*
*gehackt*
*2 Eier*
*2 TL Zimt*
*250 g Weizenvollkornmehl*
*2 TL Backpulver*
*1 TL Salz*

*Fett für die Form*

Eine Springform von 28 cm Durchmesser fetten. Ofen auf 180°C vorheizen. Die Zutaten in der angegebenen
Reihenfolge miteinander verrühren.
In die Form gießen und 30–40 Minuten bei 180°C backen. Abkühlen
lassen.
▷ Mit Schlagsahne, die mit Honig
leicht gesüßt wurde, servieren.

# Walnußtorte

*200 g Walnüsse, gemahlen*
*2 EL Speisestärke*
*6 Eier, getrennt*
*6 EL Feigen oder Datteln, fein gehackt*
*1 Prise Vanille, gemahlen, oder*
*2 EL Rum*
*Saft und Schale von ¹⁄₂ unbehandelten*
*Zitrone*

*Fett für die Form*

*¹⁄₂ l Sahne, geschlagen*
*125 g Walnüsse, gerieben*

Walnüsse und Speisestärke mischen.
Eigelb, Feigen, Vanille und Zitronen-
saft und -schale dazugeben. Eiweiß
steif schlagen, vorsichtig unterheben.
In eine gefettete Springform (⌀ 28 cm)
streichen, 1 Stunde bei 180°C backen.
Abkühlen lassen.
Die Torte durchschneiden. Die Wal-
nüsse unter die Sahne heben. Die
Torte damit füllen und auch die Ober-
flächen mit der Füllung bestreichen.
Sofort servieren.

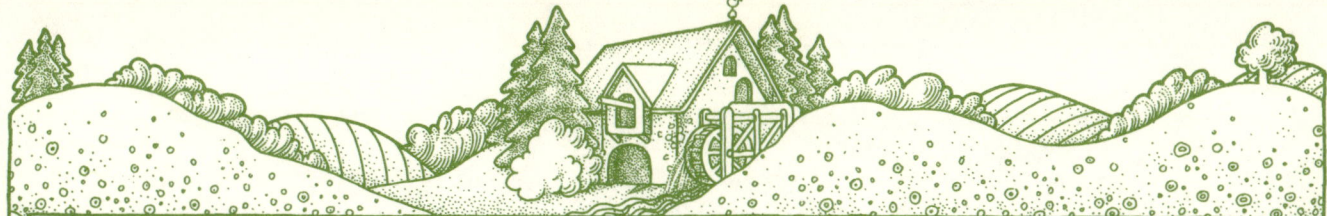

## Allerbeste Nußtorte mit Honig

*4 Eier, getrennt*
*2 EL Honig*
*Saft und Schale von 1 unbehandelten Zitrone*
*Saft und Schale von 1 unbehandelten Apfelsine*
*300 g Möhren, fein gerieben*
*300 g Haselnüsse, geröstet, gemahlen*
*100 g Weizenvollkornmehl*
*1 Prise Salz*
*1 TL Backpulver*

*Butter für die Form*

Glasur und Füllung
*1/2 Becher Sahne, steif geschlagen*
*4–6 EL Honig*
*Kakaopulver*
*oder*
*Sahne, geschlagen*
*Honig*
*Kakao*
*100 g Haselnüsse, fein gerieben*
*Haselnüsse, ganz*
*oder*
*Honig*
*Kakao*
*Sahne, geschlagen*

Ofen auf 175°C vorheizen. Eine Springform von 24 cm Durchmesser einfetten. Eiweiß steif schlagen. Eigelb mit Honig, Zitronensaft und -schale, Apfelsinensaft und -schale, Möhren, Haselnüssen, Mehl und Salz mischen. Zuletzt das Backpulver dazugeben. Eischnee unterheben und den Teig in die gefettete Springform geben. 50–60 Minuten bei 175°C bakken, abkühlen lassen.
Die Torte durchschneiden, mit Schlagsahne und Honig füllen, die Torte mit Kakaopulver bestäuben.
**Oder:** Schlagsahne mit Honig, Kakao und Haselnüssen mischen, Torte damit glasieren. Mit Haselnüssen verzieren.
**Oder:** Wenn die Torte einige Tage halten soll, Honig und Kakao mischen und den Kuchen damit glasieren. Dazu Schlagsahne reichen.

## Bobbes

*1 kg Weizenvollkornmehl*
*300 g Butter*
*250 g Honig*
*1 EL Salz*
*2 Eier*
*200 g Rosinen*
*100 g Haselnüsse, geröstet, gemahlen*

*Fett für das Blech*

Alle Zutaten gründlich miteinander verrühren. Zu einer langen Wurst rollen, in 15 gleich große Stücke schneiden. Die Stücke auf einem gefetteten Blech bei 220°C 1/2 Stunde backen. Die Rosinen sollten möglichst im Teig sein, da sie auf der Oberfläche verbrennen.
▷ Sie können den Teig auch für Tortenböden verwenden.

## Blechkuchen mit Obst

*500 g Weizenvollkornmehl*
*1/2 Würfel Hefe oder 1 Päckchen Trockenhefe*
*1 TL Honig*
*1/4 l lauwarme Milch*
*1 Prise Salz*
*4 EL Öl*
*100 g weiche Butter*
*1 Ei*
*1 Msp Zimt*

*Fett für das Blech*

*Pflaumen, halbiert, oder Äpfel, geviertelt, oder Aprikosen, halbiert*

Mehl in eine Schüssel geben, in die Mitte eine Mulde drücken. In der Mulde Hefe, Honig und einen Teil Milch verrühren. 10 Minuten zugedeckt gehen lassen. Alles gründlich verkneten. Milch, Salz, Öl, Butter, Ei und Zimt dazugeben und nochmals kneten. 1/2 Stunde zugedeckt warm gehen lassen. Auf einem gefetteten Blech ausrollen und nochmals 10 Minuten gehen lassen. Mit Pflaumenhälften, Apfelvierteln oder Aprikosenhälften belegen. Im vorgeheizten Ofen bei 250°C 20–30 Minuten backen.
▷ Dieser Kuchen schmeckt noch besser, wenn Sie gehackte Nüsse, gemischt mit Butterflocken und Honig, vor dem Backen auf dem Obst verteilen. Auch Mohn oder Sesam können darauf gestreut werden.

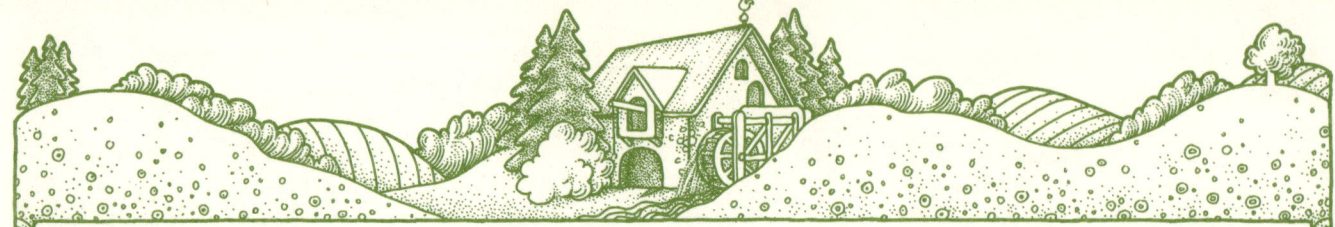

## Rhabarber-Krümelkuchen
Kuchen auf dem Kopf

*500 g Rhabarber, geputzt,*
*in Stücke geschnitten*
*5 EL Honig*
*etwas abgeriebene Schale*
*von 1 unbehandelten Apfelsine*
*3 EL Weißwein oder Apfelsinensaft*
*oder Apfelsinenlikör*

*Brösel*
*100 g Butter*
*175 g Weizenvollkornmehl*
*4 EL Honig*
*etwas Zimt*

*Butter für die Form*
*Sahne, geschlagen*

Rhabarberstücke, Honig, Apfelsinenschale und Flüssigkeit vermischen und dann in eine gebutterte, flache Auflaufform füllen. Butter, Mehl, Honig und Zimt zu Bröseln verkneten. Die Brösel gleichmäßig über dem Rhabarber verteilen und alles bei 200°C 30 Minuten backen. Heiß mit Schlagsahne servieren.

▷ Diesen Krümelkuchen können Sie auch mit anderen sauren Obstsorten backen, z. B. mit Äpfeln, Stachelbeeren, Pflaumen, aber auch mit Aprikosen, Sauerkirschen oder roten Johannisbeeren.

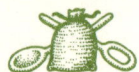

## Apple-Pie
Amerikanische Nationalspeise

»As American as Apple-Pie« heißt es in den USA, wenn etwas als besonders patriotisch oder gesund gilt. Apple Pie ist eigentlich ein englisches Gericht. Die Amerikaner sind jedoch besonders stolz auf dieses Gericht, ähnlich wie auf Hot Dogs oder Frankfurter (Würstchen). Jede Hausfrau hat ihr spezielles Rezept für Apple-Pie und ihre speziellen Tricks, den Teig besonders leicht und knusprig zu backen. Das wichtigste Geheimnis ist, den Teig niemals warm werden zu lassen. Die Butter muß in kleinen Flokken in das Mehl verteilt werden, ohne warm zu werden und zu schmelzen. Deshalb nimmt man statt der Finger 2 Messer, um die Butter als Flocken im Mehl zu verteilen.

*Teig*
*250 g Weizenvollkornmehl,*
*kalt*
*125 g Butter, eiskalt*
*½ TL Salz*
*2–3 TL Honig*
*2–5 TL Wasser, eiskalt*

*Füllung*
*500 g Cox Orange, in Spalten*
*geschnitten*
*1 Handvoll Nüsse, gehackt*
*Zimt*
*1 Prise Salz*
*1 TL Honig*

Mehl und Butter mit 2 Messern zusammenhacken, bis die Masse aussieht wie Haferflocken. Nicht mit den Fingern vermengen, der Teig muß kalt bleiben. Salz und Honig mit den Messern unterhacken. Jetzt tropfenweise das Wasser mit einer Gabel unter den Teig mengen, bis sich eine zusammenhängende, aber nicht klebrige Masse gebildet hat. Nicht zuviel Wasser zugeben! 2 Kugeln formen. 10 Minuten kalt stellen. Aus einer Kugel auf einem bemehlten Brett einen dünnen Kreis ausrollen. Eine Springform, eine Pieform oder eine flache, feuerfeste Form damit auslegen, einen Rand hochziehen.

Mit Apfelspalten, Nüssen, Zimt, Salz und Honig füllen. Aus dem restlichen Teig einen zweiten Kreis ausrollen. Den Rand des unteren Kreises anfeuchten, den oberen Kreis als Deckel auflegen und die Ränder zusammendrücken. In den Deckel mit einer Gabel einige Löcher stechen. Bei 200°C etwa 30–40 Minuten backen.

▷ Die Folge von unsachgemäßer Behandlung ist ein Teig, der zäh ist wie Leder. Deshalb sollten Sie den Teig nicht kneten, sondern nach dem Kühlstellen nur ausrollen, um einen zarten, blättrigen Teig zu erhalten.

▷ Wenn Sie Gefallen an dieser Pie gefunden haben, probieren Sie doch einmal eine der pikanten Varianten, z. B. die Gemüse-Pie (siehe Seite 93).

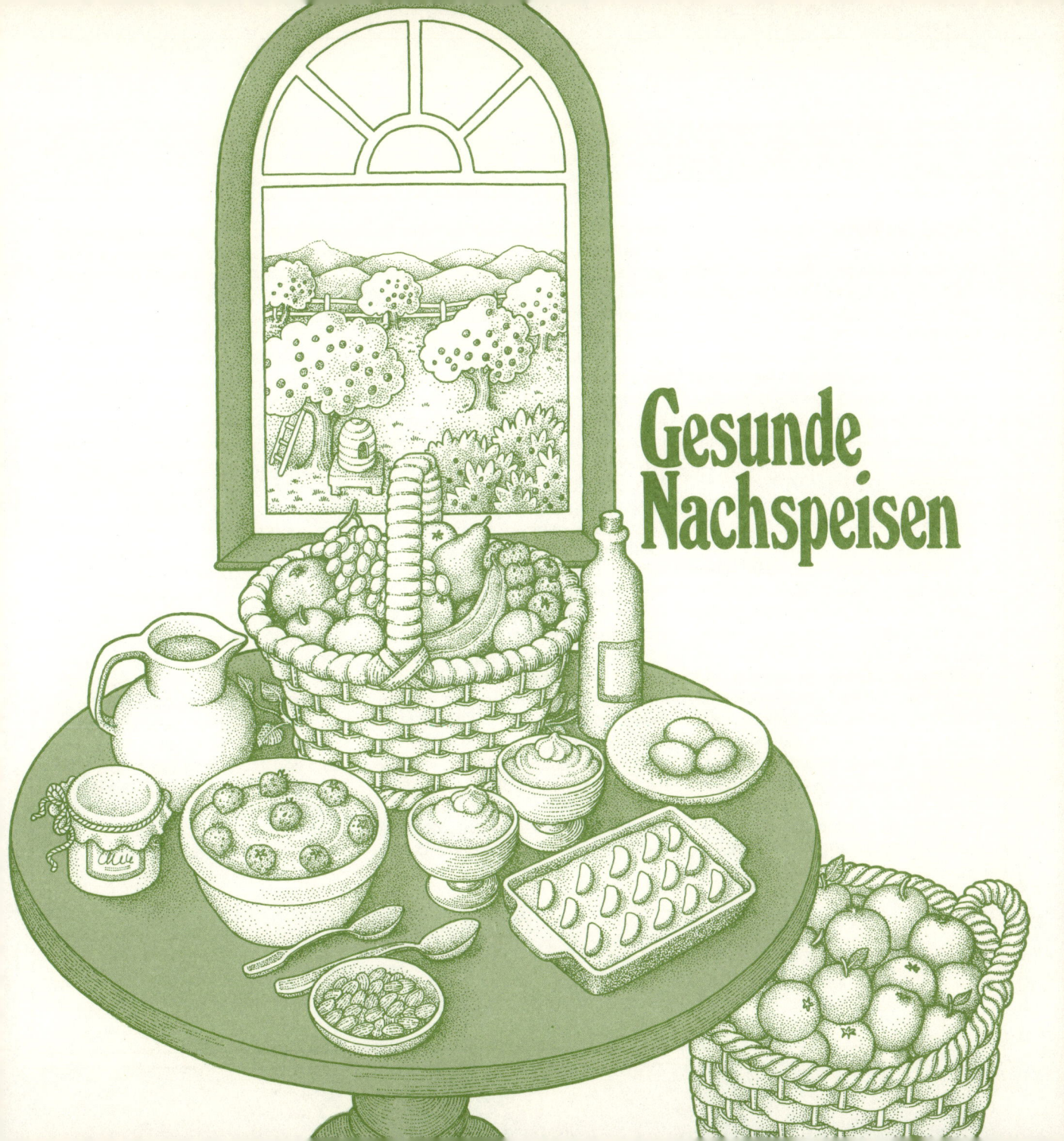

Gesunde
Nachspeisen

## Womit Sie süßen können

Als ich vor einigen Jahren das Buch »Süß aber gefährlich« von Professor JOHN YUDKIN von der Londoner Universität gelesen hatte, wurde mir klar, daß ich tatsächlich den Zucker aus meinem Speiseplan streichen mußte. Professor Yudkins überzeugende Argumente gegen den Fabrikzucker waren nicht die ersten, die ich gelesen hatte. Aber sie machten mir die Zusammenhänge zwischen Zuckerkonsum und Krankheit in einer Weise klar, daß ich sie nicht länger ignorieren konnte.

Ich hatte den weißen Zucker schon längst aus meinem Haus gebannt, süßte aber noch mit braunem Zucker und mit großen Mengen von Honig, den ich begeistert in meine Vollkorngerichte gab. Es wurde mir klar, daß der braune Zucker, ebenso wie auch Trauben-, Milch- und Fruchtzucker, genauso schädlich ist wie der weiße, nur braucht man wegen des Preises und des Geschmacks weniger davon. Da der Zucker als eine der Hauptursachen für die menschlichen Zivilisationskrankheiten angesehen wird (besonders in seinem heutigen Durchschnittsverbrauch von über 1 Kilogramm pro Woche), wäre es ratsamer, keinen zu verwenden. Zucker bringt unseren Stoffwechsel durcheinander, behauptet Professor Yudkin, er unterminiert unsere Gesundheit, verändert unseren Enzymhaushalt, stört die Fettverdauung, verursacht Kreislauf- und Verdauungsstörungen und ist mitwirkende Ursache bei einer ganzen Reihe von Krankheiten, von Kurzsichtigkeit über Gallenblasenentzündungen, Hautschäden, Gicht und Zahnkaries bis hin zu Krebs. Am klarsten dargestellt ist aber die enge Beziehung zwischen Zuckerkonsum und Arteriosklerose und Herzinfarkt.

Folglich verzichte ich jetzt fast völlig auf Fabrikzucker, gleich welcher Art oder Farbe. Aber wie steht es mit dem Honig? Hier habe ich einiges gelesen und eine Reihe von Imkern gefragt. Roher Honig ist wohl, in kleinen Mengen genossen, kein allzu schädlicher Stoff. Er enthält Mineralien und Enzyme, die für uns sehr nützlich sein können, aber leider nur im rohen Zustand. Einmal stark erhitzt, und seine Enzyme sind zerstört, seine Lebendigkeit und seine darauf begründete Wertigkeit verloren. Wie sollte ich nun Kuchen, Plätzchen und Nachtische fabrizieren?

Ich versuche jetzt, weitgehend auf Kuchen und Plätzchen zu verzichten, und meine Nachtische sind meistens Obst oder Obstspeisen, höchstens mit rohem Honig beträufelt oder ohne Hitze hergestellt. Ich knabbere Popcorn mit Salz und Butter oder esse Nüsse oder Gemüsestücke anstelle von Plätzchen. Und sogar einige ungebackene, rohe Obstkuchen kommen auf den Tisch.

Wenn ich ab und zu einmal eine Torte, einen Kuchen oder Plätzchen backe, bei denen ich Honig als Süßungsmittel verwende, tröste ich mich mit dem Gedanken: »So haben es unsere Vorfahren auch gemacht!« Sie haben nicht so viel Zucker in unterschiedlicher Form zu sich genommen, wie es heute z. T. üblich ist, sondern sie haben nur ab und zu, bei einem Fest, vor allem den kirchlichen Festtagen, oder einer Feier, süßes Gebäck mit Honig zubereitet, der damals selten und teuer war und deshalb auch richtig geschätzt und genossen wurde.

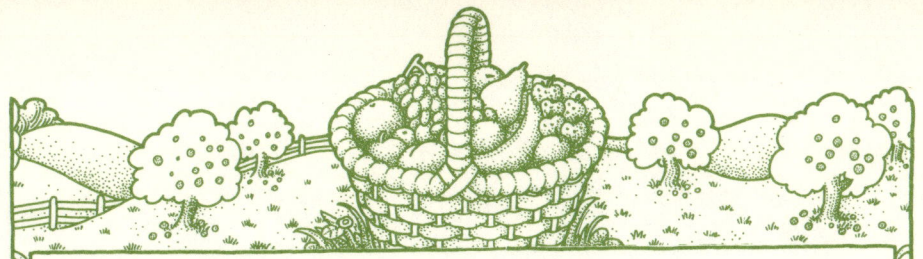

Ich habe immer gern Pudding, wie man Flammeri in Deutschland fälschlicherweise nennt, gegessen. Besonders die klebrigen, zuckrigen Puddingpulver-Produkte habe ich früher verschlungen. Diese habe ich dann besonders vermißt, als mein Verstand mich dazu brachte, darauf zu verzichten. Der Appetit auf Pudding ist geblieben, aber jetzt stille ich ihn durch schöne Getreideflammeris, natürlich auf Vollkornbasis. Das Geheimnis eines schmackhaften Getreideflammeris ist, daß das Korn sehr, sehr fein gemahlen werden muß. Dies erreiche ich, indem ich das Mehl zweimal mahle, d. h. ich gebe das Mehl nochmals in meine Getreidemühle und mahle es auf der feinsten Stufe zu einem leichten Puder. Die Flammeris werden noch leichter und feiner, wenn steifgeschlagenes Eiweiß oder Sahne unter die abgekühlte Masse gehoben wird.

# Getreide-speisen mit Honig

## Rote Grütze

Rote Grütze war früher ein Getreidebrei, mit Obstsaft statt mit Wasser oder Milch gekocht. Heute ist der Getreideanteil fast völlig verschwunden. Hier ist ein Kompromißrezept mit viel Obst, aber auch mit etwas Hafer.

*6 EL Hafer, in der Kaffeemühle*
*sehr fein gemahlen*
*1 kg Himbeeren, Rhabarber,*
*Johannisbeeren, Süß- oder*
*Sauerkirschen, Erdbeeren (am besten*
*schmeckt ein Gemisch)*
*Wasser*
*Honig oder ein süßer Likör*

*Wenn Rhabarber verwendet wird*
*5 EL Wasser, Weißwein oder*
*Apfelsinensaft*
*4–5 EL Rosinen*

Himbeeren verlesen, in ¼ l Wasser aufkochen, durch ein Sieb passieren. Johannisbeeren waschen, mit den Stielen in ¼ l Wasser kochen, bis die Beeren zerplatzen, durch ein Sieb passieren. Rhabarber waschen, abziehen, mit Rosinen in Wasser, Weißwein oder Apfelsinensaft weich kochen. Erdbeeren und Kirschen putzen und halbieren, nur kurz in der fertigen Grütze erhitzen, nicht kochen! Heißes, fertiges Obst oder Obstmus in einen Topf geben, Hafermehl mit dem Schneebesen langsam in das Obst einrühren. 10 Minuten bei milder Hitze quellen lassen. Rohes Obst, wenn noch vorhanden, dazugeben, mit Honig oder Likör (besonders gut schmeckt Aprikosen- oder Apfelsinenlikör) abschmecken. Kalt stellen. Mit flüssiger Sahne oder gekühlter Milch servieren.

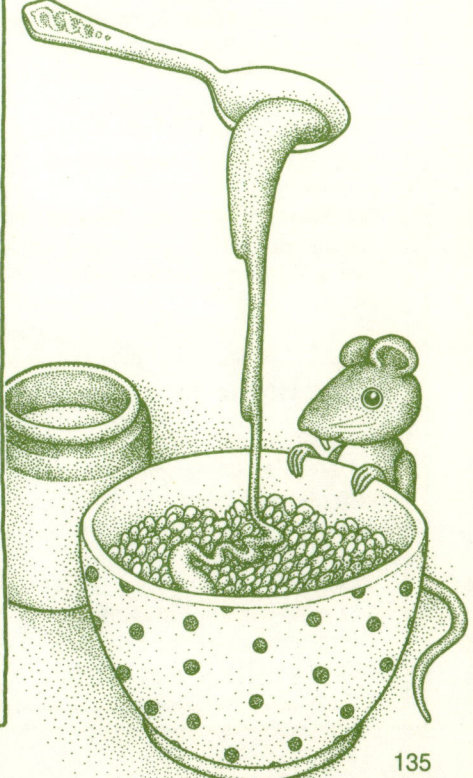

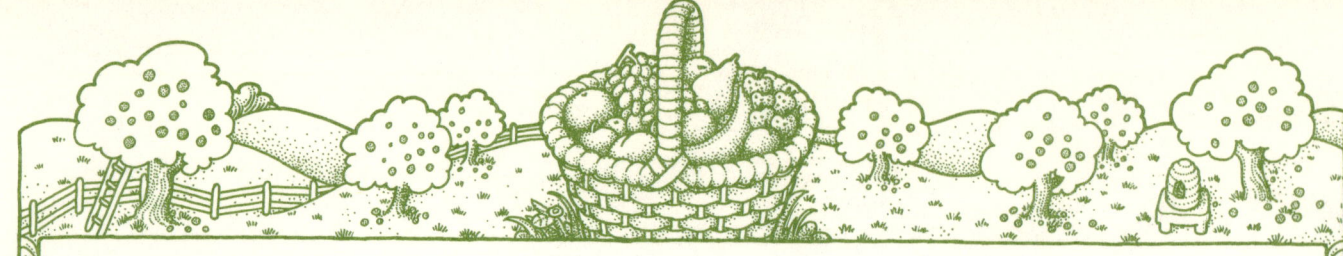

## Zitronenflammeri

*¼ l (Meßbecher) Reismehl,*
*sehr fein gemahlen*
*½ l Wasser*
*¼ l Apfelsaft*
*1 Prise Salz*
*Saft und abgeriebene Schale*
*von 1 unbehandelten Zitrone*
*1 Prise Vanille, gemahlen*
*oder 1 Päckchen Vanillinzucker*
*1 Becher Sahne, steif geschlagen*
*6 EL Honig*

Wasser und Apfelsaft in einen Topf
geben. Reismehl mit einem Schneebesen klümpchenfrei einrühren. Unter öfterem Rühren zum Kochen bringen. 15 Minuten leise köcheln lassen.
Salz, Zitronensaft und -schale mit der
Flammerimasse vermischen, in eine
Schüssel gießen, kalt stellen. Geschlagene Sahne und Honig unter
den erkalteten Flammeri heben, servieren.

## Espressoflammeri

*¾ l Wasser*
*¼ l (Meßbecher) Reismehl,*
*sehr fein gemahlen*
*1 Prise Salz*
*6 EL Honig*
*2 Eier, getrennt*
*2 EL Instant-Espresso-Kaffeepulver*
*1 Prise Zimt*
*1 Becher Sahne, steif geschlagen*

Wasser in einen Topf geben, Reismehl mit einem Schneebesen klümpchenfrei einrühren, zum Kochen bringen und unter öfterem Rühren 15 Minuten leise köcheln lassen. Vom
Feuer nehmen. Salz, Honig, Eigelb,
Kaffeepulver und Zimt dazugeben
und gründlich verrühren, kalt stellen.
Steifgeschlagenes Eiweiß und Sahne
unter den erkalteten Flammeri heben,
sofort servieren.

## Indianerauflauf

*75 g feiner Maisgrieß*
*1 l Wasser*
*50 g Butter*
*6 EL Melasse oder Malzextrakt,*
*um einen milderen Geschmack*
*zu erzielen*
*1 TL Salz*
*1 TL Ingwerpulver*
*100 g Rosinen oder Sultaninen*
*1 Ei, verschlagen*
*1 Becher Sahne*

*Butter für die Form*
*Honig*

Maisgrieß 15 Minuten im Wasser kochen. Den gekochten Grieß mit Butter, Melasse, Salz, Ingwer, Rosinen
und Ei gründlich verrühren. In eine
gebutterte Auflaufform geben, die
Sahne daraufgießen und im Ofen
1 Stunde bei 175° C backen. Mit Honig
servieren.

## Indische Reissuppe

*100 g Reismehl*
*½ l Wasser*
*4 EL Rosinen*
*1 Prise Kardamom, frisch gemahlen*
*¼ l Milch oder Sahne*
*3 EL Honig*

Reismehl in kaltes Wasser mit einem
Schneebesen einrühren und unter
ständigem Rühren zum Kochen bringen. Rosinen und Gewürz dazugeben
und 15 Minuten langsam kochen lassen. Milch oder Sahne und Honig zufügen, erkalten lassen.

## Hawaii-Hirseflammeri

*½ l (Meßbecher) Hirsemehl,*
*sehr fein gemahlen*
*1 l Wasser mit 1 TL Salz*
*2 Eier, verschlagen*
*¼ l (Meßbecher) Kokosflocken,*
*leicht geröstet*
*5 EL Honig*
*200 g Ananasstücke, abgetropft*

Wasser und Salz zum Kochen bringen. Hirsemehl mit einem Schneebesen klümpchenfrei einrühren. Hitze
zurückschalten und 10 Minuten die
Hirsemasse quellen lassen. Vom
Feuer nehmen, Eier und Honig zufügen. Brei etwas abkühlen lassen. Ana-
nas und Kokosflocken unterheben,
kalt stellen.

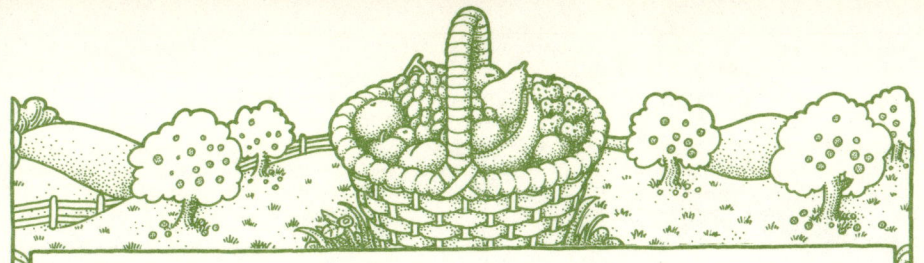

Viele Menschen, vor allem Kinder, essen ihre Mahlzeiten nur in Erwartung des Nachtischs. Aber zuckrige Süßspeisen und gekochte Obstspeisen sind nicht mit Vollkorngerichten verträglich. Daher mache ich meistens Creme- und Quarkspeisen zum Nachtisch, die aus rohen Obstpürees hergestellt werden. Sie ergänzen eine leichtere Getreidemahlzeit vorzüglich und sind, richtig verfeinert, ein krönender Abschluß auch für das feinste Diner.

# Obst- und Quark- speisen

## Erdbeercreme

250 g Erdbeeren
250 g Magerquark
$^1/_8$ l Milch
3 EL Honig
1 Becher Sahne, steif geschlagen

Erdbeeren im Mixer pürieren oder mit einer Gabel zerdrücken. Quark, Milch und Honig dazugeben. Die Sahne unterheben und sofort servieren.
▷ Sie können die Creme mit etwas Grand Marnier abschmecken.

## Bananencreme

500 g Bananen
4–5 EL Apfelsinenlikör (z. B. Cointreau, Curacao oder Grand Marnier)
Saft von 1 Apfelsine
oder von 1 Zitrone
1 Becher Sahne, steif geschlagen

Bananen mit einer Gabel zerdrücken, mit Apfelsinenlikör und -saft schaumig schlagen. Die Sahne unterheben und sofort servieren.

## Schwarze Wolke
Backpflaumencreme

500 g Backpflaumen
5 EL Armagnac, Cognac, Slibowitz
oder Weinbrand
$^1/_8$ l Wasser
1 Becher Sahne, steif geschlagen

Backpflaumen über Nacht in Alkohol und Wasser einweichen. Das eingeweichte Obst im Mixer pürieren. Die Sahne unterheben und sofort servieren.

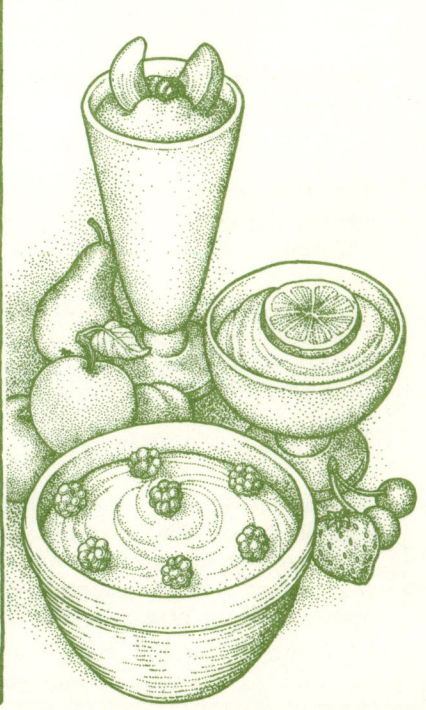

## Apfelfraîche

Pro Portion
1 kleiner säuerlicher Apfel, grob geraffelt
2 EL Apfelsinenmarmelade
2 TL Apfelsinenlikör
2 EL Crème fraîche

Den geraffelten Apfel in Portionsschalen füllen. Auf jeden Apfel Apfelsinenmarmelade und -likör geben, mit Crème fraîche krönen.

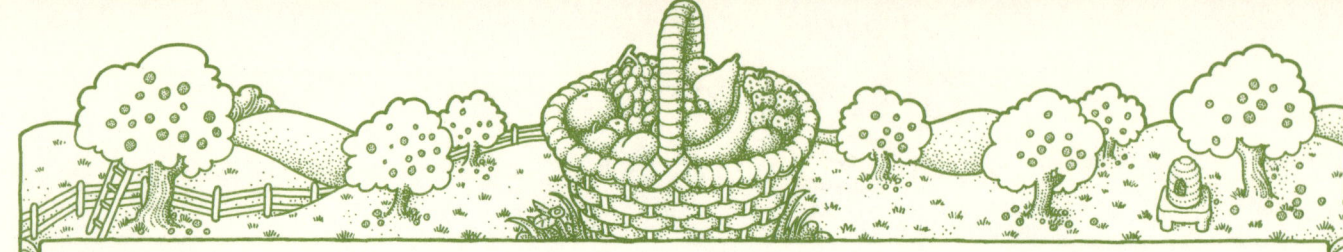

## Birnen in Portweincreme

*500 g feste Birnen*
*500 g Magerquark*
*8 EL Honig*
*2 Eigelb*
*1 Glas Portwein*
*2 Eiweiß, steif geschlagen*
*Portwein*

Birnen putzen, grob raffeln. Mit Quark, Honig, Eigelb und Wein verrühren. Eischnee unterheben, kalt stellen. Mit Portwein übergießen, servieren.

## Mandelcreme mit Aprikosen und Mandellikör

*1 l Wasser*
*100 g Mandeln*
*500 g Aprikosen*
*1 TL Butter*
*4 EL Honig*
*4 EL Mandellikör (z. B. Amaretto)*
*1 Päckchen Puddingpulver,*
*Mandelgeschmack*
*1/2 l Milch*
*1 Eigelb*
*1 Eiweiß, steif geschlagen*

Wasser zum Kochen bringen, Mandeln dazugeben, aufkochen, Mandeln herausheben und mit kaltem Wasser abschrecken, schälen. Inzwischen die Aprikosen in das Wasser, in dem zuvor die Mandeln gekocht wurden, geben, 12 Sekunden ziehen lassen, abgießen, kalt abschrecken, die Haut abziehen, halbieren und entkernen. Mandeln auf einer Gemüseraffel blättrig schneiden, in der Butter kurz anrösten und mit Honig und Mandellikör beträufeln. Vom Feuer nehmen und beiseite stellen. Puddingpulver mit Milch anrühren, aufkochen, Eigelb einrühren, eindicken und abkühlen lassen. Eischnee unterheben, Aprikosenhälften in Portionsschalen verteilen, darüber den Pudding geben und die Mandel-Honig-Likörmischung darauf verteilen.

## Buttermilch-Obstspeise

*2 Eier, sehr frisch*
*5 EL guter Honig*
*Saft und abgeriebene Schale von*
*1 unbehandelten Zitrone*
*Vanille, gemahlen, oder*
*Vanillinzucker oder Vanilleschote*
*1 l Buttermilch*
*1/2 l (Meßbecher) Obst der Saison*
*(im Winter eingeweichte*
*Trockenfrüchte)*

Eier schaumig schlagen. Honig, Zitrone und Vanille unterrühren. Buttermilch dazugeben. Das Obst in feine Scheiben schneiden, in Portionsschalen verteilen und mit der Buttermilchmischung übergießen. Kalt stellen.
▷ Diese Speise können Sie im Sommer auch als Kaltschale servieren.

## Rhabarbertraum

*250 g junger, frischer Rhabarber*
*1 Banane*
*1 Handvoll Rosinen*
*Saft von 1 Apfelsine*

*Sahne*

Den Rhabarber, die Banane, die Rosinen und den Apfelsinensaft im Mixer pürieren. Mit Sahne servieren.

## Himbeer-Apfelmus

*150 g frische oder gefrorene*
*Himbeeren*
*6 EL Himbeergeist*
*3 EL Honig*
*3–4 Äpfel, entkernt, auf der*
*Gemüseraffel fein gerieben*
*50 g Doppelrahmfrischkäse*
*1 Prise Muskatnuß, gerieben*
*Saft von 1/2 Zitrone*

Himbeeren mit Himbeergeist und Honig vermischen. Äpfel in diese Masse rühren. Frischkäse mit einer Gabel zerdrücken und mit dem Obstmus vermischen. Mit Muskat und Zitronensaft abschmecken, kalt stellen.
▷ Sie können in diesem Rezept die Himbeeren auch durch Preiselbeerkonfitüre oder ein anderes rotes Obst ersetzen, z. B. durch Kirschen oder durch Erdbeeren. – Hauptsache es ergibt eine schöne, rosafarbene Creme!

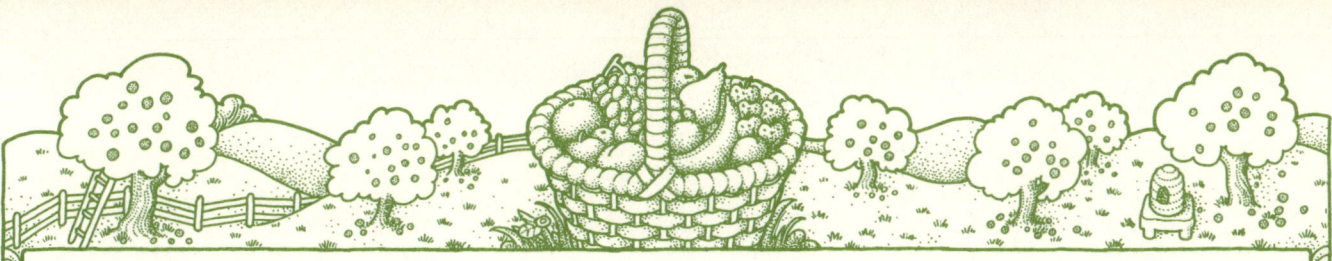

# Obstspeisen mit Agar-Agar

Agar-Agar ist eine gelatineartige Masse, die aus roten Meeresalgen gewonnen wird, vor allem in Japan und in Kalifornien. Er wird meist im Labor verwendet, um Petrischalen zu füllen, in denen er als Nährboden für Bakterien dient. Er ist aber auch für den Menschen sehr nahrhaft, da er leicht verdaulich, kalorienarm und sehr eiweißhaltig ist.

Agar-Agar wird in kaltem Wasser angerührt, danach erhitzt und einige Minuten sanft gekocht. Die Gelierkraft von Agar-Agar ist höher als die von Gelatine. Dann wird er unter die Speisen gerührt und kalt gestellt. Er ermöglicht es, alle Arten von rohen Cremes, Flammeris und Obstspeisen und auch Marmeladen und Gelees ohne Zucker herzustellen. Ein gehäufter Eßlöffel Agar-Agar reicht, um 1 Liter Flüssigkeit zum Gelieren zu bringen.

## Himbeerschaum

*250 g Himbeeren, frisch oder gefroren*
*3 EL Honig*
*1 Prise Vanille, gemahlen,*
*oder 1 Päckchen Vanillinzucker*
*2–3 EL Himbeergeist*
*1 EL Agar-Agar*
*$^1/_8$ l Wasser*
*1 Becher Sahne, steif geschlagen*

*Sahne*

Himbeeren durch ein Sieb passieren, und mit Honig, Vanille und Himbeergeist mischen. Agar-Agar in Wasser auflösen, erhitzen und 5 Minuten sanft köcheln lassen. Himbeermus in den Topf geben, gründlich mit Agar-Agar vermischen. Mischung in eine Schüssel geben und die geschlagene Sahne rasch unterheben. Kalt stellen, bis der Schaum geliert ist. Mit etwas flüssiger Sahne servieren.

▷ Nach diesem Rezept können Sie aus verschiedenem Obst und aus unterschiedlichen Flüssigkeiten Gelees und Schaumdesserts herstellen, z. B. aus Orangensaft, frischen Blaubeeren, sogar mit Schokoladenmilch. Probieren Sie es mit Ihrem Lieblingsobst!

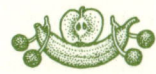

## Marmelade ohne Zucker

Dies ist eine Möglichkeit, Marmelade nur mit dem Fruchtzucker des Obstes herzustellen. Sie können sie sowohl als Brotaufstrich als auch beim Backen verwenden.

*Obst nach Wahl*
*1 gehäufter EL Agar-Agar und*
*$^1/_8$ l Wasser pro Liter gekochtes Obst*
*1–2 EL hochprozentiger Alkohol*
*oder Likör pro Glas*
*evtl. Honig*

Für diese Marmelade brauchen Sie genügend fest schließende Marmeladengläser mit »Twist-Off-Deckeln«, da die Marmelade durch Vakuum frisch gehalten wird.

Die Gläser und Deckel in kochendem Wasser sterilisieren (mindestens 5 Minuten auskochen).

Obst verlesen und waschen, in einen Topf geben und kurz durchkochen, einige Minuten genügen. In einem zweiten Topf Agar-Agar in Wasser auflösen. Zum Kochen bringen und 5 Minuten sanft köcheln lassen. Gekochtes Agar-Agar zum heißen Obst geben und gründlich vermischen.

In die sterilisierten Gläser füllen, 1 cm Freiraum bis zum Deckel lassen. Auf die Marmelade 1–2 EL hochprozentigen Alkohol oder Likör geben. Schön ist es, wenn der Likör den Geschmack der Marmelade ergänzt. Den Alkohol anzünden. Wenn er brennt, den Deckel rasch darauflegen und fest zudrehen. Wenn alles gut geht, brennt der Alkohol weiter, bis alle Luft verbraucht und ein Vakuum entstanden ist. Die Gläser jetzt unberührt stehen lassen, bis sie kühl sind und die Marmelade fest ist. Wenn die Gläser aufgemacht werden, können Sie den Inhalt, wenn nötig, mit etwas Honig süßen.

▷ Wenn Sie eine solche Marmelade einmal ausprobieren möchten, probieren Sie es doch mit Wildfrüchten, z. B. Vogelbeeren (siehe Seite 51).

# Register

## Literaturverzeichnis

BRUKER, M. O.: Gesund durch richtiges Essen. Econ Verlag, Düsseldorf 1976

BRUKER, M. O.: Unsere Nahrung – unser Schicksal. bioverlag gesundleben, Dreieich 1980

HALLER, A. VON: Gefährdete Menschheit. Hippocrates Verlag, Stuttgart 1980

KÖRBER, K. VON, C. LEITZMANN und T. MÄNNLE: Vollwert-Ernährung: Grundlagen einer vernünftigen Ernährungsweise. Haug-Verlag, Heidelberg 1981

KOLLATH, W.: Die Ordnung unserer Nahrung. Haug-Verlag, Heidelberg 1980

Kollath, W.: Getreide und Mensch eine Lebensgemeinschaft. Helfer-Verlag, Bad Homburg 1980

POTTENGER, F. M.: The effect of heat processed foods and metabolized vitamin D milk on the dentofacial structures of experimental animals. American Journal of Orthodontices and Oral Surgery, Vol. 32 (1946), No. 8, 467–485

PRICE, W. A.: Nutrition and physical degeneration. Price-Pottenger Inc., Santa Monica, California 1970

SIMONIS, W. CH.: Korn und Brot. Verlag Freies Geistesleben, Frankfurt 1981

WAERLAND, Å.: Handbuch der Gesundheit. Humata Verlag, Frankfurt 1980

WENDT, L. und T. WENDT: Angiopathien-Eiweißspeicherkrankheiten – Autoimmunkrankheiten. Haug-Verlag, Heidelberg 1980

YUDKIN, J.: Süß aber gefährlich. bioverlag gesundleben, Dreieich 1980.

# BLV-Kochbücher – wertvolle Ratgeber für gesunde Ernährung

Kirsten Skaarup

## Es schmeckt auch ohne Fleisch

Kochen nicht nur für Vegetarier

Mehr als 200 Rezepte für die fleischlose Küche bilden das Grundgerüst für 52 nachahmenswerte, raffinierte Menüs. Vorschläge für das Grillen ohne Fleisch sind ebenso enthalten wie originelle Rezepte für Brote und Brötchen als köstliche Zugabe. Aus jahrelanger Erfahrung heraus führt die Autorin in die fleischlose Kochweise ein und informiert über die Zutaten, bei deren Auswahl man die ganze Fülle des Gemüse-, Obst- und Käseangebots ausschöpfen kann.

135 Seiten, 4 Farbfotos, zahlreiche Zeichnungen

Pamela Westland

## Kochbuch für die ballastreiche Ernährung

Über 200 neuartige Rezepte für Ihre Gesundheit

Für die richtige Ernährung spielen Ballaststoffe eine wesentliche Rolle. Die ballaststoffreiche Ernährung hält gesund und schlank, denn sie ist sättigend, weil sie Magen und Darm mit unverdaulichen Füllstoffen versorgt. Mehr als 200 Rezepte reichen über alle Mahlzeiten des Tages, einschließlich Getränken, Süßspeisen und Bäckerei, alle ausprobiert und von Ernährungsexperten überprüft. Jedes Rezept mit Angabe der Energiewerte, des Fettgehaltes und der Ballaststoffe.

152 Seiten, 31 Farbfotos

**BLV Idee & Praxis 506**

Barbara Engelmann
Ernestine und Irene Kohl

## Selber backen mit Vollkorn

Brote, Kuchen, Kleingebäck

Mehrfach erprobte Rezept-Neuheiten für Brote, süße oder pikante Kuchen und Kleingebäck. Besonderen Wert legten die Autorinnen auf schöne Verzierungen und geschmacklich auf das Vollkorn abgestimmte Füllungen und Beläge. Ausführlich erklären sie die verschiedenen Zutaten, besondere Backtechniken und die Getreidemühle.

95 Seiten, 97 Farbfotos, 1 farbige Grafik

---

In unserem Verlagsprogramm finden Sie Bücher zu folgenden Sachgebieten:

**Garten und Zimmerpflanzen · Natur · Haus- und Heimtiere · Angeln, Jagd, Waffen · Sport und Fitness · Wandern und Alpinismus · Auto und Motorrad · Essen und Trinken · Basteln, Handarbeiten, Werken.**

Wünschen Sie Informationen, so schreiben Sie bitte an:

BLV Verlagsgesellschaft, Postfach 40 03 20, 8000 München 40

## BLV Verlagsgesellschaft München